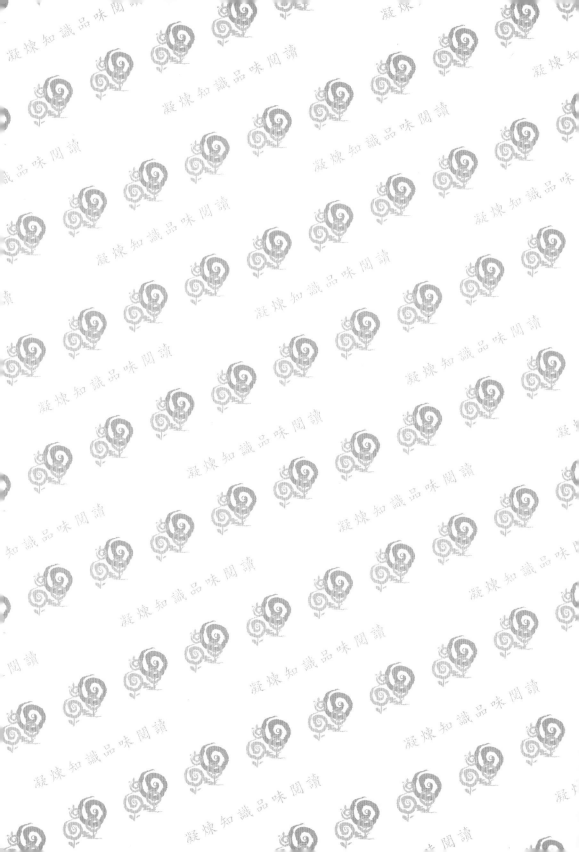

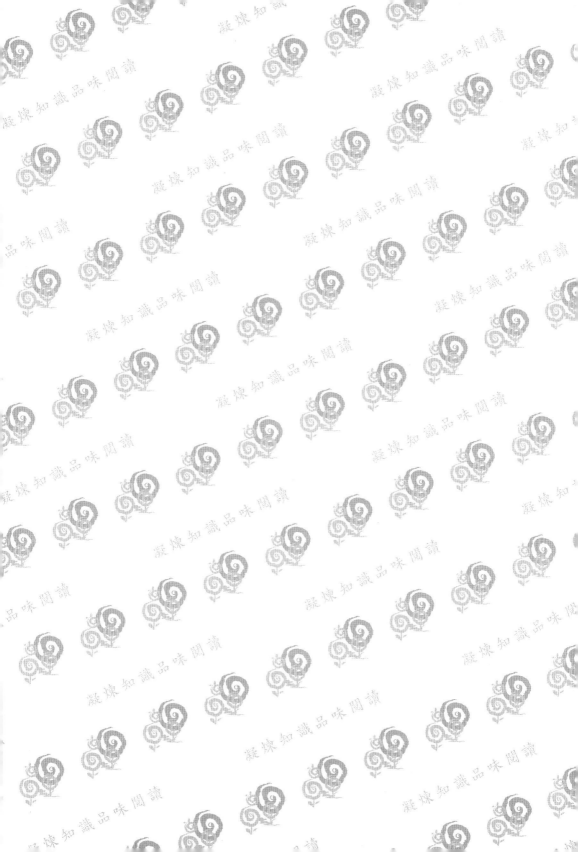

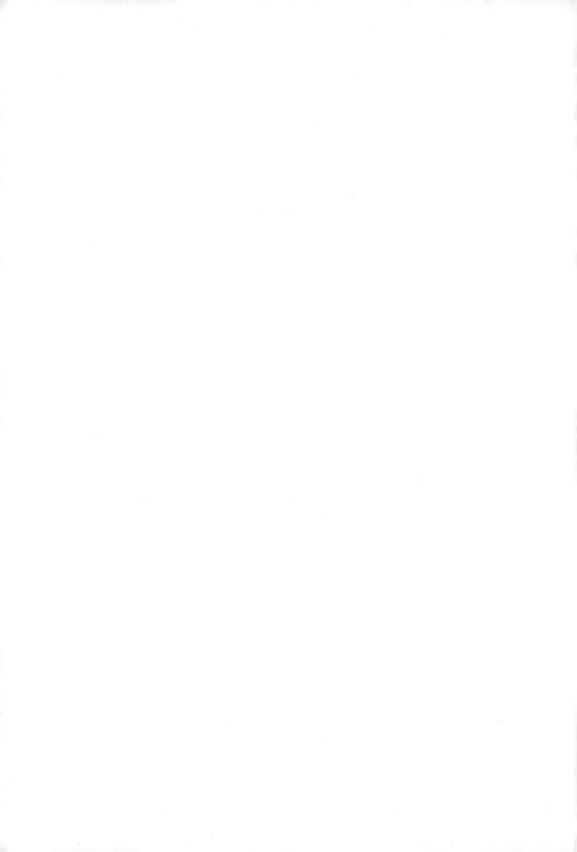

案例式

醫療法

莊麗微 | 著

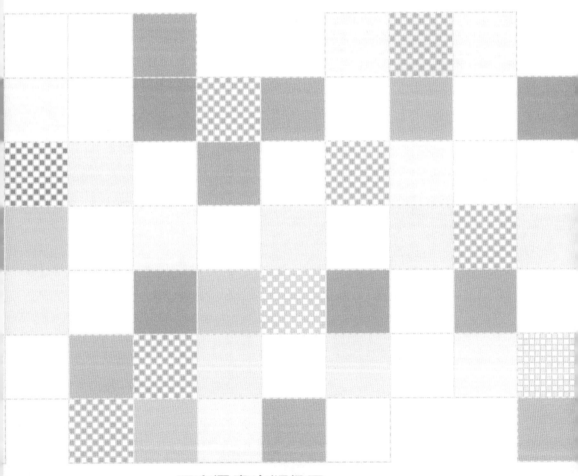

五南圖書出版公司 印行

楊 序

　　近年來因社會結構改變、國民教育水準提高及消費者權益意識抬頭，民眾對醫療品質之要求亦日趨升高。醫療行為本身因具有高風險及不確定，當醫療結果產生病患或家屬期待之落差時，醫療爭議事件因而可能產生。民眾為主張自己之權利，常會選擇以訴訟方式爭取權益。而諸多之醫療爭議事件，不僅造成民眾對於醫療品質產生不信任感，病人質疑醫師之診斷及醫囑，使得醫療人員之專業地位亦隨之低落。醫療人員因擔心法律責任風險，也導致醫病關係日趨緊張。近年醫療爭議事件動輒以刑事方式提起爭訟，不僅無助於民眾釐清真相獲得損害之填補，反而導致醫師採取防禦性醫療措施，甚至導致醫學系學生不願投入高風險科別。

　　為避免醫事人員因不熟知法律、誤觸法網而不自知，麗微除擁有多年臨床醫療經驗外，更利用休假之餘，認真研讀法律專業，並以深入淺出與臨床案例式方式，撰寫本書籍。因艱深之法律知識，非一般醫療人員能瞭解，麗微運用臨床常見情境論述法律責任，說明醫療責任之歸責事由，應先探討醫療提供者之注意義務，主要為客觀注意義務與善良管理人之注意義務。認定客觀注意義務之基準，可參考理性醫師之注意標準與合理臨床專業裁量。認定醫療提供者若未盡注意義務時，進而判斷醫療行為人應負之行政責任、民事責任及刑事責任。本書經麗微整理各審法院判決意見及行政機關解釋，完整與精確傳達醫病雙方之權利與義務，有助釐清醫療責任，確立醫病雙方之權利與義務。本書條理分明，深入淺出是臨床醫療法律之最佳參考書籍，本人特於作序。

楊智偉

長庚大學醫學院 院長

顏 序
PREFACE

　　麗微是我認識多年的好友，她具有豐富的臨床護理師工作經歷，也是國立中正大學財經法律學研究所的高材生。麗微在長庚醫療體系的工作主要是照顧血液透析病人，她視病猶親，獲得許多病人及家屬的讚賞。此外，她個性活潑、工作態度積極、在職場上的表現出色、深得主管倚重。麗微在工作期間，看到了多起醫病糾紛，因此繁忙工作之餘，她利用自己的休假時間到中正大學進修碩士學位，希望能運用所長到臨床上。所以，她是一位真正具有法學背景及臨床實務工作的護理師。

　　醫師行醫是為了濟世救人，但醫療行為難免會有醫療糾紛，若處理不當，容易造成醫病雙輸。然而，法界人士通常不具有醫學背景，因此無法根據醫學理論做出合理的判決，同樣的，醫師對法律也不瞭解，無法就醫療爭議提出適當的法學解釋。麗微撰寫的這本書，以深入淺出的方式，來描述臨床上醫師和病人可能遭遇到的一些法律問題，並以例題的方式，解釋相關的法條和判決標準，讓想瞭解醫學法律的相關人士能有更進一步的認識。舉例來說，於第九章病人自主權利的章節中，麗微通過例題的講解，清楚的讓讀者知道，經由特定法條的保障，醫師可不經由未成年人同意，將病情告知其監護人。

　　麗微是一位兼具法學背景及臨床實務工作的專業人士，她所寫的這本醫學法律書籍，淺顯易懂，讓讀者可以很快掌握這方面的知識，因此，對於有興趣於相關課題的人士，我大力推薦麗微所撰寫這本書，相信閱讀後會獲益良多。

顏宗海
林口長庚紀念醫院 臨床毒物中心
2019年4月30日

自序

PREFACE

　　本人自弘光科技大學護理系畢業後，除從事臨床護理業務外，亦擔任多年主管職。鑑於近年來醫療爭議事件迭起，而各行業之專業人員絕大多數僅限於其專業領域，導致醫療人員雖熟悉醫學而不懂法律，法官固為專精法律之人士，然醫學領域非其熟悉者，造成有些涉及醫療糾紛之法院判決，引發醫界群起撻伐，並持續惡化之醫病關係。準此，如何在醫療、病患及法律中取得平衡，是本人研究醫療法之動機，並探究問題所在，期能改善醫病關係。故本於研究及實務之經驗，本諸國內學說與實務見解，就醫療法律為總括及系統化之解說，並以例題之方式，說明及分析法律之原則，使實務與理論相互印證，將醫療法律之理論轉化成實用之學。因筆者班門弄斧，所論自有疏誤處，敬祈法界與醫界賢達，不吝賜教，匡正繆誤。

莊麗微

2019年6月8日

謹識于醫療雅舍

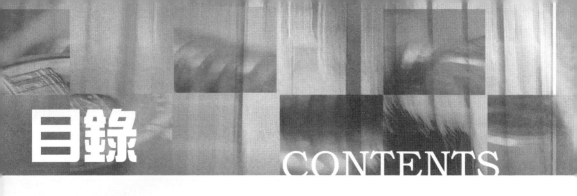

目錄
CONTENTS

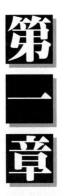

第一章

緒 論

關鍵詞

診察、診斷、治療、醫療法、醫師法、醫療業務

醫療行為應受醫療法律規範，醫療法律依據其規範事項，可分為狹義、廣義及最廣義等醫療法律。醫療行為之目的，在於治療、矯正或預防人體疾病、傷害或殘缺，包含診斷、診察、治療及處方用藥等行為。

第一節　醫療法律之定義

狹義之醫療法律，專指醫療法與醫師法。廣義之醫療法律，係指經立法院制定之醫療與健康等法律。最廣義之醫療法律，除立法院所制定之醫療與健康等法律外，亦包含行政機關與司法機關制定之法規命令、行政規則及法令解釋。

例題1

因醫師之醫療行為，導致病患之身體或健康發生損害，病患依據醫療契約向民事法院提起損害賠償之訴，主張醫療行為應適用消費者保護法，醫師應負無過失責任制度，請求醫師負損害賠償責任。試問醫療行為是否應適用消費者保護法？醫師之注意義務程度為何？

壹、狹義之醫療法律

一、醫療法

所謂狹義之醫療法律，係指醫療法與醫師法。醫療法之目的，在於促進醫療事業之健全發展，合理分布醫療資源，提高醫療品質，保障病人權益，增進國民健康，應適用本法，本法未規定者，適用其他法律規定（醫療法第1條）。職是，醫療法係規範醫療機構及醫療業務之特別法，應優先適用。

二、醫師法

中華民國人民經醫師考試及格，並依本法領有醫師證書者，得充醫師（醫師法第1條）。準此，醫師法之目的，係以管理醫師資格取得及醫療

業務爲主要規範。例如，醫師法第12條之1規定，醫師對病患或其家屬有告知與說明醫療資訊義務[1]。

貳、廣義之醫療法律

　　所謂廣義之醫療法律，係指經立法院制定之醫療及健康等相關法律。例如，醫療法、醫師法、全民健康保險法、病人自主權利法、安寧緩和醫療條例、人體試驗管理辦法、緊急醫療救護法、藥事法、護理人員法、藥師法、民法、刑法及行政法等法律。

參、最廣義之醫療法律

　　最廣義之醫療法律，除立法院所制定之醫療、健康相關法律外，亦包含行政機關與司法機關基於法律授權或法定職權對法律所作之規定或解釋[2]。依據法院審級制度，下級法院之見解，應受上級法院見解所約束[3]。相較於司法機關不告不理之被動角色，行政機關可主動行使職權，基於法律授權訂定法規命令或依據法定職權制定行政規則（行政程序法第150條、第159條）。

肆、例題解析

　　醫療行爲充滿危險性，治療結果充滿不確定性，醫師係以專業知識，就病患之病情及身體狀況等綜合考量，選擇最適宜之醫療方式進行醫療，倘醫療行爲適用無過失責任，醫師爲降低危險行爲，將可能以危險性之多寡與輕重，作爲其選擇醫療方式之唯一或最重要之考慮。爲治癒病患起見，有時醫師得選擇危險性較高之治療方式，倘對醫療行爲課以無過失責任，醫師爲降低危險行爲量，將傾向選擇較消極，不具危險之醫療方式，而捨棄對某些病患較爲適宜、有積極成效之治療方法。現代醫療行爲就特定疾病之可能治療方式，其實相當有限，基於自保之正常心理，醫師

---

[1]　臺灣高等法院103年度醫上字第38號民事判決。

[2]　何建志，醫療法律與醫學倫理，元照出版有限公司，2018年2月，3版2刷，頁73至82。

[3]　何建志，醫療法律與醫學倫理，元照出版有限公司，2018年2月，3版2刷，頁77。

將採用防禦性醫療，可減免醫療責任[4]。準此，醫事人員因執行醫療業務致生損害於病人，以故意或違反醫療上必要之注意義務，且逾越合理臨床專業裁量所致者為限，負損害賠償責任（醫療法第82條第2項）。因醫療法係規範醫療行為特別法，醫師為醫療行為之義務與責任，應優先適用醫療法，除醫療法未規定，始適用其他法律（醫療法第1條）。是醫師為醫療行為致生損害於病患時，不適用消費者保護法之無過失責任。

第二節　醫療行為範圍

　　醫療行為係醫療糾紛之爭執重心，我國現行衛生醫療法律，未以明文定義醫療行為。行政院衛生福利部為主管醫政機關，基於管理醫療行為之目的，依據法定職權以函釋解釋方式，對於醫療行為加以定義。

例題2

　　推拿係依據中醫之經絡理論，經辨證論治後，在體表特定穴位施以各種手法或配合某些肢體活動，其力量深入筋骨關節，以恢復或改善他人身體機能。試問不具備醫事人員資格之民俗調理業者，可否從事推拿業務行為？

例題3

　　甲為A醫院之護理師，其在同醫院之丙主治醫師指示下，對病患進行動脈血抽取、胸部X光照射。試問甲護理師之行為，是否有違反醫師法第28條規定，理由為何？

---

[4] 臺灣高等法院94年度醫上字第1號民事判決。

壹、醫療行為之定義

　　醫師之醫療行為，雖以救治病患、恢復病患之健康為目的，然在醫治過程，經常涉及侵入身體、破壞身體整體性之情形，客觀之醫療行為屬於法律上之傷害行為，因人體複雜性與個別差異性，導致醫療結果常具有不確定性，不確定性易發生風險，對於易預見與高發生率之風險，醫師未採取適度預防措施時，易認定成立醫療過失。至於不易預見或發生率低之風險，醫師是否有迴避之可能性，亦不易認定[5]。職是，醫療行為成為醫療糾紛之爭執重心。因我國現行衛生醫療法律，未針對醫療行為在法律上明文定義，僅有醫療法及醫師法規定醫療業務之態樣。行政院衛生福利部為主管醫政機關，基於管理之需求，長期均藉由函釋解釋方式，對於醫療行為加以定義。

一、醫治行為與用藥行為

　　所謂醫療行為，係指以治療、矯正或預防人體疾病、傷害、殘缺為目的，所為之診察、診斷及治療；或基於診察、診斷結果，以治療為目的，所為之診察、診斷及治療；或基於診察、診斷結果，以治療為目的，所為之處方、用藥、施術或處置等行為的全部或一部之總稱。準此，醫療目的在於治療、矯正或預防。醫治行為有診查、診斷及治療等；用藥行為包含處方與用藥等[6]。是醫療行為包含診斷、診察、治療及處方用藥之行為[7]。其範圍如下：（一）具診療目的性與有實質診治行為者；（二）行為雖非具診療目的性，然含處方藥物、或對人體有侵犯性，或已達影響或改變人體結構及生理機能者[8]。

[5] 何建志，醫療法律與醫學倫理，元照出版有限公司，2016年10月，3版1刷，頁1至8。
[6] 行政院衛生福利部衛生署1976年4月6日醫字第107880號函；大偉法律叢書系列—醫療衛生法規，2003年8月，頁701至702。
[7] 黃清濱，醫療行為與醫師親自診查原則，醫事法學，20卷2期，2013年12月，頁3。
[8] 周天給，醫療糾紛之醫師民事責任之探討，國立政治大學法學院碩士論文，2010年6月，頁9至12。

二、主要業務與附屬業務

所謂醫療業務，係指以醫療行為作為職業而言，凡職業上予以機會，為非特定多數人所為以治療、矯正或預防人體疾病、傷害、殘缺為目的，所為之診察、診斷及治療等行為[9]。包含主要業務與附屬業務，且醫療業務之認定，並不以收取報酬為其要件。職是，醫師、中醫師、牙醫師之業務，均適用醫療業務[10]。

三、醫療輔助行為

護理人員之業務如下：（一）健康問題之護理評估；（二）預防保健之護理措施；（三）護理指導及諮詢；（四）醫療輔助行為（護理人員法第24條第1項）。前項第4款醫療輔助行為應在醫師之指示下行之（第2項）。醫療輔助行為之範圍如下：（一）輔助施行侵入性檢查；（二）輔助施行侵入性治療、處置；（三）輔助各項手術；（四）輔助分娩；（五）輔助施行放射線檢查、治療；（六）輔助施行化學治療；（七）輔助施行氧氣療法、吸入療法、光線療法；（八）輔助藥物之投與；（九）輔助心理、行為相關治療；（十）病人生命徵象之監測與評估[11]。

貳、醫療行為之性質

一、醫療行為非傷害說

醫師基於醫療之主觀目的，並遵守業務義務，符合醫學上之正當性及妥適性，醫療行為並非傷害罪。在醫療行為前，獲得病患同意者，即具有阻卻違法事由。縱使未事前獲得病人同意，然基於醫療目的，醫師之醫療行為不符合傷害罪之構成要件，無論行為結果如何，不受刑法之處罰。例如，醫師基於醫療目的，且有醫療適應性與符合醫療準則，為病患施行手

---

[9] 行政院衛生福利部2011年2月21日署授藥字第1000000655號函；中藥管理法規解釋彙編，2012年8月，頁65至67。

[10] 行政院衛生福利部1994年11月28日衛署醫字第83068006號函；大偉法律叢書系列—醫療衛生法規，2003年8月，頁704至705。

[11] 行政院衛生福利部2001年3月12日衛署醫字第0900017655號函。

術，雖因結果不良，導致病人健康惡化，甚於死亡之結果，醫師仍不具傷害罪的構成要件之故意[12]。

二、醫療行為傷害說

　　醫療行為目的固在促進病人身體健康、維持病人生命，然侵入性醫療行為仍屬傷害行為，需具備阻卻違法事由[13]。或者符合業務上正當行為，使侵害之醫療行為不具違法性，無需負擔刑事責任[14]。職是，醫師未獲得病人同意或違反病人意思表示，所實施之醫療行為，其為專斷醫療行為，因違反醫療倫理，縱使已善盡醫療行為之注意義務，仍不能阻卻違法，醫師仍應負刑法上傷害罪責[15]。

三、本文見解

　　醫療機構實施手術，應向病人或其法定代理人、配偶、親屬或關係人說明手術原因、手術成功率或可能發生之併發症及危險，並經其同意，簽具手術同意書及麻醉同意書，始得為之。但情況緊急者，不在此限（醫療法第63條第1項）。前項同意書之簽具，病人為未成年人或無法親自簽具者，得由其法定代理人、配偶、親屬或關係人簽具（第2項）。醫療機構實施中央主管機關規定之侵入性檢查或治療，應向病人或其法定代理人、配偶、親屬或關係人說明，並經其同意，簽具同意書後，始得為之。但情況緊急者，不在此限（醫療法第64條第1項）。前項同意書之簽具，病人為未成年人或無法親自簽具者，得由其法定代理人、配偶、親屬或關係人簽具（第2項）。可知醫療法之立法本旨，係以醫療為高度專業及危險之行為，直接涉及病人之身體健康或生命，病人本人或其家屬通常須賴醫師之說明，使得明瞭醫療行為之必要、風險及效果，故醫師為醫療行為時，應詳細對病人本人或其親屬盡相當之說明義務，經病人或其家屬同意

---

[12] 林山田，刑法各罪論（上），自版，2005年9月，5版1刷，頁157。

[13] 林山田，刑法通論（上），元照出版有限公司，1998年1月，6版1刷，頁250。林鈺雄，新刑法總則，元照出版有限公司，2006年7月，頁267。

[14] 林鈺雄，新刑法總則，元照出版有限公司，2006年7月，頁265。

[15] 甘添貴，專斷醫療與承諾，月旦法學教室，17期，2004年3月，頁21。

後爲之，以保障病人身體自主權，此爲醫師應盡之說明義務[16]。職是，醫療行爲未經病人同意，雖未必是故意傷害行爲，然醫療行爲前，醫師未盡說明義務，其爲過失行爲，醫療行爲係傷害行爲[17]。例如，侵入性治療應經本人、其他法定代理人之家屬同意。例外情形，倘有緊急狀況者，不在此限。被告係急診室之醫生，其所爲插管行爲，係基於救助病患之意思及目的而爲之治療行爲。被告對病患所爲侵入性鼻插管治療之診斷與處置，並無不當。故被告於執行急診醫療業務時，因病患當時之臨床狀況，而實施侵入性鼻插管治療行爲，應屬身爲醫師之被告，爲保護病患生命法益所爲之業務上正當行爲[18]。準此，病患當時處於緊急狀況，醫師雖未依醫療法第64條第1項規定，向病患與家屬說明，並取得同意後，所爲之醫療行爲，仍無礙業務上正當行爲之成立[19]。

參、例題解析

一、推拿行為

推拿依據中醫之經絡理論，經辨證論治後，在體表特定穴位施以各種手法或配合某些肢體活動，其力量深入筋骨關節，以恢復或改善身體機能之醫療方法，係以矯正、治療人體疾病及傷害爲目的，其力量深入筋骨關節，操作不當，易引起骨骼神經的傷害，具有高度危險性。是推拿屬醫療行爲，應由醫事人員爲之。如例題2所示，未具醫事人員資格，依法不得執行醫療業務及使用藥物，倘有涉及醫療行爲，應受醫師法第28條之規範，應處6個月以上5年以下有期徒刑，得併科新臺幣30萬元以上150萬元以下罰金[20]。

---

[16] 最高法院94年度台上字第2676號刑事判決。
[17] 王皇玉，醫師未盡說明義務之法律效果─簡評94年度台上字第2676號判決，台灣本土法學雜誌，75期，2005年10月，頁226。
[18] 臺灣基隆地方法院95年度易字第223號刑事判決。
[19] 陳聰富，醫療責任的形成與展開，臺大出版中心，2015年10月，2版1刷，頁84至96。
[20] 行政院衛生福利部2011年6月14日署授藥字第1000001891號函：中藥管理法規解釋彙編，2012年8月，頁62至64。

二、醫療輔助行為

　　抽動脈血並照胸部X光檢查之行為，屬輔助施行侵入性治療、處置，應在醫師之指示下，由護理師為之。如例題3所示，A醫院之甲護理師經主治丙醫師同意，對病患進行動脈血抽取、胸部X光照射，其為醫療輔助行為，未違反醫師法第28條規定[21]。

---

[21] 臺灣彰化地方法院102年度聲判字第6號刑事裁定。

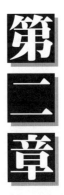

醫療行爲之當事人

關鍵詞

勞務契約、負責醫師、履行輔助人、公立醫療機構、
私立醫療機構、中央主管機關

醫療契約通常係醫療提供者與醫療需求人間訂立契約，是醫療當事人為醫療提供者及醫療需求人。就醫療行為人而論，有診所、醫院及其他醫療機構之區分。醫療需求人以觀，因有無行為能力，導致醫療契約之當事人有所不同，醫療當事人未必為醫療需求人。

第一節　醫療提供者

醫療契約為受有報酬之勞務契約，其性質為類似有償之委任關係，依民法第535條後段規定，醫療機構應負善良管理人之注意義務，自應依當時醫療水準，對病患履行診斷或治療之義務[1]。

例題4

甲發生車禍受傷後，負傷至乙醫師開設之診所治療。乙之診所設備不完善，仍施予救治，因乙之不當醫療行為，導致甲之身體受損害。試問甲是否有權利向乙主張賠償損害，依據為何？

壹、醫療機構負責人

所謂醫療機構，係指供醫師執行醫療業務之機構（醫療法第2條）。醫療機構應置負責醫師1人，對其機構醫療業務，負督導責任（醫療法第18條第1項前段）。個人執業醫師因為自主性高，屬於高度自由性執行業務者，無須受醫療機構之指揮與控制，通說認為醫師本身為醫療契約當事人[2]。職是，私人醫療機構由醫師獨資經營者，病人至診所看診，係病患與醫師訂立醫療契約。

---

[1] 最高法院97年度台上字第1000號民事判決。

[2] 李志宏、施肇榮，醫事服務機構與保險對象的法律關係—醫療契約（上），台灣醫界，51卷5期，2008年，頁42至47。

貳、醫療機構

醫療機構可分為公立醫療機構與私立醫療機構。所謂公立醫療機構，係指由政府機關、公營事業機構或公立學校所設立之醫療機構（醫療法第3條）。所謂私立醫療機構，係指由醫師設立之醫療機構（醫療法第4條）。有鑑於現代醫療設備競賽之醫療環境，醫療機構所費甚鉅，真正出資人並非醫師個人，醫師僅為出資人之受僱人。私立醫療機構，以其申請人為負責醫師（醫療法第18條第1項後段）。實際執行醫療行為之醫師，為負責醫師之履行輔助人。準此，履行輔助人對病患所造成之損害，負責醫師應依民法第227條及第224條規定，負債務不履行之損害賠償責任[3]。

參、醫療法人

一、法人之權利能力

法人在法律上作成法律行為，享受權利承擔義務之主體，其於法律上具備等同自然人之行為能力，從事各種交易，法人於法令限制內，有享受權利、負擔義務之能力；但專屬於自然人之權利，不在此限（民法第26條）。是法人之權利義務，除專屬自然人，如親屬關係、身體存在而產生之權利義務、或其他法令限制外，均與自然人無異。法律創設法人制度之目的，在於鼓勵社會團體，賦予其獨立行使權利義務之能力，免受其組成人員或捐助財產者之限制，從事有益社會之活動。

二、醫療財團法人及醫療社團法人

醫療法人，包括醫療財團法人及醫療社團法人（醫療法第5條第1項）。所謂醫療財團法人，係指以從事醫療事業辦理醫療機構為目的，由捐助人捐助一定財產，經中央主管機關許可，並向法院登記之財團法人（第2項）。所謂醫療社團法人，係指以從事醫療事業辦理醫療機構為目的，經中央主管機關許可登記之社團法人（第3項）。準此，無論為醫療財團法人或醫療社團法人，均具有民法上權利能力，病患至醫療機構就醫

3　陳聰富，醫療責任的形成與展開，臺大出版中心，2015年10月，2版1刷，頁140至142。

所訂定之醫療契約，醫療法人為契約之當事人。

肆、例題解析

　　如例題4所示，甲病患與乙醫師間成立醫療契約，因乙之不當醫療行為，導致甲之身體受損害，乙除違反醫療契約之義務外，亦侵害甲之權利，成立侵權行為。準此，乙應負侵權行為與債務不履行之損害賠償責任，甲得請求乙賠償財產上與非財產上之損害。

第二節　醫療需求人

　　醫療契約係以病患之生命、身體健康為給付，所訂立之債權債務契約，由於病患之意識狀態與行為能力、締約型態等因素，足以影響契約當事人是否適格。原則上病患為完全行為能力人時，醫療契約之當事人為病患與醫療提供者。

例題5

　　甲醫師獨資經營小兒科診所，甲與中央健康保險署簽訂全民健康保險特約醫事服務機構契約。乙病患至甲醫師經營之診所就醫，就醫完畢後，乙病患拒絕給付自負額部分。試問甲醫師是否可向乙病患請求自負額部分？理由何在？

壹、完全行為能力人

　　完全行為能力人可與醫療院所簽訂合法有效之醫療契約（民法第12條、第13條第3項）。傳統醫療決策雖大多是由醫師主導，幫助病患、家屬處理與解決，然現代醫療技術急劇進展，新的倫理爭議層出不窮，加上資訊網路發達、病患與家屬之醫療知識日益增強，自主權利與能力不斷提高，基於尊重病人決策之前提，醫師或醫療機構已無法壟斷醫療決

定權[4]。醫療契約係以病患之生命、身體健康爲給付所訂立之債權債務契約。原則上有意識及完全行爲能力人，具有自由意志與醫療自主權，得與醫療機構簽訂合法有效之醫療契約。

貳、限制行爲能力人

限制行爲能力人就醫，其與醫療院所訂立醫療契約有所限制，因爲並非完全欠缺行爲能力，亦非有完全行爲能力，其雖有相當意思表示能力，然不完全健全，不能獨立行使有效之法律行爲，原則上其簽訂醫療契約，應得法定代理人之允許。

一、限制行爲能力人爲契約當事人

限制行爲能力人簽訂醫療契約，應得法定代理人同意或承認（民法第77條本文）。例外情形，純獲法律上利益，或依其年齡及身份、日常生活所必需者，無需法定代理人之允許（民法第77條但書）。就醫療契約內容，依其年齡屬於日常生活所必須者，例如，因感冒就醫。應適用民法第77條但書規定，限制行爲能力人可爲契約當事人。倘屬非之必要醫療，例如，特殊醫療的美容整型、避孕手術、非治療性人工流產、變性手術等項目，非一般醫療契約所規範之範圍，應有法定代理人之同意或承認，始生效力[5]。

二、法定代理人爲契約當事人

因限制行爲能力人，不具備完全之行爲能力，得由法定代理人爲契約當事人，而與醫療機構訂立第三人利益契約，由限制行爲能力人作爲醫療契約之受益人（民法第269條）[6]。法定代理人得請求醫療機構向限制行爲

4　曾建元，病人權利的倫理難題—兼論醫療倫理委員會與倫理諮詢專員在其間的角色，應用倫理研究通訊，25期，2003年1月，頁31至39。
5　李志宏、施肇榮，醫事服務機構與保險對象的法律關係—醫療契約（上），台灣醫界，51卷5期，2008年，頁42至47。
6　吳志正，解讀醫病關係I，元照出版有限公司，2006年9月，頁248。

能力人給付，限制行為能力人有直接請求醫療機構給付之權利[7]。

參、無行為能力人

　　無行為能力人，無法與醫療院所訂立醫療契約，其因無法自行訂立醫療契約成為當事人，通常由法定代理人陪同看診，此時應以法定代理人為醫療契約當事人，負擔醫療費用之給付，無行為能力之人作為第三人利益之受益人。詳言之，未滿7歲之未成年人，由法定代理人代為意思表示及代受意思表示，成為契約當事人之一方（民法第76條）。

肆、無意識之人

　　第三人帶無意識之病患就醫，第三人非撫養義務人或其法定代理人，倘第三人表示願意承擔醫療費用，病患與第三人間有無因管理之法律關係存在，醫療契約之當事人為第三人與醫療機構；倘第三人不願意承擔醫療費用，無因管理法律關係存在病患與醫療機構間（民法第172條）。醫療機構或病患與第三人間，並無任何法律關係[8]。

伍、例題解析

一、醫療契約之私法關係與全民健保之公法關係

　　全民健康保險法為強制性之社會保險，保險對象在保險有效期間，發生疾病、傷害或生育事故時，保險醫事服務機構應提供門診或住院診療等保險醫療服務（全民健康保險法第1條第2項、第40條第1項）。準此，保險對象與醫事服務機構間之關係，應為公私法並行之法律關係，在醫療給付關係中，除基於健保基礎關係而成立之公法關係外，醫療機構與病患間為典型求診模式，另成立平行之私法醫療契約，且私法醫療契約之內涵，在相關範圍受公法關係之影響。簡言之，基礎之醫療關係由私法規範，僅有全民健保關係所及部分，屬公法性質。

---

[7]　最高法院100年度台上字第1679號民事判決。

[8]　黃丁全，醫事法，元照出版有限公司，2000年7月，頁251至253。吳志正，醫療契約論，東吳大學法律學系法律專業碩士班碩士論文，2005年7月，頁110至115。

二、醫事服務機構非自行負擔費用之債權人

　　保險對象依本法第43條之保險對象門診費用自行負擔比率及本法第47條之保險對象住院費用自行負擔比率，規定應自行負擔之費用，應向保險醫事服務機構繳納（全民健康保險法第50條第1項）。保險醫事服務機構對保險對象未依前項規定繳納之費用，催繳後仍未繳納時，得通知保險人；保險人於必要時，經查證及輔導後，得對有能力繳納，拒不繳納之保險對象暫行停止保險給付。但保險對象於依家庭暴力防治法之規定受保護期間時，不適用之（第2項）。醫療契約屬勞務性契約，依勞務性契約報酬後付之原則，醫療費用應在醫療完成時給付。倘無特約或習慣，病人所欠醫療費用，自須待醫療完成始得請求。而保險對象與醫事服務機構間之關係，為公私法並行之法律關係，在醫療給付關係，包含健保基礎關係而成立之公法關係及醫療機構與病患間之私法醫療契約，私法醫療契約在相關範圍內，受公法關係之影響。職是，保險對象雖負有向醫事服務機構繳納自負額之義務，然此義務並非基於私法醫療契約而生，亦非保險對象對醫療機構所負之法定債務，僅單純係保險人在收取費用上所設之技術規定，醫事服務機構不具有債權人之身分，自不得向保險對象追償自負額費用，故甲醫師不得向乙病患請求自負額部分[9]。

---

[9]　臺灣臺北地方法院99年度醫簡上字第1號民事判決。

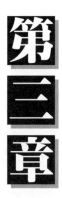

醫療契約

關鍵詞

轉診、承攬契約、信賴關係、善良管理人、意思表示合致、
報酬後付原則

　　醫療契約為醫療行為人以診療病患為目的而訂立之契約，屬於契約之一環，為債之關係，適用民法債編之契約規定[1]。當事人簽訂醫療契約後，發生權利義務關係[2]。

第一節　醫療契約之性質

　　醫療契約係以給付診療為主要目的之勞務契約，其為手段債務或方法債務，屬委任契約或類似委任契約之非典型契約。因醫療契約係受有報酬之勞務契約，醫療提供者應負善良管理人之注意義務。

例題6

> 　　甲之母親乙因糖尿病引發足部潰瘍，甲攜乙至醫院門診就診，當時主訴右足第二趾壞死，經醫師檢查診斷發現其右足第二趾乾性壞死，醫師建議進行截肢手術治療。醫師對乙母施行系爭截趾手術前，已盡說明及風險告知義務，而截趾手術係必要之醫療處置。經乙同意，並簽署麻醉同意書與手術同意書，醫師施行截趾手術切除後，乙於數月後死亡。試問甲認為醫師之醫療行為有過失，依民法第184條第1項前段與第2項、第188條第1項、第227條、第227條之1，請求醫療費用、醫療用品費用、殯葬費用及精神慰撫金，有無理由？

壹、勞務給付契約

　　醫療契約具有特殊性質，非民法之任何一有名契約所能涵蓋。一般醫療契約係以給付診療為主要目的之勞務契約，其為手段債務或方法債務。醫療行為人於醫療過程中本於其專業之醫學知識及技能，針對不同病症之

---

[1] 李志宏、施肇榮，醫療服務機構與保險對象的法律關係—醫療契約（上），台灣醫界，51卷5期，2008年，頁42至47。

[2] 李怡諄，論醫療契約與民刑事法律責任，高醫通識教育學報，4期，2009年，頁1至17。

醫療需求人，作出不同之指示、診斷、說明及治療，具有相當程度之自主性。因醫療契約屬勞務給付之契約，適用關於委任之規定（民法第529條）。再者，所謂包醫契約，係指醫療行為人與醫療需求人訂立醫療契約，以完成一定工作為醫療契約之目的，醫療行為人完成工作後，醫療需求人應給付報酬，此為結果債務，是該醫療契約應屬承攬契約之範疇（民法第490條）。

貳、類似有償委任契約

　　醫療契約為醫療提供者提供醫療專業知識、技術或經驗，而為醫療需求者治療、矯正或預防疾病、傷害或殘缺[3]。就醫療契約之實際內容觀之，因醫療契約與其他契約不同，得以詳細臚列其契約條款，須視病人本身病情、醫師知識技術之專業性及醫療機構醫療設備之差異，而調整其契約內容之範圍[4]。準此，醫療契約應屬類似有償委任契約之非典型契約性質[5]。因醫療契約係受有報酬之勞務契約，依民法第535條後段規定，醫院應負善良管理人之注意義務[6]。

參、方法或手段債務

　　一般醫療契約醫療提供者，並非負擔實現特別結果為內容之結果債務，而係提供醫療給付行為之方法債務或手段債務，醫療契約並非承諾治癒疾病，而僅承諾依其良知、注意及科學既存事實，以從事疾病治療之行為[7]。自應依當時醫療水準，對病患履行診斷或治療之義務，而以醫學原理為基礎發展之臨床醫學，其安全性、成功率或準確度有其限制，故醫療

---

[3]　行政院衛生福利部2016年8月26日醫字第1050021772號函。

[4]　醫療法第73條規定：醫院、診所因限於人員、設備及專長能力，無法確定病人之病因或提供完整治療時，應建議病人轉診。但危急病人應依第60條第1項規定，先予適當之急救，始可轉診。

[5]　李怡諄，論醫療契約與民刑事法律責任，高醫通識教育學報，4期，2009年，頁3至4。臺灣臺北地方法院89年度重訴字第472號民事判決。

[6]　最高法院104年度台上字第276號民事判決。

[7]　陳忠五，法國法上醫療過錯的舉證責任，醫療過失舉證責任之比較，元照出版有限公司，2008年5月，頁126至131。

提供者對於正面療效及負面損害之掌控,應限定在當代醫療科技水準所能統攝之範圍內,倘醫療給付者未違背一般合理知識、經驗及技能之步驟與程序,而以符合當時臨床醫療水準之方法而爲給付,雖給付之安全性或療效,因囿於醫學科技之有限性,不能滿足病患之期望,仍應認醫療提供者已盡善良管理人注意義務,並依債務之本旨提供給付[8]。換言之,醫療契約之委任性質,重在處理委任事務,而非處理結果。倘醫療機構於處理過程中,已盡善良管理人之注意義務,即不可以結果未達到病人或其家屬之預期,而認定醫療機構未履行契約義務。且醫療行爲具相當之不確定性,疾病之治癒或健康之回復,恐非醫師所得預期。是就醫療契約而言,醫師對於病人固負有診療之義務,然並無治癒之義務[9]。

肆、例題解析

甲之母親乙因糖尿病引發足部潰瘍,甲攜乙至醫院門診就診,醫師對乙母施行截趾手術前,已盡說明及風險告知義務,而截趾手術係必要之醫療處置,醫師於門診手術並未違反醫療常規,已盡善良管理人之注意義務。準此,甲依侵權行爲與醫療契約,請求醫院與醫師負連帶損害賠償責任,爲無理由。

第二節　醫療契約之成立

醫療契約爲契約之一環,其成立及生效應具備一般契約之要件,包括當事人、標的之合法、可能、妥當、確定及意思表示合致[10]。當事人互相表示意思一致者,無論爲明示或默示,醫療契約均成立。

---

[8] 最高法院104年度台上字第276號民事判決。

[9] 張居自,醫療契約性質、義務及內容之概述─以住院病人不假外出死亡案件爲例,彰化護理,17卷1期,2010年3月,頁27至29。

[10] 李怡諄,論醫療契約與民刑事法律責任,高醫通識教育學報,4期,2009年,頁4。

例題7

　　甲病情緊急而暈倒路旁，經乙路人送至丙醫院救治，甲並無配偶、親屬或關係人在場，亦無法取得甲同意。試問丙醫院是否得不經甲之同意，予以實施手術加以救治？

壹、當事人意思表示合致

　　醫療契約係屬醫療需求者與醫療提供者間，經由醫療機構及醫師提供醫療知識、技術等[11]，以治療、矯正或預防人體疾病、傷害、殘疾爲目的所爲之處分、施術、處置而成立之契約[12]。醫療契約成立要件，爲當事人對於必要之點，意思一致時，而對於非必要之點，未經表示意思者，推定其契約爲成立（民法第153條）。

貳、人工或網路掛號

　　醫療提供者經由招牌、媒體託播、宣傳單、門診單等方式，爲要約引誘，醫療需求者或家屬經由網路掛號或人工現場掛號之行爲，其爲要約，醫師或醫療機構爲承諾之表示，雙方意思表示一致而成立醫療契約。因醫療具有緊急性，契約成立無需醫師實際看診爲要件[13]。醫療院所與病人間之醫療法律關係之發生，在病人完成掛號手續時已完成。因掛號係指病人向醫療院所請求提供醫療服務之意思表示，而醫療院所相對意思表示願意提供醫療服務，雙方意思表示合致，當事人掛號成立，而發生醫療契約關係。

---

[11] 張居自，醫療契約性質、意誤及內容之概述—以住院病人不假外出死亡案件爲例，彰化護理，17卷1期，2010年3月，頁27至29。

[12] 行政院衛生福利部1976年4月6日醫字第107880號函示。

[13] 陳聰富，醫療責任的形成與展開，臺大出版中心，2015年，2版，頁131。李志宏、施肇榮，醫療服務機構與保險對象的法律關係—醫療契約（上），台灣醫界，51卷5期，2008年，頁42至47。

參、緊急醫療強制締約

在病人危急時，雖其未掛號，然醫師依法律規定，已開始執行醫療業務或急救等事實上醫療行為時，醫療契約即已成立。強制醫療契約雖為公法上之義務，然不得直接擬制醫病間已成立私法上之契約關係，僅得依醫療法或醫師法為相關處置（民法第184條第2項）。

肆、醫療契約締結之自由與例外

在醫療爭議案件中，病患經常爭議醫療提供者未完成契約義務[14]。契約之個數涉及醫療提供者何時完成契約義務，因此適當切割極為重要。例如，經醫師門診後，醫師診斷建議檢查或住院，其為新要約引誘，倘病人同意檢查或住院，其屬於新要約，在醫療機構為病人辦妥住院手續或簽訂檢查同意書後，成立新契約[15]。基於契約自由，原則上醫療機構有同意或拒絕醫療契約締結之自由。例外情形，醫院、診所遇有危急病人，應先予適當之急救，並即依其人員及設備能力予以救治或採取必要措施，不得無故拖延（醫療法第60條）[16]。醫師對於危急之病人，應即依其專業能力予以救治或採取必要措施，不得無故拖延（醫師法第21條）。準此，醫療機構及醫師對於危急病人具有強制締約、緊急醫療之義務。醫院、診所限於人員、設備及專長能力，無法確定病人之病因或提供完整治療時，雖應建議病人轉診。然危急病人應先予適當之急救，始可轉診（醫療法第73條）。

伍、例題解析

病患病情緊急時，而病人之配偶、親屬或關係人並不在場，亦無法取得病患本身之同意，須立即實施手術，否則將立即危及病人生命安全，依

---

[14] 郭松泊、任爾崇、官儀妍、孫品超，法院判決對臨床矯正實務的影響—簡評臺灣臺中地方法院簡易庭94年度中小字第1141號小額民事判決，中華民國齒顎矯正學雜誌，19卷1期，2007年3月，頁59至63。

[15] 黃丁全，醫事法，元照出版有限公司，2000年7月，頁247。

[16] 行政院衛生福利部1991年2月6日衛署醫字第928091號函；大偉法律叢書系列—醫療衛生法規，2003年8月，頁127至128。

醫療法第60條第1項規定，得不受第同法第63條第1項本文規定，醫院實施手術時應取得病人或其配偶、親屬或關係人同意規定之限制[17]。準此，丙醫院得不經甲之同意，對甲實施手術加以救治。

第三節　醫療契約之終止

醫療契約除因義務履行完畢而消滅外，尚可能因爲醫療契約雙方當事人行使終止權而消滅。契約終止權，可分爲意定終止權與法定終止權，而醫療提供者無法任意終止醫療契約。

例題8

> 甲女因腹痛前往乙醫院就診，甲至乙醫院門診時，婦產科醫師告知甲除有粘黏之症狀外，亦有二個子宮頸肌瘤及右側卵巢腫瘤，必須摘除子宮，甲簽訂手術同意書，其上載明切除子宮，由乙醫院婦產科醫師爲甲進行子宮肌瘤切除手術後，並經住院治療痊癒。試問甲拒絕辦理離院手續，乙醫院是否得終止醫療契約？

壹、契約終止權

一、意定與法定終止權

醫療契約除因義務履行完畢而消滅外，尚可能因爲醫療契約雙方當事人行使終止權而消滅。契約解除權或終止權分爲：（一）意定終止權：契約當事人基於私法自治、契約自由，當然可約定契約之解除或終止事由；（二）法定終止權：倘契約雙方有給付義務拒絕履行、履行不能、履行延遲、不完全履行等情事存在，或雙方所特約之終止或解除事由發生時，他方自得依法解除或終止醫療契約。

---

[17] 醫療法第63條第1項規定：醫療機構實施手術，應向病人或其法定代理人、配偶、親屬或關係人說明手術原因、手術成功率或可能發生之併發症及危險，並經其同意，簽具手術同意書及麻醉同意書，始得爲之。但情況緊急者，不在此限。

二、醫療提供者終止醫療契約之限制

　　醫療契約屬勞務給付之契約，適用關於委任之規定（民法第529條）[18]。當事人之任何一方，得隨時終止委任契約。但於不利於他方之時期終止契約者，應負損害賠償責任（民法第549條）。因契約互負債務者，而於他方當事人未爲對待給付前，得拒絕自己之給付（民法第264條）。醫療提供者與需求者雖擁有契約自由之權利，然鑒於醫療契約較一般委任契約當事人間，有更強烈之信任關係，且醫療技術與設備及人力配置，涉及病患之生命、身體健康法益。倘醫師任意終止醫療契約，將對病患造成重大不利益。準此，醫療契約不得任意終止[19]。

貳、醫療提供者契約終止權

　　醫療提供者不得任意終止醫療契約，除病人經診治，並依醫囑通知可出院時，應即辦理出院或轉院（醫療法第75條第3項）。醫療提供者行使契約終止權，應依據醫療契約之目的，並斟酌誠信原則及公序良俗等情形。例如，醫療提供者因能力不足或設備不足，導致無法繼續診治病人，雖應預先通知醫療需求者建議轉診，然病人危急應先予適當之急救，始可轉診（醫療法第73條）。而病人病情經妥適處理，無繼續治療之必要或醫療需求者不遵守醫師指示，則無強制醫師繼續治療之義務，醫療提供者經通知後，可合法終止醫療契約。因醫療契約屬於勞務性契約，依勞務性契約報酬後付原則，病人未給付醫療費用前，醫院或醫師有先行給付之義務，不能因其欠繳醫療費用，而主張同時履行抗辯，停止對其作醫療服務，倘無特約或習慣，病患所欠醫療費用，自須待醫療完成始得請求[20]。

參、醫療需求者契約終止權

　　相較於醫療提供者無法恣意終止醫療契約，醫療需求者基於病患自主

---

[18] 吳志正，醫療契約論，東吳大學法律學系法律專業碩士班碩士論文，2005年7月，頁138至139。臺灣臺北地方法院89年度重訴字第472號民事判決。

[19] 李怡諄，論醫療契約與民刑事法律責任，高醫通識教育學報，4期，2009年，頁9。

[20] 最高法院89年度台上字第2663號民事判決。

權及病患與醫療提供者之信賴關係，病患雖享有任意終止契約之權利，然病患行使任意終止權所產生之損害，倘醫療機構就所發生之損失或損害，得請求給付或請求損害賠償（民法第549條）。

肆、例題解析

醫療提供者經診治病患後，認無繼續治療之必要性時，並依醫囑通知可出院時，病患應辦理出院手續（醫療法第75條第3項）。自無強制醫師繼續治療之義務，醫療提供者經通知後，可合法終止醫療契約。準此，乙醫院婦產科醫師為甲進行子宮肌瘤切除手術後，並經住院治療痊癒，甲拒絕辦理離院手續，乙醫院得合法終止醫療契約。

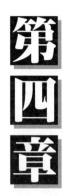

第四章

醫療契約之義務

關鍵詞

契約自由、親自診察原則、治療上之特權、病患自主決定、
善良管理人注意義務、相當因果關係

醫療契約之義務，分爲醫療提供者之給付義務與醫療需求者之給付義務。醫療提供者之給付義務，可分爲主給付義務、從給付義務、附隨義務及後契約義務。醫療需求者之給付義務，可分爲報酬給付義務、告知義務及遵守醫囑之義務。

第一節　醫療提供者之給付義務

債權人基於債之關係，得向債務人請求給付（民法第199條第1項）。所謂給付，係指依據債之關係，特定人間得請求之特定行爲，給付內容包含作爲與不作爲，且不以財產上價格者爲限。民法上債之關係建立在給付義務，醫療契約之主要法律效力，係指醫療契約之當事人，得依所締結之醫療契約，向契約之他方請求提出給付，以履行契約[1]。

第一項　主給付義務

所謂主給付義務，係指債之關係上固有與必備者，並用以決定債之關係類型之基本義務。依據契約自由原則，個人可依據其自由意思，決定是否締結契約？與何人締結契約？締結契約之內容爲何？當事人本於自主意思所締結之契約，內容不違反法律強制規定或公序良俗時，基於私法自治及契約自由原則，即成爲當事人間契約相關行爲之規範[2]。準此，契約內容僅要不違反法律強制規定、公共秩序或善良風俗，應承認當事人所訂定之契約，爲合法有效約定。醫療提供者之給付義務，除醫事法規所定之法定義務外，亦應視當事人之約定內容，以決定給付內容。倘有不足者，依據具體個案之性質，分別類推適用法律所規定之典型契約之任意約定[3]。

---

[1] 李怡諄，論醫療契約與民刑事法律責任，高醫通識教育學報，4期，2009年，頁12至13。

[2] 最高法院104年度台上字第2192號民事判決。

[3] 吳志正，醫療契約論，東吳大學法律學系法律專業碩士班碩士論文，2005年7月，頁220。

例題9

甲醫師為A醫院急診室之值班醫師，乙實習醫師係醫學院之畢業生，而未考領有我國之醫師證照，甲醫師未依規定到場值班，任令乙實習醫師獨自執行醫療業務，乙實習醫師於2019年2月19日上午1時5分就丁病患之病症處斷，固有通知血庫應行備血進行緊急輸血之處方作為，惟因丙檢驗師將病患之A型血誤判為AB型。因醫院並無庫存AB血型，致須另向捐血中心取血，且交叉測試不合，未敢確定使用，導致丁病患於當日上午2時10分突然惡化，依行政院醫事審議委員會鑑定書之鑑定意見，其替代方法為緊急輸用O型紅血球濃縮液，為最直接與有效之治療。A醫院當時本有庫存O型血液，因在場實施治療急救之乙實習醫師未實施此正確之治療作為，終致丁病患於當日上午3時15分死亡。試問甲醫師、丙檢驗師及A醫院有何民事責任，理由為何？

例題10

乙嬰兒因肩難產、臍帶擠壓或先天性因素，送醫院醫治，甲為A醫院之值班護理師，因怠於注意嬰兒甦醒器之正常操作，致需對乙嬰兒進行急救時，嬰兒甦醒器竟無法供應氧氣，無法以嬰兒甦醒器急救，醫師等候甲去推另一台嬰兒甦醒器時，因而耽擱延誤，致乙嬰兒腦部缺氧時間過久，造成永久性腦病變傷害。試問值班護理師與醫院應負何民事責任？理由為何？

壹、診療義務

醫病關係主要建立在病人之身心健康因素，請求醫師運用其專業知識及經驗技術，施予診斷、治療、矯正及預防，以回復病人之健康狀況。診斷乃醫師於治療前，不可或缺之醫療行為，診斷在醫療過程中甚為重

要[4]。準此,醫師之親自診療,是醫療契約關係,最重要之給付義務。醫師非親自診察,不得施行治療、開給方劑或交付診斷書(醫師法第11條第1項本文)。例外情形,係偏僻地區或特殊急迫情形,允許醫師可使用通訊方式詢問病情,為之診察,開給方劑,並囑託衛生醫療機構護理人員、助產人員執行治療(但書)。前項但書所定之通訊診察、治療,其醫療項目、醫師之指定及通訊方式,由中央主管機關定之(第2項)。例如,醫師開立斷證明書,其非危急之事由,縱在偏遠地區,並無醫師法第11條第1項但書之適用[5]。

一、親自診察原則

有關醫師法第11條第1項規定醫師需親自診察之解釋與適用,分為形式意義之親自診察原則與實質意義之親自診察原則。申言之:(一)形式上之親自診察原則或每次診察說,係指醫師必須每次親自到現場加以診察,以免對病人病情誤判,而造成錯誤治療或延宕正確治療時機,目前多採形式上親自診察原則[6];(二)實質上之親自診察原則或掌握病人病情說,係指醫師得以電話或其他聯絡方式溝通,從事診療判斷,倘患者經詳細檢查,病情明顯,醫師任何處置均符合親自診察原則。

(一)形式意義診察

採取形式意義診察見解,認為醫師法第11條第1項之醫師親自診察原則之診察範圍,應解釋為傳統醫療行為。所謂傳統醫療行為,係指凡以治療、矯正或預防人體疾病、傷害、殘缺為目的,所為之診察、診斷及治療;或基於診察、診斷結果,以治療為目的,所為之處方、用藥、施術或處置等行為全部或一部之總稱。醫療行為之執行,應以醫師親自診治病人為要件,以決定病人之治療方針或用藥;且病情隨時均可能發生不可預測之變化。準此,醫師對其診治病患,均應再親自診察,始得開給方劑治

---

[4] 最高法院99年度台上字第247號民事判決。

[5] 楊玉隆,我國醫師應親自診察規定之法律分析,台灣醫界,61卷2期,2018年2月,頁44至47。

[6] 楊玉隆,我國醫師應親自診察規定之法律分析,台灣醫界,61卷2期,2018年2月,頁44至47。黃清濱,醫師親自診察原則之研究,東海大學法律學研究所博士論文,2014年1月,頁40至48。

療，此爲醫師親自診察原則之核心領域[7]。

（二）實質意義診察

採取實質意義診察之見解，認爲醫師法第11條第1項之立法精神，在於規範醫師對從未診察過之患者，其於病情不明情況而予以處方之行爲。倘患者已詳細檢查，病情明顯時，醫師任何處置應均爲有所本。因醫院中每位醫師除要照顧多位病人外，亦有門診、開刀、特殊檢查及醫療有關之臨床與學術會議。故病人之醫療工作爲團隊工作，可互相支援，並密切配合，期能在有限之人力及時間，給予每位病患最好之照顧[8]。

二、親自診察之原則與例外

醫師法第11條第1項規定要旨在強制醫師親自到場診察，以免對病人病情誤判而造成錯誤治療或延宕正確治療時機，尤以高危險性之病人，其病情瞬息萬變，遇病情有所變化，醫師自有親自到場診察之注意義務及作爲義務，依正確之診察，給予妥適之處分治療，以保障醫病雙方權益。醫師親自診察義務的目的，在於強制醫師親自到場，以避免醫師對病人病情錯誤的診斷，造成錯誤之治療及拖延治療黃金期[9]。例外情形，醫師雖負有親自診察義務，然對於事實上無法親自診療之地區，如離島、偏遠地區，或未立即處理將導致病人病情危急甚至死亡者，醫師得以通訊方式進行診療、開立處方，爲醫師法第11條第1項但書規定，親自診療義務之例外[10]。

---

[7] 黃清濱，醫師親自診察原則之研究，東海大學法律學研究所博士論文，2014年1月，頁286。

[8] 王志嘉，論醫師親自診察義務，軍法專刊，56卷1期，2010年2月，頁196至197。

[9] 最高法院94年度台上字第2676號刑事判決。

[10] 王皇玉，論醫師的說明義務與親自診療義務，月旦法學雜誌，137期，2006年10月，頁278至279。

三、案例分析

（一）長期或慢性病患

1. 醫師確信可掌握病情

醫師經親自診斷後開給方劑給予特定病患服用，無論是否具有療效，均應再次對病患施以診斷後，始可再開給方劑，固符合醫師法第11條第1項規定。然對特殊疾病之病人，如長期或慢性疾患，依其專業知識之判斷，確信可掌握病情，再開給相同方劑者，應不在此限。申言之，因長期或慢性病患，病程進展較爲穩定，倘醫師確信可掌握病情，再開給相同方劑，縱使病患未親自至醫療機構就診，而請他人代爲拿藥，醫師可不須再次對病患親自施以診斷後，再予開給，倘有醫療疏失，其責任仍應由醫師負責。例如，糖尿病通常屬長期或慢性患者，醫療機構得經醫師處方提供患者注射藥品，由其攜回自行在家注射，以免患者頻頻往返於醫療機構接受注射之不便。

2. 法定事由

須長期服藥之慢性病人，有下列特殊情況之一，而無法親自就醫者，以繼續領取相同方劑爲限，得委請他人向醫師陳述病情，醫師依其專業知識之判斷，確信可以掌握病情，再開給相同方劑：(1)行動不便，經醫師認定或經受託人提供切結文件；(2)已出海者，爲遠洋漁業作業或在國際航線航行之船舶上服務，經受託人提供切結文件；(3)其他經保險人認定之特殊情形（全民健康保險醫療辦法第7條但書）。例如，受監護或輔助宣告者、經醫師認定之失智症病人[11]、經保險人認定之特殊情形[12]、經受託人出示相關切結文件[13]。

---

[11] 健保北字第1071503865號函：指病人前已經醫師診斷爲失智症，並提供當次看診醫師相關診斷證明文件，始得委請他人向醫師陳述病情，再開給相同方劑。

[12] 健保北字第1071503865號函：1. 排除第1至4款所列特殊情形，其他經專業認定爲長期用藥之慢性病人、確需委託他人向醫師陳述病情、開立處方之特殊個案爲；2. 得由病人、家屬或診治院所協助，檢送病人無法親自就醫之原因、困難事實等說，如加附如診斷證明書、病歷摘要、檢查報告等參考資料。送轄區業務組依個案情形辦理認定；3. 本署現推動居家醫療，亦可建議多採用此方式，減少保險人認定。

[13] 全民健康保險醫療辦法依全民健康保險法第40條第2項規定訂定之。

3.醫師親自診察之方式

醫師親自診察之方式，除透過電話或其他通訊方式，進行掛號、問診與處方，並記載病歷外，慢性病患因故無法親自至醫療機構就醫者，亦得委由他人向醫師陳述病情並領取方劑、郵寄藥品及處方箋[14]。

（二）醫師依前次看診結果指示藥事人員取藥交付病患

醫療行為之執行，應以醫師親自診治病人為要件，以決定病人之治療方針或用藥；且病情隨時均可能發生不可預測之變化。是醫師對其診治病人，均應再次對之親自診察，始得開給方劑治療。申言之：1.病患掛號後，醫師未經診察，指示藥事人員或非藥事人員，依照上次看診結果之處方拿藥，醫師違反醫師法第11條規定，非藥事人員應依違反藥師法第24條處罰[15]；2.非經醫師指示，診所其他人員逕依上次看診結果之處方拿藥，不論其是否為藥事人員，除應認違反醫師法第28條規定，應課予刑事責任外，醫師有業務上重大行為，亦依醫師法第25條第1款規定，應將醫師移付懲戒。準此，慢性病人至醫療機構就診，醫師應親自診察，不得逕依前次診斷結果，指示藥事人員取藥交付病患[16]。

（三）中醫診療之辨證與論治

中醫診療包含辨證與論治兩部分，辨證是一種評估，醫師依中醫基礎理論對患者表現之症狀進行綜合分析，辨別為何種病症。論治依據辨證結果，依據個別病患之病情差異開立處方、給藥。故中醫師處方提供病患使用之藥品，應為醫師親自診療，並依病人病狀開立處方後，繼而調劑提供病患使用，並非中醫師在診療前，即預先依其臨床經驗配方製造藥品。醫療行為具有強烈之個別差異性，相同疾病可能有不同表徵，不同疾病亦可能呈現相似症狀，重要症狀或體質特性有時不明顯，非由醫師親自診察，不易發現。且治療方法具有多樣性與個別性，必須針對病患體質特性、疾病輕重及變化階段，作不同之治療處置。準此，為保障醫療品質，醫師應

---

[14] 行政院衛生福利部2003年5月23日衛署醫字第0920028173號函。

[15] 藥師法第24條規定：未取得藥師資格擅自執行第15條第1項之藥師業務者，處新臺幣6萬元以上30萬元以下罰鍰。

[16] 行政院衛生福利部2001年2月1日衛署醫字第0890035304號函。

親自辨證與論治病患[17]。

(四)開立診斷書

倘醫院、診所無法令規定之理由，對其診治之病人，不得拒絕開給出生證明書、診斷書、死亡證明書或死產證明書，開給各項診斷書時，應力求慎重，尤其是有關死亡之原因（醫療法第76條第1項）。診斷為醫師於治療前，所不可或缺之醫療行為。診斷在醫療過程中甚為重要，故醫師診斷延誤，必使患者喪失治療時機，以致死亡之結果，其間自有相當因果關係，應負過失責任[18]。

貳、提供必要之設備與人員

醫療行為是高度精密而複雜之過程，除需要醫療團隊相互合作外，亦需要醫療設備及醫療環境提供病人安全之就醫環境，醫療器材及藥物，係醫療行為之兩大主軸[19]。醫療傷害事件之發生，有時雖為醫護人員之過失所致，惟其背後主因，係醫療機構之系統性錯誤。法院追究責任時，重點通常指向個別醫護人員，而忽略追究醫療機構系統性錯誤之責任[20]。

一、合格醫療人員

(一)醫事人員之範圍

所謂醫事人員，係指領有中央主管機關核發之醫師、藥師、護理師、物理治療師、職能治療師、醫事檢驗師、醫事放射師、營養師、藥劑生、護士、助產士、物理治療生、職能治療生、醫事檢驗生、醫事放射士及其他醫事專門職業證書之人員（醫療法第10條第1項）。本法所稱醫師，係指醫師法所稱之醫師、中醫師及牙醫師（第2項）。簡言之，包括三種醫師、七種師級醫事人員及七種士級醫事人員。因現代科技之進步與

---

[17] 臺灣新北地方法院104年度訴字第700號刑事判決。

[18] 最高法院99年度台上字第247號民事判決。

[19] 李佳靜、莊慧瑛、劉耿彰，醫療器材—如何促進病人安全，慈濟醫學，19卷1期，2007年3月，頁49至53。

[20] 邱慧洳，醫療機構組織責任之探究，高大法學論叢，14卷1期，2018年9月，頁29至176。

醫學之發達，醫療工作大多為團隊模式，集合各類專業人員，共同協力合作，始能完成諸多之醫療行為。

（二）醫療機構之義務

1. 組織義務之定義

　　所謂組織義務，係指對自己營業範圍內之工作流程，負有避免他人受侵害之義務。故醫療機構除應擔保其所設置之儀器設備無功能及安全之問題外，亦應配置必要之儀器操作專業人員，擔保其所僱用之醫護人員對儀器設備之操作，有一定之熟稔度，以保障病人免為因醫療機構之經營管理所生之危險而受有損害，準此，醫院所配置之醫療儀器不符診療之需求時，應負組織過失責任[21]。

2. 組織義務之範圍

　　醫療行為具高度專業及專屬性，醫療機構應經由嚴謹之組織運作，保障病人就醫之安全。職是，醫療機構有如後義務：(1)醫療機構有督導所屬醫事人員之義務，依各醫事專門職業法規規定，執行業務，並不得聘僱或容留未具醫事人員資格者，執行應由特定醫事人員執行之業務（醫療法第57條）；(2)醫療機構不得置臨床助理執行醫療業務，以周延人事安排之義務（醫療法第58條）；(3)醫療機構有安排醫師值班之義務，故醫院於診療時間外，應依其規模及業務需要，指派適當人數之醫師值班，以照顧住院及急診病人（醫療法第59條）。再者，衛生福利部為提升醫療品質及確保病人安全之目標，鼓勵教學醫院提供良好之訓練場所及教學資源，茲制定衛生福利部臨床醫事人員培訓計畫申請作業要點，俾使醫療機構新進醫事人員，均能接受必要之訓練[22]。

---

[21] 侯英泠，從往來義務建構醫院機構之組織責任，國立臺灣大學法學論叢，41卷1期，2012年3月，頁347至348。邱慧洳，醫療機構組織責任之探究，高大法學論叢，14卷1期，2018年9月，頁7至13。

[22] 2018年11月30日衛部醫字第1071667695號函，修正衛生福利部臨床醫事人員培訓計畫申請作業要點。

二、醫療設備

（一）侵權行為與醫療契約之請求權

醫療機構應善盡人事安排、儀器管理、安全衛生管理等組織義務，醫療機構對系統性錯誤造成病人損害結果，應負獨立賠償責任[23]。醫療機構因執行醫療業務致生損害於病人，以故意或過失為限，負損害賠償責任（醫療法第82條第5項）。其立法意旨在於考量醫療環境之安全性及完善性，明顯影響醫事人員執行醫療業務之結果；且醫事人員多屬受聘性質，所負之責任應小於醫療機構，是醫療機構之過失責任，不限以違反醫療上必要之注意義務，且逾越合理臨床專業裁量為限。職是，病患因醫事人員執行醫療業務所致生之損害，除可依醫療法第82條第2項向醫事人員請求損害賠償外，亦得依醫療法第82條第5項及民法第188條第1項規定，請求醫療機構與醫事人員連帶負損害賠償責任[24]。病患除可依據侵權行為之法律關係，向醫療行為人或醫療提供者請求損害賠償外，亦可依據醫療契約之法律關係，因醫療行為人或醫療提供者有不完全給付之情事，醫療契約之當事人得請求債務不履行之損害賠償（民法第227條）[25]。侵權行為與醫療契約之請求權，為請求權競合，病患為醫療契約之當事人時，可擇一請求或一併請求。

（二）醫療機構之組織義務

醫療機構所提供之整體醫療服務，係自診療、治療、住院、麻醉、手術至術後照護之整體流程，醫療機構對於人員安排、儀器設置、衛生管控等事項，應以計畫性、整體性之措施，防免經營所生之危險造成他人

---

[23] 邱慧洳，醫療機構組織責任之探究，高大法學論叢，14卷1期，2018年9月，頁167至169。

[24] 醫療法第82條第2項規定：醫事人員因執行醫療業務致生損害於病人，以故意或違反醫療上必要之注意義務且逾越合理臨床專業裁量所致者為限，負損害賠償責任。民法第188條第1項規定：受僱人因執行職務，不法侵害他人之權利者，由僱用人與行為人連帶負損害賠償責任。但選任受僱人及監督其職務之執行，已盡相當之注意或縱加以相當之注意而仍不免發生損害者，僱用人不負賠償責任。

[25] 民法第227條規定：因可歸責於債務人之事由，致為不完全給付者，債權人得依關於給付遲延或給付不能之規定行使其權利。因不完全給付而生前項以外之損害者，債權人並得請求賠償。

損害，此爲醫療機構應盡之組織義務與建立品質管理制度之義務[26]。申言之：1.醫療機構應依其提供服務之性質，具備適當之醫療場所及安全設施（醫療法第56條第1項）；2.醫療業務施行注意義務之違反及臨床專業裁量之範圍，應以該醫療領域當時當地之醫療常規、醫療水準、醫療設施、工作條件及緊急迫切等客觀情況爲斷，爲建構醫療機構病人安全硬體設備之義務（醫療法第82條第4項）；3.醫院應建立醫療品質管理制度，並檢討評估，且遵行中央主管機關訂定之各項辦法。醫院應就特定醫療技術、檢查、檢驗或醫療儀器，規定其適應症、操作人員資格條件，以促進、提升醫療服務品質（醫療法第62條）[27]。

參、例題解析

一、醫療機構之民事責任

（一）請求權基礎

在中央主管機關認可之醫療機構，應於醫師指導下實習之醫學院、校學生或畢業生（醫師法第28條第1項第1款）。醫院於診療時間外，應依其規模及業務需要，指派適當人數之醫師值班，以照顧住院或急診病人（醫療法第59條）。受僱人因執行職務，不法侵害他人之權利者，由僱用人與行爲人連帶負損害賠償責任。但選任受僱人及監督其職務之執行，已盡相當之注意或縱加以相當之注意而仍不免發生損害者，僱用人不負賠償責任（民法第188條第1項）。違反保護他人之法律，致生損害於他人者，負賠償責任。但能證明其行爲無過失者，不在此限（民法第184條第2項）。所謂違反保護他人之法律者，係指以保護他人爲目的之法律，係一般防止妨害他人權益或禁止侵害他人權益之法律而言；或雖非直接以保護他人爲目的，而係藉由行政措施以保障他人之權利或利益不受侵害者，均屬保護他人之法律者[28]。

---

[26] 林宗穎，醫療機構組織責任之理論建構與案例類型之具體化—以德國與臺灣案例爲中心，政大法學評論，148期，2017年3月，頁238。

[27] 邱慧洳，醫療機構組織責任之探究，高大法學論叢，14卷1期，2018年9月，頁39至43。

[28] 最高法院100年度台上字第390號民事判決。

（二）醫師、檢驗師及醫院連帶負損害賠償責任

如例題9所示，乙實習醫師雖為我國醫學院之畢業生，然未考領有我國之醫師證照，僅具實習醫師身分。甲醫師係當日急診室之值班醫師，依醫師法第28條第1項第1款及醫療法第59條規定，本須在場值班指導未具醫師資格之乙實習醫師，執行醫院急診室之醫療業務，其未依規定到場值班，任令乙實習醫師獨自執行醫療業務，而乙實習醫師於當日上午1時5分就病患病症之處斷，固有通知血庫應行備血進行緊急輸血之處方作為，惟因丙檢驗師將病患之A型血誤判為AB型。因A醫院並無庫存AB血型，致須另向捐血中心取血，且交叉測試不合，未敢確定使用，導致丁病患於當日上午2時10分突然惡化，依行政院醫事審議委員會鑑定書之鑑定意見，其替代方法為緊急輸用O型紅血球濃縮液，為最直接與有效之治療。A醫院當時本有庫存O型血液，因在場實施治療急救之乙實習醫師未實施此正確之治療作為，終致丁病患於當日上午3時15分死亡。甲醫師為醫院之主治醫師，且係當日急診室之值班醫師，未在場值班，給予乙實習醫師可期待為正確之指導，以替代方法為病患緊急輸用O型紅血球濃縮液，當可避免發生未行輸血致死之結果，顯屬違反醫師法第28條第1項第1款及醫療法第59條規定，乃違反保護他人之法律，依民法第184條第2項規定，應推定其有過失[29]。職是，醫院檢驗師在誤判病患血型後，因在場實習醫師經驗及知識不足，值班主治醫師顯然違反醫師法第28條第1項第1款與醫療法第59條規定，有不作為之醫療過失，醫院復未證明其選任及監督醫師與檢驗師之業務執行已盡相當注意或屬不可避免發生損害，應就主治醫師與檢驗師負第188條第1項之僱用人侵權責任，醫師、檢驗師及醫院連帶負損害賠償責任。病患除可依據侵權行為之法律關係，向醫療行為人或醫療提供者請求損害賠償外，亦可依據醫療契約之法律關係，因醫療行為人或醫療提供者有不完全給付之情事，醫療契約之當事人得請求債務不履行之損害賠償（民法第227條）。

二、醫院監督管理與維護醫療器材之組織義務

醫事人員因執行醫療業務致生損害於病人，以故意或違反醫療上必

---

[29] 臺灣高等法院92年度上字第591號民事判決。

要之注意義務且逾越合理臨床專業裁量所致者爲限，負損害賠償責任（醫療法第82條第2項）。如例題10所示，值班護理師應負責點收醫療器材，嬰兒甦醒器彈簧片跳開與嬰兒甦醒器有故障，嬰兒甦醒器無法正常運作，未能實質上保持嬰兒甦醒器於生產時，處於隨時可正常操作之狀態，值班護理師怠於注意嬰兒甦醒器之正常操作，致需對乙嬰兒進行急救時，無法以嬰兒甦醒器急救，使乙嬰兒腦部缺氧時間更加拖延。縱其受傷害之主要原因，係與肩難產及臍帶擠壓或先天性因素有關，然對乙嬰兒急救時，嬰兒甦醒器無法供應氧氣，醫師等候值班護理師去推另一臺嬰兒甦醒器時，因而耽擱延誤，致乙嬰兒腦部缺氧時間過久，造成因腦部缺氧受有永久腦病變傷害，不僅醫院所提供醫療服務未具當時通常可合理期待之安全性，亦未符合當時科技及專業水準，致乙嬰兒受有身體及健康上之損害，值班護理師應注意得注意而未注意之行爲，應爲造成乙嬰兒所受傷害之共同原因。醫院所僱用並監督之值班護理師有過失，醫院自應負僱用人連帶賠償責任[30]。準此，護理師爲負責醫療器材點收、維護之義務主體，因其過失，未能提供具當時通常可合理期待，且具當時科技及專業水準、安全性之醫療服務，違反醫療上必要之注意義務，且逾越合理臨床專業裁量，致被上訴人身體及健康受有損害，醫院應負僱用人之連帶賠償責任。醫院爲民法第184條之責任主體，有監督管理、維護醫療器材之組織義務，應就組織義務之違反，獨立負侵權責任[31]。病患除可依據侵權行爲之法律關係，向醫療行爲人或醫療提供者請求損害賠償外，亦可依據醫療契約之法律關係，因醫療行爲人或醫療提供者有不完全給付之情事，醫療契約之當事人得請求債務不履行之損害賠償（民法第227條）。

第二項　從給付義務

　　所謂從給付義務，係指債或契約之關係上固有與必備，並用以決定債或契約之關係類型之基本義務。而從給付義務具輔助主給付義務之功能，不在決定債之關係類型，在於確保債權人利益能夠獲得最大之滿足[32]。債

---

[30] 臺灣高等法院89年度上字第556號民事判決。

[31] 林宗穎，醫療機構組織責任之理論建構與案例類型之具體化—以德國與臺灣案例爲中心，政大法學評論，148期，2017年3月，頁228。

[32] 王澤鑑，債法原理—基本理論債之發生，自版，1999年，頁39。

務人不爲履行時,致影響債權人契約利益及目的之完成,債權人得依民法關於債務不履行之規定請求損害賠償。故從給付義務爲主給付義務以外,債權人可獨立訴請履行,以完全滿足給付上利益之義務。從給付義務係爲準備、確定、支持及完全履行主給付義務,而具有本身目的之獨立附隨義務,或稱「與給付有關之附隨義務」[33]。就其如何發生,應由法律明文規定、當事人約定、誠信原則或補充契約解釋而定,具有輔助主給付義務之功能。

案例11

> 甲在A醫院就診時,經乙醫師診斷罹患白內障,且當時上訴人右眼矯正視力爲0.3,左眼矯正視力爲0.5,兩眼不等視,視差超過500度,符合實施白內障之條件,經乙醫師告知一般常見可能發生之手術併發症及副作用後,甲簽署手術同意書,同意乙醫師施以白內障手術治癒白內障病症。乙醫師於施以白內障手術進行中,發生上脈絡膜猛爆性出血現象,此屬罕見之手術併發症。試問乙醫師就此罕見併發症之發生,對甲有無說明義務?

壹、說明義務

一、說明範圍

醫療爲高度專業及危險之行爲,直接涉及病人之生命或身體健康,病人本人或其家屬通常須賴醫師之說明,使得明瞭醫療行爲之必要、風險及效果,故醫師爲醫療行爲時,應詳細對病人本人或其親屬盡相當之說明義務,經病人或其家屬同意後爲之,以保障病人身體自主權。換言之,醫學不是精密科學,是經由統計學概念,從不斷錯誤中驗證與學習,自個案至群體,最後藉由統計分析,以機率之方式來表示其證據力[34]。故醫療行爲無法保證對全部患者產生療效,不保證對全部患者不產生副作用,醫療

---

[33] 臺灣高等法院98年度上字第449號民事判決。

[34] 林杏麟、李維哲,醫療行爲以刑法究責之不合理性—醫學是試誤科學,台灣醫界,55卷2期,2012年2月,頁42。

行爲通常均會使患者暴露在具有實驗性風險中。爲保障患者生命與身體自主權，醫師有說明義務[35]。醫師應盡之說明義務，除過於專業或細部療法外，至少應包含：（一）診斷之病名、病況、預後及不接受治療之後果；（二）建議治療方案及其他可能之替代治療方案暨其利弊；（三）治療風險、常發生之併發症及副作用暨雖不常發生，但可能發生嚴重後果之風險；（四）治療之成功率或死亡率；（五）醫院之設備及醫師之專業能力。經醫師有盡說明義務後，由病人決定接受或拒絕醫療。醫師未盡說明之義務，除有正當理由外，則未盡注意義務。

二、實質說明

　　說明之義務以實質上已說明爲必要，倘僅令病人或其家屬在印有說明事項之同意書上冒然簽名，難認已盡說明之義務。是未履行告知後同意之說明義務，將使病人之同意不具效力，缺乏阻卻違法性[36]。

　　例如，心導管檢查係高風險之醫療行爲，醫師未予詳盡告知其風險，導致病患在不知情狀況下，參與高風險之治療，倘病患知情可能不願接受此項檢查，縱使醫師心導管檢查過程中，未違反醫療常規，然可能因違反說明義務而造成損害，注意義務違反與損害間具有因果關係。申言之，醫療機構診治病人時，應向病人或其家屬告知其病情、治療方針及預後情形，因醫療爲高度專業及危險之行爲，直接涉及病人之身體健康或生命，病人本人或其家屬通常須賴醫療機構專業人員之說明，始得明瞭醫療行爲之必要、風險及效果，故醫療機構應對病人本人或其親屬爲詳盡說明，經病人或其家屬同意後爲之，以保障病人身體自主權[37]。爲避免糾紛產生，醫師於治療前、手術前及用藥前告知可能發生之醫療併發症，並得病人同意，倘傷害確實發生，除非證明醫師明顯偏離醫療常規，且情節重大，否則應認定爲可容許之風險[38]。

---

[35] 古振暉，論醫師在計畫外生育事件的注意義務與說明義務，法學叢刊，228期，2012年10月，頁116。

[36] 最高法院94年度台上字第2676號刑事判決。

[37] 臺灣高等法院103年度醫上字第21號民事判決。

[38] 張杰仁、葉海健、潘恆新、黃莉文、黃建榮、謝碧純、連澤仁，談醫療常規與併發症的關係，台灣醫界，56卷1期，2013年，頁45至46。

貳、告知義務

醫師有法律上之義務，以病人得以瞭解之語言，主動告知病人病情，可能之治療方案、各方案之風險與利益及不治療之後果，以利病人作出醫療選擇[39]。職是，醫師違反告知說明義務時，應負債務不履行或侵權行為之損害賠償責任。

一、告知義務範圍

基於對病患自主決定權之保障與尊重，病患應事先認識手術之風險，並由其自主決定，是否願意承擔風險之同意，其同意以醫師之充分說明為必要，並基於一般有理性之病患重視之醫療資料，加以說明。倘病患表明其主觀上認為將影響其是否接受診療意願之重要事項，醫師亦負有說明之義務[40]。換言之，醫師之告知義務與病患之自我決定權係相對概念，著重於病患自我決定權之立場，醫師告知義務之內容或範圍，可能因其個案情節不同，不得一概而論。例如，病患治療之急迫性或病患選擇之可能性。由於醫學非萬能而有其限制，故基於醫療資源給付之有限性、經濟性及病患同意權有效行使之考量，應認為醫師說明義務之範圍，有其界限存在。病患接受醫療給付之目的，為治療疾病或預防疾病。是病患之主訴，會影響醫師說明義務之範圍[41]。醫師採取醫療行為前，固應盡上開告知及說明義務，然醫師之危險說明義務，不能漫無邊際或毫無限制，要求醫師負擔一切之危險說明義務，應視病患之病情、症狀、相關必要檢查結果及醫療專業知識與技術等項目，據以判斷醫師所為告知及說明之內容，是否已符其應盡之義務[42]。

（一）以治療為目的

病患之目的在於接受治療者，因其疾病之治癒有其必要性及迫切

---

[39] 楊秀儀，論病人自主權—我國法上告知後同意之請求權基礎探討，臺大法學論叢，36卷2期，2007年6月，頁4至5。

[40] 王富先，違反告知後同意法則之侵權責任，司法週刊，1993期，2018年12月28日。臺灣高等法院96年度醫上字第11號民事判決。

[41] 臺灣高等法院臺中分院94年度醫上字第2號民事判決。

[42] 臺灣高等法院104年度醫上字第21號民事判決。

性，此時醫師必須立即進行醫療處置始能完成醫療給付，縱使此類醫療行為具有罕見、極端之併發症或副作用，然對於一般理性之病患而言，基於疾病治癒之必要性與迫切性，縱使知悉該罕見、極端之併發症，因該併發症之發生機率極低，其與病症治癒之機率相較，不至影響其同意權之行使；且醫療行為具有高風險性及不確定性，對於醫療行為中所可能產生可預知或不可預知之併發症，倘均課予醫師對病患需為詳盡、無缺漏之說明義務，除造成醫療資源之浪費外，亦將使病患於決定是否接受醫療行為時，導致無所適從，甚至造成病患同意權之行使空洞化，更與說明義務所欲保障者為病患自主決定權之目的相互悖離。準此，應認為罕見、極端併發症或副作用之發生，醫師並無告知之義務[43]。

（二）以預防疾病或非以治療為目的

病患目的為預防疾病之目的或非以治療為目的者，因其疾病之治癒並無迫切性及必要性，僅係為預防將來疾病之發生、或為諮詢意見而接受醫療給付，並不以治癒現已發現之疾病為必要，病患對於醫療行為中發生罕見、極端併發症或副作用之忍受度較低，甚至會因顧慮併發症或副作用所帶來之不利益，而考慮不接受預防性之醫療給付，該併發症或副作用，對於病患接受醫療給付時之同意權行使，具有一定之影響。職是，醫師就醫療行為中可能發生罕見、極端之併發症或副作用，負有告知義務[44]。

（三）一般有理性之病患

告知後同意法則最困難部分，就在於界定告知之內容與範圍。一方面，希望病人能夠得到充足資訊，作出一個合乎其個人價值與人生目標的醫療決定。另一方面，不希望病人被過度瑣細之資訊所困擾，被過度遙遠之風險所驚嚇，致損及其整體之健康與福利[45]。基於對病患自主決定權之保障與尊重，病患應事先認識本件手術之風險，並由其自主決定是否願意承擔該風險之同意，其同意以醫師之充分說明為必要。至於醫師是否為完全之說明，應視醫師是否基於一般有理性之病患重視之醫療資料，加以說

---

[43] 臺灣高等法院96年度醫上字第11號民事判決。

[44] 臺灣高等法院96年度醫上字第11號民事判決。

[45] 楊秀儀，論病人自主權—我國法上告知後同意之請求權基礎探討，臺大法學論叢，36卷2期，2007年6月，頁7。

明，倘病患表明其主觀上認為將影響其是否接受該診療意願之重要事項，醫師應負有說明義務。依病人就醫目的判斷，說明之項目或內容為一般合理病患所客觀重視，或病人表明為主觀重視者，均為醫師說明義務之內容。

（四）具體個案綜合判斷

　　因醫學非萬能而有其限制，基於醫療資源給付之有限性、經濟性及病患同意權有效行使之考量，應認為醫師說明義務之範圍，有其界限存在，應考量病人接受醫療給付之目的，係為治療疾病或預防疾病之不同，就不同具體個案之說明義務範圍，應為不同之認定[46]。其說明義務應視醫療資訊是否為具體病患所重視，且為醫師所能預見者決之，倘病情變化之機率極微，且其發生為醫學上難以預見者，應認為醫師不負說明義務[47]。質言之，現行醫療法之條文解釋，未針對醫師告知義務實際範圍具體化，且有鑑於現代醫療之複雜性、專業性及不確定性，使得法院在決定醫師說明義務之標準與範圍時，常陷入為難之境地，增加臨床實務操作者之困擾。準此，告知之範圍，應以病患接受醫療給付之目的、醫療行為目的為治療或診斷、病人表明主觀重視。故告知之範圍採具體個案綜合判斷，並非無止盡擴張[48]。

二、告知義務主體

（一）醫師

　　醫師診治病人時，應向病人或其家屬告知其病情、治療方針、處置、用藥、預後情形及可能之不良反應。醫師在說明病情、評估可能之治療方式、分析各個治療方案可能之利弊得失同時，醫師可進一步瞭解病人之理解程度、個人偏好、價值觀、憂慮，而斟酌修增其所釋出之資訊內容（醫師法第12條之1）。準此，告知兼具藝術與專門學問之本質。醫師法第12條之1規定醫師有告知義務，告知義務應由醫師親自為之，護理師或

---

[46] 臺灣高等法院96年度醫上字第11號民事判決。

[47] 臺灣高等法院101年度醫上字第4號民事判決。

[48] 吳俊穎、賴惠蓁、陳榮基，告知義務的範圍，當代醫學，35卷9期，2008年9月，頁62至65。

醫師助理之說明，僅可提供輔助功能，無法取代醫師[49]。

（二）醫師之範圍

醫院主治醫師負責病人所有醫療工作，主治醫師對於住院醫師與值班醫師負有監督及指導之責。住院醫師是在主治醫師指導下協助照顧病人及緊急狀況，包括病人突發疼痛不適、血壓、呼吸異常及癲癇發作等，從事第一線之急救處置。值班醫師是在下班時間內對病人上述處理，均受有急救訓練，可緊急處理上述狀況，處理後必須向主治醫師報告，以決定後續之治療。職是，主治醫師、住院醫師及值班醫師均為專業醫師，對病患或其家屬均有告知說明之義務，使病患或其家屬充分瞭解與判斷，以決定是否接受醫療行為，並承擔其後果[50]。

（三）醫療機構

因現代醫療為團隊工作，縱使法律規範醫師為告知義務之主體。然醫療機構診治病人時，應向病人或其法定代理人、配偶、親屬或關係人告知其病情、治療方針、處置、用藥、預後情形及可能之不良反應（醫療法第81條）。是醫療機構有告知病情、治療方向及預後等情形之義務，並非僅限由主治醫師本人始能為之[51]。例如，現代醫療行為均屬團隊工作，甚難由單獨醫師獨力完成，醫院甲及乙醫師已向病患與家屬說明，應已盡其告知及說明義務[52]。且依醫療法第81條規定，係指醫療機構有告知病情及預後情形之義務，並非限須由主治醫師本人告知，即診治機構之醫療人員向病患告知，合於醫療法第81條規定[53]。參諸醫療機構施行手術及麻醉告知暨取得病人同意指導原則內容可知，手術負責醫師授權本次手術醫療團隊中其他醫師代為說明時，手術負責醫師最後應確認已完全說明清楚。故同意手術說明可由團隊中其他醫師代為說明，倘告知義務有所疏失，導致病患傷害，手術負責醫師應負擔最終責任[54]。

---

[49] 楊秀儀，美國告知後同意法則之考察分析，月旦法學雜誌，121期，2005年6月，頁138至152。
[50] 臺灣高等法院103年度醫上字第21號民事判決。
[51] 臺灣高等法院臺中分院94年度醫上字第2號民事判決。
[52] 臺灣新北地方法院93年度醫字第2號民事判決。
[53] 臺灣高等法院臺中分院94年度醫上字第2號民事判決。
[54] 吳俊穎、賴惠蓁、陳榮基，告知義務的主體，當代醫學，35卷12期，2008年12

三、告知義務性質

　　所謂知情同意，係指醫師對病患詳細說明病情，並就因應之檢查或治療提供充分之資訊，病患在充分理解後作出承諾，在沒有受任何強制之自由立場，選擇檢查或治療之方法，而醫師根據此同意進行醫療[55]。醫療誡命從古至今遞嬗三部曲，從問心無愧之良心信念，演變至視病猶親之醫療倫理，繼而從醫療群體之自律倫理，走向國家干預之醫療法制[56]。醫師有其專業倫理上義務，在進行各項醫療行為前，取得病人之告知後同意。倫理義務強調應然，其與法律義務所強調必然不同，違反法律義務，會發生一定之法律效果。告知後同意法則將醫療倫理上之告知義務，強化成法律上義務，倘醫師未盡此告知義務，應告知而未告知，以致於影響病人作成決定，醫師應就醫療行為之後果負責[57]。

四、告知方式

　　所謂專業，係指專門及獨占性事業，通常是由受過特殊訓練，而在社會中扮演專門角色之人士，所組成之高社會聲望職業。醫療是高度專業化行業，為使病人得以瞭解醫療程序之本質與結果，醫師應以病人得以瞭解之語言說明解釋。醫學為專業學問，醫護人員間雖常以專業術語溝通，然醫師排斥履行告知義務，或以專業術語搪塞病人，均不符合告知後同意原則。告知義務是主動說明義務，而不是被動回答義務。醫師應主動提供有助於病人作出明智決定之相關資訊，否則醫師未事先說明或解釋，大部分之病人可能無法瞭解醫療行為之目的與其衍生之症狀。職是，醫師要使用病患瞭解之語言，告知其不懂之醫療行為。

月，頁69至72。

[55] 陳子平，醫療上充分說明與同意之法理在刑法上的效應（上）、（下），月旦法學雜誌，178期、179期，2010年2月、3月，頁227至245、248至271。

[56] 曾品傑，我國醫療上告知說明義務之實務發展—最高法院相關判決評釋，科技法學評論，9卷1期，2012年6月，頁20。

[57] 楊秀儀，論醫療糾紛之定義、成因、及歸責原則，台灣本土法學雜誌，39期，2002年10月，頁121至131。

五、告知對象

（一）病人或家屬

醫師診治病人時，應向病人或其家屬告知其病情、治療方針、處置、用藥、預後情形及可能之不良反應（醫師法第12條之1）。醫療機構診治病人時，應向病人或其法定代理人、配偶、親屬或關係人告知其病情、治療方針、處置、用藥、預後情形及可能之不良反應（醫療法第81條）。職是，告知後同意之上位概念，是在維護病人之自主權，因醫師告知之對象僅限於病人，其無義務向病人以外之第三人進行告知[58]。除在病人無法清楚表達自己想法時，醫師始有向病人以外之第三人為告知之義務。故醫師對病人之說明義務，告知病人病情、可能之治療方案、各方案之治癒、併發症及不治療之後果等重要訊息，以利病人作出合乎其生活型態之醫療選擇[59]。病人是醫療之主體，醫師告知義務之對象是病人，除非在病人陷於意識昏迷時，具有代理人身分之家屬，始會成為接受醫療資訊之主體，否則病患之家屬在法律上，並不具備任何特殊地位參與醫療決策[60]。

（二）病人自主權

就病人自主權保障部分，重點在於病人自己之自主權，基本上醫師之說明義務對象為病人。病人家屬僅有輔佐性，在於無法對病人說明時，依法可向病人家屬說明病人病情，並取得家屬同意（醫療法第63條、第64條）。再者，就病人知之保障部分，是對於病人知悉個人病情之保障，自然以病人為主體，為醫師說明之對象，醫師對於病人家屬並無說明之必要，除非病人個人無法理解，否則仍以病人為主要說明對象。尤其當病人之病情屬於個人極隱私之部分，必須僅以病人為說明對象，甚至病人家屬，醫師均無說明之必要。倘家屬有意願知悉病人之病情，應取得病人同意或由病人自己對其說明，醫護人員基於保密義務，並無對家屬說明之義務。

---

[58] 楊秀儀，論病人自主權—我國法上告知後同意之請求權基礎探討，臺大法學論叢，36卷2期，2007年6月，頁7。

[59] 臺灣高等法院高雄分院91年度上訴字第1976號刑事判決。

[60] 楊秀儀，病人、家屬、社會—論基因年代病患自主權可能之發展，臺大法學論叢，31卷5期，2002年9月，頁7。

六、告知目的

對人體施行手術所為侵入性之醫療行為，本具一定程度之危險性。醫院實施手術時，醫師應於病人或其配偶、親屬或關係人，簽具手術同意書及麻醉同意書前，向其說明手術原因，手術成功率或可能發生之併發症及危險（醫療法第63條第1項前段）。旨在經由危險之說明，使患者得以知悉侵入性醫療行為之危險性，而自由決定是否接受[61]。質言之，醫療是高度專業化行業，為使病人得以瞭解醫療程序的本質及結果，醫師應以病人得以瞭解之語言說明解釋。醫師法第12條之1、醫療法第63條及第64條規定，均在規範醫師之告知義務，以保障病患之自主權。準此，醫師有法律上之義務，以病人得以瞭解之語言，主動告知病人病情、可能之治療方案、各方案之風險與利益及不治療之效果，以利病人作出醫療選擇[62]。

七、告知之例外

醫學倫理之重要四大原則：尊重自主原則、不傷害原則、行善原則及正義原則[63]。當醫療人員均能瞭解與遵守醫學倫理之四大原則時，除可營造醫病關係外，亦能於有限時間、情況危急之醫療情況，作出對病人最有利與符合道德倫理規範之醫療決策。告知後同意法則並非絕對，醫師在執行醫療行為時，有如後情事，可不必取得病人之告知後同意：（一）情況緊急；（二）病人放棄；（三）治療上之特權。因有清楚、立即對生命、身體健康的嚴重威脅存在，倘要取得病人之告知後同意，將會嚴重損及病人康復之希望，且病人有明顯徵狀，無法有效行使同意權時，不適用告知後同意法則[64]。在醫師清楚提醒病人，其有權接受完整之醫療資訊時，病人出於自願、有效放棄主張告知後同意權時，醫師就不必對其作告知之說

---

[61] 最高法院民事判決96年度台上字第2476號民事判決。

[62] 楊秀儀，論病人自主權—我國法上告知後同意之請求權基礎探討，臺大法學論叢，36卷2期，2007年6月，頁237。

[63] 曾育裕，醫護法規，五南圖書出版股份有限公司，2010年9月，頁277至278。

[64] 最高法院106年度台上字第505號民事判決：告知後同意法則之適用，並非毫無例外，倘依病人病情，對其生命、身體或健康具有立即嚴重威脅者，仍應免除醫師所負「告知後同意」義務，俾醫師於緊急情況，得運用其專業判斷，以維護病人之生命、身體利益。

明[65]。所謂治療上之特權，係指資訊就是力量，力量可能是正面或負面，壞消息具有殺傷力，可能會挫折病人之求生意志，嚴重損及病人之生命，是准許醫師在告知病人資訊時，將直接有害於病人健康之情況，可隱瞞該資訊，不必取得病人之告知後同意[66]。

參、告知後同意原則

因醫療普及與人民權利意識抬頭，醫師疏於履行告知義務，常為引發醫療糾紛之主要原因。所謂說明義務與告知後同意法則，係指醫師有法律上之義務，在進行醫療行為前，透過各種手段與方式，主動告知診療過程中之一切醫療資訊，包括可能診斷方式之選擇及其風險、病情說明、治療方案與選擇、背後利益與風險衡量、拒絕治療之後果等項目，使病人有接受、選擇或拒絕醫療方案之權利，賦予病人充分自主權[67]。是醫師診治病人時，應向病人或其家屬告知其病情、治療方針、處置、用藥、預後情形及可能之不良反應（醫師法第12條之1）。準此，法院為釐清醫病關係之權利義務，應審酌醫師於醫療行為前，有無盡告知說明義務？是否取得病人或家屬之有效同意？事涉行為與病患之損害有無相當因果關係[68]。

一、法源依據

告知後同意法則源自為保障病患自主同意權，我國法上告知後同意法則，有醫療法、醫師法、優生保健法、安寧緩和醫療條例、病人自主權利

---

[65] 楊秀儀，論病人自主權—我國法上告知後同意之請求權基礎探討，臺大法學論叢，36卷2期，2007年6月，頁238。

[66] Somerville, Therapeutic Privilege: Variation on the Theme of Informed Consent, 12 Law, Medicine, & Health Care, 4 (1984).

[67] 陳子平，醫療上充分說明與同意之法理在刑法上的效應（上），月旦法學雜誌，178期，2010年3月，頁229。張麗卿，刑事醫療判決關於告知義務變遷之研究，東海大學法學研究，39期，2013年4月，頁101至104。

[68] 最高法院96年度台上字第378號、99年度台上字第2428號、102年度台上字第192號、105年度台上字第89號、106年度台上字第146號、106年度台上字第2047號、106年度台上字第2418號民事判決；最高法院94年度台上字第2676號、95年度台上字第3476號、99年度台上字第558號刑事判決。

法之具體規定，詳如表4-1所示[69]。

表4-1　告知後同意法則

條　文	內　容	說　明
醫療法第63條	醫療機構實施手術，應向病人或其法定代理人、配偶、親屬或關係人說明手術原因、手術成功率或可能發生之併發症及危險，並經其同意，簽具手術同意書及麻醉同意書，始得為之。但情況緊急者，不在此限。	為侵入性檢查、治療或手術之告知義務。
醫療法第64條	醫療機構實施中央主管機關規定之侵入性檢查或治療，應向病人或其法定代理人、配偶、親屬或關係人說明，並經其同意，簽具同意書後，始得為之。但情況緊急者，不在此限。	
醫療法第65條	醫療機構對採取之組織檢體或手術切取之器官，應送請病理檢查，並將結果告知病人或其法定代理人、配偶、親屬或關係人。醫療機構對於前項之組織檢體或手術切取之器官，應就臨床及病理診斷之結果，作成分析、檢討及評估。	為採取組織檢體或切取器官之檢查、分析及評估結果、研究之告知義務。
醫療法第73條	醫院、診所因限於人員、設備及專長能力，無法確定病人之病因或提供完整治療時，應建議病人轉診。但危急病人應依第60條第1項規定，先予適當之急救，始可轉診。前項轉診，應填具轉診病歷摘要交予病人，不得無故拖延或拒絕。	為醫師轉診及急救處置義務。
醫療法第79條	醫療機構施行人體試驗時，應善盡醫療上必要之注意，並應先取得受試驗者之書面同意；受試驗者以有意思能力之成年人為限。但顯有益於特定人口群或特殊疾病罹患者健康權益之試驗，不在此限。	為人體試驗前應載明之事項與過失責任。
醫療法第81條	醫療機構診治病人時，應向病人或其法定代理人、配偶、親屬或關係人告知其病情、治療方針、處置、用藥、預後情形及可能之不良反應。	醫療機構針對一般診療行為之告知義務。
醫師法第12條之1	醫師診治病人時，應向病人或其家屬告知其病情、治療方針、處置、用藥、預後情形及可能之不良反應。	告知說明義務。
優生保健法第11條	醫師發現患有礙優生之遺傳性、傳染性疾病或精神疾病者，應將實情告知患者或其法定代理人，並勸其接受治療。但對無法治癒者，認為有施行結紮手術之必要時，應勸其施行結紮手術。懷孕婦女施行產前檢查，醫師如發現有胎兒不正常者，應將實情告知本人或其配偶，認為有施行人工流產之必要時，應勸其施行人工流產。	醫師之告知、勸導義務。

[69] 張杰仁、葉海健、潘恆新、黃莉文、黃建榮、謝碧純、連澤仁，談醫療常規與併發症的關係，台灣醫界，1卷56期，2013年，頁45至46。

表4-1　告知後同意法則（續）

條　文	內　容	說　明
安寧緩和醫療條例第8條	醫師應將病情、安寧緩和醫療之治療方針及維生醫療抉擇告知末期病人或其家屬。但病人有明確意思表示欲知病情及各種醫療選項時，應予告知。	為醫師之告知義務。
病人自主權利法第4條至第6條	病人對於病情、醫療選項及各選項之可能成效與風險預後，有知情之權利。對於醫師提供之醫療選項有選擇與決定之權利。病人之法定代理人、配偶、親屬、醫療委任代理人或與病人有特別密切關係之人（下稱關係人），不得妨礙醫療機構或醫師依病人就醫療選項決定之作為（第4條）。病人就診時，醫療機構或醫師應以其所判斷之適當時機及方式，將病人之病情、治療方針、處置、用藥、預後情形及可能之不良反應等相關事項告知本人。病人未明示反對時，亦得告知其關係人。病人為無行為能力人、限制行為能力人、受輔助宣告之人或不能為意思表示或受意思表示時，醫療機構或醫師應以適當方式告知本人及其關係人（第5條）。病人接受手術、中央主管機關規定之侵入性檢查或治療前，醫療機構應經 病人或關係人同意，簽具同意書，始得為之。但情況緊急者，不在此限（第6條）。	為醫師之告知義務。

二、知情同意之定義

　　知情同意是醫病互動與互信之基石，醫療提供者對病患所進行之每個醫療行為，應在病患充分理解並同意之前提，始能夠執行，其主要是保障病人知的權利。所謂知情同意，係指醫師對病患詳細說明病情，並就其醫療行為提供充分之資訊，病患在未受有任何強制之自由之立場，充分理解後做出承諾，自主選擇檢查或治療方法，而醫師則根據此同意進行醫療行為[70]。其立法意旨在於經由危險之說明，使患者得以知悉侵入性醫療行為之危險性，繼由病患本於自己責任原理，決定是否接受手術，以減少醫療糾紛[71]。此原則不僅在於保障病患之自主權，亦在於合理分配醫療風險，醫師已盡其說明義務，倘發生不可歸責於雙方之醫療行為之固有風險，風

---

[70] 陳子平，醫療上充分說明與同意之法理在刑法上的效應（上）、（下），月旦法學雜誌，178期、179期，2010年2月、3月，頁227至245、頁248至271。

[71] 臺灣高等法院101年度醫上字第4號民事判決。

險應由病患自己承擔。反之，則由醫師負其責任[72]。準此，醫療行爲之正
當性基礎，在於保護病患之生命、身體，爲達成身體健康及維持生命利
益，經兩相權衡，願犧牲或承擔風險，允許醫師進行醫療行爲，以獲得最
終利益[73]。再者，告知後同意法則之醫療主體爲病患，基於病患自主之原
則，賦予病人得以自主選擇治療、如何治療或不治療之權利，醫師應尊重
病患之選擇，醫療措施應在醫師充分說明後，取得病患同意後方得爲之，
告知是醫師之義務，同意是病人之權利。醫師之告知並非只是要取得病患
之同意，而是在告知後協助病患選擇[74]。

三、知情同意之法律責任

　　醫院與病患因醫療契約而建立法律關係，醫院基於契約上債之本旨
與誠信原則，對病患負有告知說明之保護義務。反之，在無醫療契約之情
況，依據侵權法上醫師與病患間之信賴關係，可發展出醫師防範損害發生
之注意義務，以避免侵害病患自主決定權或身體健康[75]。不論醫療提供者
是基於契約法或侵權法所應履行之義務，兩者均須盡到善良管理人之注意
義務[76]。例如，病患所簽署之麻醉及手術同意書，業已詳載手術原因，手
術成功率或可能發生之併發症及危險，則病患就麻醉及手術可能產生之風
險應有認知，並得自由決定是否接受，即難將手術所產生之風險歸由醫師
承擔[77]。

四、知情同意之倫理議題

　　知情同意之立法本旨，係以醫療乃爲高度專業及危險之行爲，直接涉

---

[72] 臺灣高等法院105年度醫上字第22號民事判決。
[73] 陳聰富，醫療責任的形成與展開，臺大出版中心，2015年，2版，頁96至97。
[74] 楊秀儀，誰來同意？誰作決定？從「告知後同意法則」談病人自主權的理論與實
　　際─美國經驗之考察，台灣法學會學報，20期，1999年11月，頁367至410。
[75] 陳聰富，醫療法─第六講─告知後同意與醫師說明義務（上），月旦法學教室，
　　80期，2009年6月，頁85。
[76] 曾品傑，我國醫療上告知說明義務之實務發展─最高法院相關判決評釋，科技法
　　學評論，9卷1期，2012年6月，頁24。
[77] 最高法院104年度台上字第700號民事判決。

及病人之身體健康或生命，病人本人或其家屬通常須賴醫師之說明，始得明瞭醫療行為之必要、風險及效果，故醫師為醫療行為時，應詳細對病人本人或其親屬盡相當之說明義務，經病人或其家屬同意後為之，以保障病人身體自主權[78]。在醫學倫理自主原則及病患自主原則之前提，病患本應對自身健康資訊有知的權利，是隱瞞病情雖違反醫學倫理及現行法制，然每個人對壓力之承受程度不同，針對生命末期或罹患重大疾病者，倘貿然告知病情，可能使病患自殺或傷害等行為，有違醫學行善及不傷害原則。準此，病情真相告知常使醫療給付者陷入倫理及法制之兩難情境。茲說明告知與不告知真相可能產生之效果如後[79]：

（一）告知真相可能之負面結果

臺灣病人安全通報系統（TPR）自2005年起至2009年止，收案通報事件達83,881件，在TPR之13類通報事件，有關自殺事件數排名第4位，自殺或企圖自殺事件計734件[80]，衛生福利部之2017年國人死因統計結果顯示，蓄意自我傷害或自殺排名第11位[81]。準此，在病患尚未有心理準備時，被告知罹患嚴重影響生命，且難以治癒之疾病時，病患可能出現消極、憂鬱、喪失求生意志，甚至自殺或自傷等負面結果。

（二）不告知真相可能之負面結果

早期治療對多數疾病而言，是良好預後之關鍵[82]。倘因不告知患者真相，而導致延遲醫治，錯過黃金治療時間，甚或危急性命，反而不利病患健康。因遺囑是死者臨終前有人生之未成之事或未盡之事，不能親自完成，故囑咐後人，以表達自己臨終願望之產物[83]。當人們面對死亡時，所

---

[78] 最高法院98年度台上字第999號民事判決。

[79] 何建志，醫療法律與醫學倫理，元照出版有限公司，2016年10月，3版，頁154至164。

[80] 李明濱、黃富源、梁繼權，自殺事件—從醫院到社區，台灣醫界，53卷5期，2010年，頁34。

[81] 衛生福利部網站，https://www.mohw.gov.tw/cp-3795-41794-1.html，最後瀏覽日期：2019年1月13日。

[82] 鄔恒斐、林麗華、蘇淑娟、許庭綾、王采芷，延遲就醫之概念分析，台灣專科護理師學刊，1卷1期，2015年2月，頁50。

[83] 王夫子，殯葬文化學—死亡文化的全方位解讀下卷，中國社會出版社，1998年，頁652至653。

要準備之後事相當多，告知患者病情，可使患者有安排個人事務之機會，減少遺憾產生。

五、告知後同意之法律效力

（一）醫師侵入性行為之違法性阻卻事由

醫師得病患同意或承諾之侵入性治療，非該當傷害之構成要件，應得同意或承諾是依據當事人之意思決定，協助其人格之自由發展，未違反構成要件之意旨。病人之承諾，需要醫師提供完整之資訊，倘醫師說明或告知不完整，病人承諾不生效力，因無要約即無從承諾。此時醫師所為之侵害性醫療行為，因無法阻卻其違法性，醫師應負侵權行為責任，故病患對於醫師侵入性醫療行為之承諾，為侵入性行為之違法性阻卻事由[84]。否則醫師之侵入性治療，視情形成立傷害罪或過失傷害罪。病人之承諾，必須意識清楚與意願自由，倘病人精神異常、醉酒或受病痛之長期折磨而心智錯亂，其承諾均屬無效[85]。

（二）盡善良管理人注意義務

醫病間法律關係繫於雙方之醫療契約，醫療契約通常由醫療機構與病患所締結，雙方之權利義務均以醫療契約為依據[86]。通說認為醫療契約類似委任契約，說明義務為擔任受任人之醫療機構於處理委任事務期間，受病患之委任，應為醫療事務處理狀況之報告義務，因醫師為醫療機構給付醫療契約之給付輔助人，是醫師說明義務應盡民法第535條規定之善良管理人注意義務[87]。

---

[84] 李進建，論醫療行為之告知說明義務，銘傳大學法學論叢，2013年12月，頁49至51。

[85] 林東茂，醫療上病患承諾的刑法問題，月旦法學雜誌，157期，2008年6月，頁45至70。

[86] 李志宏、施肇榮，醫事服務機構與保險對象的法律關係—醫療契約（上），台灣醫界，51卷5期，2008年，頁42。

[87] 李進建，論醫療行為之告知說明義務，銘傳大學法學論叢，2013年12月，頁49至51。民法535條規定：受任人處理委任事務，應依委任人之指示，並與處理自己事務為同一之注意，其受有報酬者，應以善良管理人之注意為之。

（三）病患自主決定權

　　基於尊重人格、尊重自主、維護病人健康及調和醫病關係等倫理原則，發展出之病患自主決定權，雖非既存法律體系所明認之權利，然保障病患權益並促進醫病關係和諧，應將其納入應保護之範圍，使之成為病人之一般人格權，以符合追求增進國民健康及提升醫療服務品質之時代潮流。是凡醫療行為，無論是檢驗目的之抽血、採取檢體，常規治療之打針、投與藥物，或是侵入性檢驗、治療，甚至移除腫瘤、摘取器官、為器官移植等，本質上係侵害病人身體權之行為，醫師為醫療行為時，除本於其倫理價值之考量，為維持病患之生命，有絕對實施之必要者外，應得病患同意或有其他阻卻違法事由，始得阻卻違法。同意包括明示同意、默示同意、推定同意、意思實現等；阻卻違法事由，如緊急避難或依當時之醫療水準所建立之醫療專業準則所為之業務上正當行為。且為尊重病患對其人格尊嚴延伸之自主決定權，病患有權利透過醫師或醫療機構其他醫事人員對各種治療計畫之充分說明（醫師法第12條之1；醫療法第81條）。經共享醫療資訊之方式，以為決定選擇符合自己最佳利益之醫療方案或拒絕一部或全部之醫療行為。病患在就醫過程中，對於自己身體之完整性具有自主決定之權利，醫師不得全然置病患明示或可得推知之意思於不顧，擅專獨斷實施醫療行為，否則即屬侵害對於病患之自主決定權，倘此造成病患之損害，並與責任原因事實間具有因果關係，且具有違法性及歸責性者，應負侵權行為損害賠償責任。可見醫師未盡告知說明義務，係侵害病患之自主決定權，而病患之自主決定權屬人格法益，而人格法益受侵害，依民法第227條之1準用民法第195條規定，應僅得請求非財產上之賠償，不包括財產上損害[88]。

（四）案例分析

　　病人欠缺識別能力時，無法清楚表達個人意見時，家屬固得代理同意，惟其意見僅屬推測病人同意意向之重要參考資料，不能因而完全取代病人本身所享有之自主決定權，醫師仍應參酌病人之身分、年齡、病史、病況、曾表示之意見等情，基於理性病人之推測同意，以病人之最大利益，做成合於醫療倫理之決定，以免因家屬意見不合，或拒絕醫療，對病

---

[88] 最高法院105年度台上字第89號民事判決。

人發生重大之不利益。是患者至醫院急診時，欠缺對其病情、治療方針、用藥等事項為適當判斷之意思能力，而係由其家屬向醫師表達患者之血壓平穩，無須使用降血壓藥之旨，固係實情，然醫師仍依患者當時之意識狀態及病情，給與患者必要之醫療處置及用藥，未依循家屬所表達之意見，並未侵害病人之自主決定權。況醫師所為，符合醫療常規，未對患者造成不良之後果。職是，醫師本於其倫理價值之考量，以患者之最大利益所實施之治療，縱使違反病患家屬之意思，仍不具有違法性及可歸責性，自無庸負賠償責任[89]。

肆、製作病歷及保存病歷之義務

一、製作病歷之目的

　　所謂病歷（medical record），係指在醫療機構從事醫療工作之人，其於從事醫療業務時，對病人實施醫療過程，製作有關醫療之診察、診斷及治療等事項之紀錄[90]。病歷主要功能如後：（一）病歷具有幫助醫師記憶，並藉由病歷詳細記載，使其他醫事人員瞭解病人過去病史與目前治療情形；（二）醫學非精密科學，是從不斷之驗證與學習，繼而自個案至群體，最後藉由統計分析，以機率之方式，表示其證據力，如人體試驗[91]。臨床照顧經驗分享之個案報告，可經由彙整諸多病人資料，集結成為案例分析，得成為業務執行之準則。

二、製作與保存病歷

（一）醫師有製作病歷義務

　　醫師執行業務時，應製作病歷，並簽名或蓋章及加註執行年、月、日，醫師負有製作病歷之義務（醫師法第12條第1項）。病歷除應於首頁載明病人姓名、出生年、月、日、性別及住址等基本資料外，其內容至少

---

[89] 最高法院106年度台上字第2418號民事判決。

[90] 行政院衛生福利部2002年8月14日衛署醫字第0910047329函。

[91] 林杏麟、李維哲，醫療行為以刑法究責之不合理性—醫學是試誤科學，台灣醫界，55卷2期，2012年2月，頁42。

應載明下列事項：1. 就診日期；2. 主訴；3. 檢查項目及結果；4. 診斷或病名；5. 治療、處置或用藥等情形；6. 其他應記載事項（第2項）。病歷由醫師執業之醫療機構依醫療法規定保存（第3項）。病歷是病人整體之醫療歷史，從病人之不適症狀、就診至入院，住院期間之醫療團隊成員依其專業對病人所行之處置或照護及病情進展，至病人出院爲止。故病歷是醫療照護中之重要記錄文件，必須詳實完整記載。再者，從病歷之內容，應可正確辨識病人之身分背景、接受照護期間所得到之治療與檢查、保險給付之相關文件及法律相關資訊，如手術同意書。

（二）病歷保管與期限

　　醫療機構之病歷，應指定適當場所及人員保管，至少保存7年。而未成年者之病歷，至少應保存至其成年後7年；人體試驗之病歷，應永久保存（醫療法第70條第1項）。醫療機構因故未能繼續開業，其病歷應交由承接者依規定保存；無承接者時，病人或其代理人得要求醫療機構交付病歷；其餘病歷應繼續保存6個月以上，始得銷毀（第2項）。醫療機構具有正當理由無法保存病歷時，由地方主管機關保存（第3項）。醫療機構對於逾保存期限得銷毀之病歷，其銷毀方式應確保病歷內容無洩漏之虞（第4項）。

伍、轉診義務

　　醫療過程中，病人經過診治後，醫師必須考量個人能力、醫院規模、設備、人力等因素，作出對病人最有利之決策，決定是否轉診。故醫院或診所因限於人員、設備及專長能力，無法確定病人之病因或提供完整治療時，應建議病人轉診。例外情形，係危急病人應依本法第60條第1項規定，先予適當之急救，始可轉診（醫療法第73條第1項）。前項轉診，應填具轉診病歷摘要交予病人，不得無故拖延或拒絕（第2項）。是醫療行爲人必須經診斷及治療醫療需求人後，認其醫療設備不足及非其專長項目，而無法確定醫療需求人之病因或提供完整治療，始有建議病人轉診之義務[92]。準此，醫療機構礙於人員專長及設備，應主動建議病人轉診，倘爲病人個人因素要求轉診，醫院並無轉診義務，是病人爲自行終止醫療契

---

[92] 臺灣高等法院102年度醫上易字第1號民事判決。

約之意思表示[93]。

陸、例題解析

一、白內障手術

　　老年性白內障爲生理老化之病，爲原透明之水晶體老化混濁，導致視線不佳，早期可點藥以延緩進行，視線嚴重障礙時，僅能以手術摘出，繼而植入人工水晶體，倘手術後再發生混濁，始使用雷射切開。一般建議爲視力低於0.5以下無法用眼鏡矯正，或雙眼差距過大，雖可單眼矯正，然無法雙眼同時戴眼鏡，始考慮以手術摘除。而超音波晶體乳化術爲最先進之白內障手術方式，應用超音波將混濁之水晶體乳化吸出，再將人工水晶體植入，除切口極小復原極快外，術後限制亦大爲減少[94]。

二、告知義務之範圍

　　病患之目的在於接受治療者，因其疾病之治癒有其必要性及迫切性，此時醫師必須立即進行醫療處置始能完成醫療給付，縱使此類醫療行爲具有罕見、極端之併發症或副作用，然對於一般理性之病患而言，基於疾病治癒之必要性與迫切性，縱使知悉該罕見、極端之併發症，因該併發症之發生機率極低，其與病症治癒之機率相較，不至影響其同意權之行使；且醫療行爲具有高風險性及不確定性，對於醫療行爲中所可能產生可預知或不可預知之併發症，倘均課予醫師對病患需爲詳盡、無缺漏之說明義務，除造成醫療資源之浪費外，亦將使病患於決定是否接受醫療行爲時，導致無所適從，甚至造成病患同意權之行使空洞化，更與說明義務所欲保障者，爲病患自主決定權之目的相互悖離。準此，應認爲罕見、極端併發症或副作用之發生，醫師並無告知義務。

---

[93] 黃天招，醫療糾紛民事歸責原則，東吳大學法律學研究所碩士論文，1995年6月，頁44。

[94] 臺灣高等法院96年度醫上字第11號民事判決。

第三項　附隨義務

契約成立生效後，債務人除負有主給付義務與從給付義務外，尚有附隨義務。附隨義務係指債之關係發展過程中，基於誠實信用原則，爲保護相對人之固有利益之義務，包括協力及告知義務，以輔助實現債權人之給付利益。其功能在於避免侵害債權人之人身或財產上利益。其發生與從給付義務相同，可能法律規定、當事人約定或基於誠信原則而來。倘債務人未盡附隨義務，應負民法第227條第1項不完全給付之債務不履行責任。附隨義務性質上屬於非構成契約原素或要素之義務，倘有違反，債權人原則上僅得請求損害賠償。例外情形，倘爲與給付目的相關之附隨義務之違反，而足以影響契約目的之達成，使債權人無法實現其訂立契約之利益，則與違反主給付義務對債權人所造成之結果，在本質上並無差異，均使當事人締結契約之目的無法達成，自應賦予債權人契約解除權，以確保債權人利益得以獲得完全之滿足，俾維護契約應有之規範功能與秩序[95]。

例題12

甲醫師因業務知悉乙病患之病情或健康資訊，乙病患為公職候選人，甲醫師與乙病患分屬不同政黨，甲醫師為支持其所屬政黨候選人，竟對外洩漏乙病患之病情或健康資訊，影射乙健康狀況不佳，不堪擔任公職。試問甲醫師有何刑事責任？理由為何？

壹、保密義務

一、原則

（一）法律責任

所謂醫師之保密義務，係指醫師在治療病患之所見所聞，不得向外洩露。醫師之保密義務屬於醫學倫理之一環，應受倫理規範。其法律責任如後：1.民法規範醫師之保密義務，涉及契約之附隨義務或醫師之損害賠

---

[95] 最高法院100年度台上字第2號民事判決。

償義務；2. 就刑法以觀，醫師之保密義務透過刑法第316條之洩漏業務秘密罪而受到規範[96]。醫師保密義務之主要目的，是於保障病患之資訊自決權。申言之，僅有病患自己可決定在何時、何地、以何種方式、何種範圍內、向何人揭露或公開涉及自身之資訊。病患之資訊自決權，除藉由民法與刑法規範醫師保密義務所保護之權利外，亦是憲法所擔保之基本權[97]。

（二）個人資料之隱私權

　　醫病關係以信賴原則為基礎，病人求治期間，揭露之個人身體健康等訊息，屬於病人隱私內容。醫療機構及其人員因業務而知悉或持有病人病情或健康資訊，不得無故洩漏（醫療法第72條）。醫師除依第22條規定外，對於因業務知悉或持有他人病情或健康資訊，不得無故洩漏（醫師法第23條）[98]。維護人性尊嚴與尊重人格自由發展，乃自由民主憲政秩序之核心價值。隱私權雖非憲法明文列舉之權利，惟基於人性尊嚴與個人主體性之維護及人格發展之完整，並為保障個人生活私密領域免於他人侵擾及個人資料之自主控制，隱私權為不可或缺之基本權利，而受憲法第22條所保障[99]。其中就個人自主控制個人資料之資訊隱私權而言，乃保障人民決定是否揭露其個人資料、在何種範圍內、何時、以何種方式、向何人揭露之決定權，並保障人民對其個人資料之使用有知悉與控制權及資料記載錯誤之更正權[100]。

---

[96] 刑法第316條規定：醫師、藥師、藥商、助產士、心理師、宗教師、律師、辯護人、公證人、會計師或其業務上佐理人，或曾任此等職務之人，無故洩漏因業務知悉或持有之他人秘密者，處1年以下有期徒刑、拘役或5萬元以下罰金。

[97] 陳俊榕，論刑法上之醫師保密義務，臺灣海洋法學報，24期，2016年12月，頁51。

[98] 醫師法第22條規定：醫師受有關機關詢問或委託鑑定時，不得為虛偽之陳述或報告。

[99] 憲法第22條規定：凡人民之其他自由及權利，不妨害社會秩序公共利益者，均受憲法之保障。

[100] 大法官釋字第585號、釋字第603號解釋。

二、例外

（一）杜絕傳染病

　　為杜絕傳染病之發生、傳染及蔓延，醫師診治病人或醫師、法醫師檢驗、解剖屍體，發現傳染病或疑似傳染病時，應立即採行必要之感染管制措施，並報告當地主管機關（傳染病防治法第39條第1項）。醫事機構、醫師、法醫師及相關機關或機構，應依主管機關之要求，提供傳染病病人或疑似疫苗接種後產生不良反應個案之就醫紀錄、病歷、相關檢驗結果、治療情形及解剖鑑定報告等資料，不得拒絕、規避或妨礙（第4項前段）。醫師以外醫事人員執行業務，發現傳染病或疑似傳染病病人或其屍體時，應即報告醫師或依第39條第2項規定報告當地主管機關（傳染病防治法第40條第1項）[101]。職是，醫療人員於執行醫療業務發現傳染病或疑似傳染病時，有通報義務，且應依主管機關之要求，提供相關資料以防止疫情之擴散。

（二）機關訊問

　　有關機關訊問或委託鑑定時，不得為虛偽陳述或報告（醫師法第22條）。醫療機構應依法令規定或依主管機關之通知、提出報告，並接受主管機關對其診療紀錄之檢查及資料蒐集（醫療法第26條）。準此，醫療人員接受有關機關訊問時，依法不得為虛偽陳述或報告，此為保密之例外情形。

貳、保護義務

　　醫療機構應依其提供服務之性質，具備適當之醫療場所及安全設施（醫療法第56條第1項）。準此，履行醫療契約過程中，醫療機構負有保護病人身體健康免於遭受侵害之義務。例如，病患與醫院間成立有償之類似委任之勞務契約，醫院對病患自應盡善良管理人之注意責任，醫院有過失時，致病患有損害，醫院自依不完全給付之規定，對病患負損害賠償之

---

[101] 醫師法第39條第2項規定：前項病例之報告，第一類、第二類傳染病，應於24小時內完成；第三類傳染病應於1週內完成，必要時，中央主管機關得調整之；第四類、第五類傳染病之報告，依中央主管機關公告之期限及規定方式為之。

責任（民法第227條）。病患主張醫院違反醫療法第56條規定，得依民法第184條第2項規定請求醫院負損害賠償責任。因醫療法第56條第1項規定係保護他人之法律，醫院所提供之醫療場所及安全設施尚有缺失，是病患依民法第184條第2項規定請求醫院賠償，為有理由[102]。申言之，醫療場所及安全設施之提供，應符合醫療法或醫療機構設置標準之規定，醫療機構對於病患醫治、安全防護與場所提供，應對其加諸防護與注意之義務，或派適當人力隨時應變，不能僅因醫院人力有限，而任由危險發生，醫療機構負有保護病人身體健康免於遭受侵害之義務。

參、例題解析

　　醫師、藥師、藥商、助產士、心理師、宗教師、律師、辯護人、公證人、會計師或其業務上佐理人，或曾任此等職務之人，無故洩漏因業務知悉或持有之他人秘密者，處1年以下有期徒刑、拘役或5萬元以下罰金（刑法第316條）。有關病歷、醫療、基因、性生活、健康檢查及犯罪前科之個人資料，不得蒐集、處理或利用（個人資料保護法第6條第1項本文）。意圖為自己或第三人不法之利益或損害他人之利益，而違反第6條第1項，足生損害於他人者，處5年以下有期徒刑，得併科新臺幣100萬元以下罰金（個人資料保護法第41條）。準此，如例題12所示，甲醫師因業務知悉乙病患之病情或健康資訊，乙病患為公職候選人，甲醫師為支持其所屬政黨候選人，竟對外洩漏乙之病情或健康資訊，意圖為自己或第三人不法之利益或損害乙之利益，足生損害於乙，甲以一行為同時犯個人資料保護法第41條之非法利用個人資料及刑法第316條之洩漏業務上知悉他人秘密罪，為想像競合犯，應依刑法第55條規定，從一重之個人資料保護法第41條之罪處斷[103]。

第四項　後契約義務

　　醫療契約除因義務履行完畢而消滅外，亦可能因醫療契約當事人行

---

102 臺灣高等法院臺中分院101年度上易字第466號民事判決。

103 林洲富，個人資料保護法之理論與實務，元照出版有限公司，2019年2月，頁122至123。

使解除權或終止權而消滅。醫療契約在解除或終止後，當事人仍負有某種作為或不作為之義務，此為後契約義務。係在契約關係消滅後，為維護相對人人身及財產上之利益，當事人間衍生以保護義務為內容，所負某種作為或不作為之義務。後契約義務脫離契約而獨立，不以契約存在為前提，違反此項義務，構成契約終止後之過失責任，應依債務不履行之規定，負損害賠償責任，而與當事人間就契約本身應負之原給付義務，未盡相同[104]。

例題13

成年人甲因一夜情後，導致罹患性病，為此前往A醫院治療，經適當治療後而痊癒，事經10年後，甲認罹患性病為不名譽之疾病，請求A醫院銷毀其10年前有關罹患與治療性病之病歷。試問甲之請求，醫院是否負有銷毀該病歷之義務？

壹、保管與銷毀病歷義務

病歷之保管義務，應指定適當場所及人員保管，並至少保存7年。但未成年者之病歷，至少應保存至其成年後7年；人體試驗之病歷，應永久保存（醫療法第70條第1項）。倘醫療機構因故未能繼續開業，其病歷應交由承接者依規定保存；無承接者時，病人或其代理人得要求醫療機構交付病歷；其餘病歷應繼續保存6個月以上，始得銷毀（第2項）。醫療機構具有正當理由無法保存病歷時，由地方主管機關保存（第3項）。醫療機構對於逾保存期限得銷毀之病歷，其銷毀方式應確保病歷內容無洩漏之虞（第4項）。保管與銷毀病歷義務，醫療契約存續期間為從給付義務，醫療契約終止或消滅後，屬為後契約義務。

貳、保密義務

醫療機構及其人員因業務而知悉或持有病人病情或健康資訊，不得無

---

[104] 最高法院95年度台上字第1076號民事判決。

故洩漏（醫療法第72條）。例如，執行機關辦理行政執行案件法定職務必要範圍內，向醫療機構查調義務人通訊地址，而受調查之醫療機構，提供個人資料予執行機關，並非屬醫療法第72條所定之無故洩漏情形（個人資料保護法第5條、第15條、第16條、第20條）。醫療機構及醫師對病人健康狀況之保密義務，並不因契約終止或解除而消滅。保密義務於醫療契約存續期間爲附隨義務，醫療契約終止或消滅後，屬爲後契約義務。

參、例題解析

所謂後契約義務，係指契約關係消滅後，爲維護相對人人身及財產上之利益，當事人間衍生以保護義務爲內容，所負某種作爲或不作爲之義務。如例題13所示，成年人甲罹患性病至A醫院治療，經適當治療後而痊癒，甲於10年後，請求A醫院銷毀其10年前之病歷，因A醫院保管與保存病歷逾7年，甲得請求A醫院銷毀其病歷（醫療法第70條第1項本文）。

第二節　醫療需求者之給付義務

病人充分與醫療團隊合作是成功治療疾病關鍵之一，倘病患未能充分提供相關資訊，有可能嚴重影響醫師之判斷。醫病雙方相互瞭解彼此之權利義務關係，有助於良好之醫病溝通，藉此增進雙方之合作與互信[105]。在平等之醫病關係，病人除有權利要求得到適當診治與照顧外，亦應履行相對之義務。例如，民眾至醫療機構就診時，醫療機構應詢問其病史、就醫紀錄、接觸史、旅遊史及其他與傳染病有關之事項，病人本人或其家屬，應據實陳述，不得隱匿。病人有揭露個人資訊、配合檢查及回診等義務（傳染病防治法第31條）[106]。

---

[105] 長庚醫療財團法人，https://www.cgmh.org.tw/cgmh/patient/patient_04.htm，最後瀏覽日期，2019年1月14日。

[106] 何建志，醫療法律與醫學倫理，元照出版有限公司，2016年10月，3版，頁346至350。

第一項　報酬給付

　　醫療契約係以醫療服務作爲契約標的之雙務契約，當醫療機構提供醫療服務後，即有醫療服務所生醫療費用之對價請求權，醫療費用包含健保申報項目費用、自行負擔費用及自費金額。服務機構提供醫療服務而受有對待給付金錢報酬，就醫療行爲內容負有善良管理人之注意義務[107]。

例題14

　　甲病患住院治療期間自2016年1月1日起至2018年12月31日，A 醫院每月10日開單通知病人或家屬繳費，應於10日內給付。因甲病患均置之不理，A醫院於2019年1月20日起訴請求給付醫療費用。試問A醫院之請求是否有理由？法院應如何審理？

壹、法源依據

　　全民健康保險法爲強制性之社會保險，保險對象在保險有效期間，發生疾病、傷害或生育事故時，保險醫事服務機構應提供門診或住院診療等保險醫療服務（全民健康保險法第1條第2項、第40條第1項）。準此，保險對象與醫事服務機構間之關係，應爲公私法並行之法律關係，在醫療給付關係中，除基於健保基礎關係而成立之公法關係外，醫療機構與病患間爲典型求診模式，另成立平行之私法醫療契約，且私法醫療契約之內涵，在相關範圍受公法關係之影響。簡言之，基礎之醫療關係由私法規範，僅有全民健保關係所及部分屬公法性質。

一、全民健康保險法

（一）保險對自行負擔比率與非付範圍

　　保險對象依第43條之保險對象門診費用自行負擔比率及第47條之保

---

[107] 王澤鑑，債法原理第一冊，基本理論債之發生，三民書局股份有限公司，1998年10月，增訂版，頁159。

險對象住院費用自行負擔比率，規定應自行負擔之費用，應向保險醫事服務機構繳納（全民健康保險法第50條第1項）[108]。保險醫事服務機構對保險對象未依前項規定繳納之費用，催繳後仍未繳納時，得通知保險人；保險人於必要時，經查證及輔導後，得對有能力繳納，拒不繳納之保險對象暫行停止保險給付。但保險對象於依家庭暴力防治法之規定，受保護期間時，不適用之（第2項）。全民健康保險法第51條規定，不屬全民健康保險給付範圍之項目。例如，近視手術治療不屬全民健康保險給付範圍，保險對象應自行給付予醫事服務機構。

（二）公私法並行之法律關係

醫療契約屬勞務性契約，依勞務性契約報酬後付之原則，醫療費用應在醫療完成時給付。倘無特約或習慣，病人所欠醫療費用，自須待醫療完成始得請求。而保險對象與醫事服務機構間之關係，為公私法並行之法律關係，在醫療給付關係，包含健保基礎關係而成立之公法關係及醫療機構與病患間之私法醫療契約，私法醫療契約在相關範圍內，受公法關係之影響。保險醫事服務機構與保險人間，僅有在其確實提供醫療服務，且合於保險人之管控程序要求下，始得主張其有請領醫療費用之權利（全民健康保險法第53條）[109]。職是，保險對象雖負有向醫事服務機構繳納自負額之義務，然此義務並非基於私法醫療契約而生，亦非保險對象對醫療機構所負之法定債務，僅單純係保險人在收取費用上所設之技術規定，醫事服務機構不具有債權人之身分，自不得向保險對象追償自負額費用[110]。

---

[108] 衛生福利部衛部2017年2月18日保字第1061260072號函：據全民健康保險法第43條第3項規定，修正「全民健康保險保險對象西醫門診、急診應自行負擔之費用」，自2017年4月15日生效。

[109] 最高行政法院99年度判字第436號行政判決。全民健康保險法第53條規定：保險人就下列事項，不予保險給付：1. 住院治療經診斷並通知出院，而繼續住院之部分；2. 有不當重複就醫或其他不當使用醫療資源之保險對象，未依保險人輔導於指定之保險醫事服務機構就醫。但情況緊急時不在此限；3. 使用經事前審查，非屬醫療必要之診療服務或藥物；4. 違反本保險規定之有關就醫程序。

[110] 臺灣臺北地方法院99年度醫簡上字第1號民事判決。

二、醫師法與醫療法

　　醫師收取醫療費用，應由醫療機構依醫療法規規定收取（醫師法第20條）。醫療機構收取醫療費用之標準，由直轄市、縣（市）主管機關核定之（醫療法第21條）。例如，新北市政府有增訂「新北市西醫醫療機構收費標準表」之項目「羊膜穿刺檢查收費標準」[111]。準此，醫師之醫療費用收費標準受醫師法與醫療法規範。醫療機構收取醫療費用，應開給載明收費項目及金額之收據。醫療機構不得違反收費標準，超額或擅立收費項目收費（醫療法第22條）。例如，兒童牙科行為處理費，為兒童牙科常見之醫療費用[112]。

三、民法

　　將衛生福利部中央健康保險署與保險醫事服務機構之健保特約合約定義為行政契約，有準用民法相關規定，大多契約之權利義務均是依民法規定[113]。醫療契約通說認為屬於類似委任契約、雙務契約及有償契約。醫療費用請求權是基於與病患所締結之醫療契約，醫療費用係醫療機構提供醫療服務後之對待給付，醫療費用不因健保給付而改變其本質[114]。醫療契約屬於勞務性契約，依勞務性契約之報酬後付原則，醫療費用應於醫療完成時給付，倘病人未給付醫療費用前，醫院或醫師有先給付之義務，其不得以病人未為給付醫療費用而拒絕醫療服務[115]。因醫療契約涉及人身法益，其與單純之商業性契約不同。就一般契約關係以觀，依民法第264條規定，債權人在債務人不為對待給付時，享有同時履行抗辯權，而得拒絕自己之給付。因醫療契約在契約成立後，醫療提供者負有繼續醫療之義務。為保護貧弱無助之病患，雖應認醫師不得以病患無力支付醫療費用，而拒絕醫療給付。然醫療院所未喪失合法的契約終止權。換言之，病患拒

---

[111] 新北市政府2016年8月8日新北府衛醫字第1051411976號函，新北市政府公報 105年秋字第7期，頁22至25。

[112] 最高行政法院86年度判字第1340號行政判決。

[113] 大法官釋字第533號解釋。

[114] 李志宏、施肇榮，醫療費用（上）—醫療費用法律關係、內容、消滅與承擔，台灣醫界，51卷8期，2008年，頁38至43。

[115] 最高法院89年度台上字第2663號民事判決。

絕支付醫療費用時，醫療提供者對於病患雖負有繼續醫療之義務，然以契約未經終止為條件。倘醫療契約經醫院或醫師合法終止，即無繼續醫療之義務[116]。

貳、例題解析

一、住院醫療費用採行分段結算

醫療契約屬勞務性契約，依勞務性契約報酬後付之原則，醫療費用應在醫療完成時給付。倘無特約或習慣，病人所欠醫療費用，自須待醫療完成始得請求。醫療契約性質屬勞務給付契約，依勞務性契約報酬後付之原則，倘無特約或習慣，醫療費用固以醫療行為完成時支付為原則。惟於病患住院治療之情形，其住院超過相當期間時，已發生之醫療費用，屬可得確定者，倘認為必須俟出院時，始得請求全部之醫療費用，對於醫院而言，顯失公平性。職是，醫院就住院病患之醫療費用，常採行分段結算，並開立單據請求繳納，病患即有給付之義務。準此，醫療機構於病患出院前，就已積欠之醫療費用，醫療機構得依法請求或起訴。

二、請求權時效期間

醫生之診費、藥費、報酬及其墊款請求權，因2年間不行使而消滅（民法第127條第4款）。所謂醫生墊款，係指診費、藥費以外與醫生執行醫療業務相關，而通常由醫院代為墊付之一切款項而言。而消滅時效，自請求權可行使時起算（民法第128條前段）。如例題13所示，甲病患住院治療期間自2016年1月1日起至2018年12月31日，A醫院每月10日開單通知病人或家屬繳費，應於10日內給付，係採行分段結算方式，A醫院每次通知繳費時，其就各該時期醫療費用之請求權，經通知後10日後，得於每月21日行使（民法第120條第2項）[117]。各期費用請求權之2年消滅時效期間，應自斯時起算，屬報酬後付例外之特別習慣。

---

[116] 陳聰富，醫療責任的形成與展開，臺大出版中心，2015年11月，2版，頁8至10。
[117] 最高法院103年度台上字第515號民事判決。民法第120條第2項：以日、星期、月或年定期間者，其始日不算入。

三、時效完成之效力

時效固因請求而中斷，然未於請求後6個月起訴者，視為不中斷（民法第129條第1項第1款、第130條）。時效完成後，債務人得拒絕給付（民法第144條第1項）。民法第144條第1項規定時效完成後，債務人得拒絕給付，是消滅時效完成之效力，雖發生拒絕給付之抗辯權，然請求權非當然消滅，倘債務人不行使其抗辯權，法院自不得以消滅時效已完成，認定請求權已歸消滅[118]。如例題14所示，A醫院固於2019年1月20日起訴請求給付醫療費用，然各期費用請求權之2年消滅時效期間應自通知病人或家屬時起算，是醫療費用未於起訴前6個月內請求者，請求權因2年期間不行使而罹於時效[119]。職是，A醫院向甲請求醫療費用時，逾2年時效期間者，係自2016年1月1日起至2017年1月20日止，該期間所積欠之醫療費用，甲得行使抗辯權拒絕給付[120]。

四、遲延利息之計算

給付有確定期限者，債務人自期限屆滿時起，負遲延責任（民法第229條第1項）。遲延之債務，以支付金錢為標的者，債權人得請求依法定利率計算之遲延利息（民法第233條第1項本文）。應付利息之債務，其利率未經約定，亦無法律可據者，年息為5%（民法第203條）。如例題14所示，甲於A醫院每月10日開單通知時起算10日，未按期給付醫療費用時，自應給付法定遲延利息年息為5%。職是，A醫院向甲請求自2017年1月21日起至2018年12月31日止，期間所積欠之醫療費用與其法定遲延利息，為有理由，逾此部分之請求，倘甲行使抗辯權拒絕給付，法院應駁回A醫院此部分之請求。

第二項 告知義務

就醫療契約以觀，病人有告知醫師病史與病情之協力義務，在患者充

---

[118] 最高法院101年度台上字第1858號民事判決。

[119] 最高法院104年度台上字第2219號民事判決。

[120] 臺灣高等法院90年度上更（一）字第2號民事判決。

分主訴病情之情況，始能合理期待醫師為危險之說明。患者主訴之病情，影響醫師對危險說明義務之範圍。病患違反協力義務或陳述病情義務時，其與病患損害之產生或擴大有因果關係，病患與有過失。

例題15

甲因癲癇症狀於A醫院就醫，經電腦斷層掃描（CT）後發現異常，故於A醫院接受手術治療。嗣後甲因癲癇再次發作，前往B醫院就診，乙醫師為B醫院神經內科專科醫師，經B醫院為甲進行核磁共振掃描（MRI）檢查，因甲並未告知其過去病史，乙醫師並無法由MRI檢查結果得知有何腦瘤復發情形，僅開立抗癲癇藥物使用，並按其病情予以調整使用。甲因病症持續未改善，後返回A醫院看診時，發現腦瘤增大。試問甲主張B醫院之MRI影像已有腦瘤存在，乙醫師知悉甲之病情，乙醫師違反告知義務，依侵權行為或債務不履行之不完全給付之法律關係，請求乙醫師與B醫院應連帶賠償責任，有無理由？

例題16

乙因遭甲持有拉鍊之外套揮打而致眼睛受傷，乙於次日即前往A醫院急診治療，發現乙有左眼結膜出血情形，翌日再至同醫院眼科門診經檢查後發現左眼視網膜剝離，視力僅能在1公尺處分辨手指數，並經A醫院認定原因為外傷所致，乙嗣後均至A醫院眼科門診治療，仍無法避免眼睛視力之惡化。乙嗣後轉往B醫院眼科門診，經B醫院檢查發現乙視網膜裂孔較大，且視網膜剝離範圍已涵蓋黃斑部，倘進行手術，視網膜復位機會大約可達50%；而黃斑部已侵犯之視網膜剝離，且黃斑部臨床檢查結果有水囊狀退化現象，視力恢復有限，堪認乙左眼所受毀敗視能之重傷害，其與甲擊傷乙左眼之行為，有相當因果關係。因乙曾因心肌梗塞接受過心導管手術，而不願接受麻醉下手術，而辦理自動出院，乙因本件傷害事件，請求甲負侵權行為之損害賠償責任。試問甲抗辯乙未接受手術，導致眼睛視力之惡化，乙與有過失，甲抗辯是否成立？

壹、協力義務

契約關係在發展過程中，債務人除應負契約所約定之義務外，依其情事，為達成給付結果或契約目的所必要，以確保債權人之契約目的或契約利益，得以圓滿實現或滿足，債務人負有協力義務。就醫療契約以觀，病人之協力義務，包含告知醫師個人特殊病史，其有特殊職業別、過敏史、特殊病史等項目。參諸醫師法第12條及醫療法施行細則第52條規定，病歷或病歷摘要應載明患者之主訴觀察，患者主訴病情，構成醫師為正確醫療行為之一環。因在患者充分主訴病情之情況，始能合理期待醫師為危險之說明，足認患者主訴之病情，影響醫師對危險說明義務之範圍。例如，病患長期接觸及吸入噴霧劑、染劑、油污清潔劑、黏著劑及噴射機燃料廢氣等事項，將導致於手術麻醉時可能引發心律不整、心室纖維顫動及猝死等後遺症，病患應告知醫師知悉，因該等事項非應告知病患之常規事項，非屬未盡術前告知義務或醫療過失[121]。職是，在病人未充分告知特殊體質或職業等客觀情事，醫師對於特殊體質所引起之危險情事，並無事前說明義務[122]。依據醫院評鑑規定各醫院均訂有病人權利與責任，病人有提供既有病史及相關資料，供診治醫師或醫院參考之責任。病人於該院就診期間，倘看診醫師沒有病人先前在醫院就診及醫療檢查等紀錄可參酌，病人未告知醫師未發現之病史或病情，其未盡告知之協力義務，醫師就未知病史或病情，並無說明義務，此非醫師之責任[123]。

貳、陳述病情義務

過去由於資訊不發達，且認為病人之醫學知識不足，一般傾向於否定病人於醫病關係之義務角色存在，因此在醫療糾紛，大多否定病人與有過失之成立。近年隨著社會變遷、國民所得與教育程度之提高、網路資訊發達及病人權利意識高漲，逐漸肯認病人在醫療關係，共同參與角色及其

---

[121] 侯英泠，德國醫事民法中病人與有過失之探討，臺北大學法學論叢，86期，2013年6月，頁125至131。

[122] 陳聰富，醫療責任的形成與展開，臺大出版中心，2015年11月，2版，頁162至164。

[123] 臺灣高等法院臺中分院103年度醫上字第2號民事判決。

配合之義務[124]。所謂推行以病人爲中心之醫療照護，係指醫師對病人作出診療之建議及決定時，均應以病人之意願與信念爲依據，醫病間建立起伙伴關係，醫師必須瞭解病人之需求及所處之環境等因素，是診療過程常涉及告知、共同決定、促進認知、自我療護技巧及預防性之行爲等[125]。準此，醫療不再是威權象徵，病人在醫療過程中非屬於被動客體，而是主動參與之主體，醫病關係互動之改變，使病人在醫療過程有陳述病情之義務，倘因病人違反配合義務，而共同造成醫療損害之發生或擴大，不應完全由醫療提供者承擔風險[126]。

參、與有過失

一、定義

損害之發生或擴大，被害人與有過失者，法院得減輕賠償金額，或免除之（民法第217條）。被害人作爲或不作爲共同參與損害之造成或擴大，且對此有過失者，加害者之賠償責任可以減輕，甚至排除[127]。是醫療提供者已盡說明義務，病人亦清楚瞭解應有之配合行爲，病人即有配合醫師醫囑之義務。例如，醫療機構人員於病人就診時，應詢問其病史、就醫紀錄、接觸史、旅遊史及其他與傳染病有關之事項；病人或其家屬，應據實陳述（傳染病防治法第31條）。故病人有據實陳述病情之義務，倘病人恐懼被隔離而爲不實陳述，病患則違反據實回答之義務。而醫師因疏失，未能即時正確診斷，造成病人身體傷害，醫師固未盡當時醫療水準之醫療行爲，固有違反醫療契約義務，然病患違反據實回答醫師詢問之協力義務，病人義務之違反，其與損害之產生或擴大有因果關係。

---

[124] 侯英泠，德國醫事民法中病人與有過失之探討，臺北大學法學論叢，86期，2013年6月，頁125至131。

[125] 陳祖裕，IOM五大核心能力—以病人爲中心的醫療照護，醫療品質雜誌，1卷4期，2007年7月，頁28至31。

[126] 侯英泠，德國醫事民法中病人與有過失之探討，臺北大學法學論叢，86期，2013年6月，頁130至131。

[127] 侯英泠，德國醫事民法中病人與有過失之探討，臺北大學法學論叢，86期，2013年6月，頁125至131。

二、案例分析

民法第217條第1項規定損害之發生或擴大，被害人與有過失者，法院得減輕賠償金額或免除之。立法目的在謀求加害人與被害人間之公平，倘被害人於事故之發生亦有過失時，由加害人負全部賠償責任，未免不公平，是賦予法院得減輕其賠償金額或免除之職權。例如，急重症病患身體狀況所致之危險因素，雖不得指係與有過失，然該危險因素原存有之不利益，應由其自行承擔。況醫學知識有其限制、人體反應具不確定性，倘被害人身體狀況之危險因素影響損害之發生或擴大，令醫療過失之行為人賠償全部損害而有失公允時，理應類推適用被害人與有過失之規定，減輕醫療行為人之賠償責任，以維當事人間之公平[128]。

肆、例題解析

一、病患之協力義務

（一）理性醫師標準

醫療機構包括從業醫師及其他醫護人員，有關醫療人員對於病患接受醫療資訊，應盡說明及告知之義務。醫療機構及醫師於從事侵入性醫療行為，具有說明及告知義務，並適用理性醫師標準。所謂理性醫師標準，係指說明義務之範圍與內容，應由醫療專業判斷，何種事項應告知病人，端視個別醫療專業之醫療慣行（customary practices）而定，即一個理性之醫師，在具體個案情況下，均會告知病人之資訊為判斷標準。

二、醫師之說明義務

如例題15所示，甲因有癲癇症狀，先於A醫院進行電腦斷層掃描（CT），檢查後發現異常，而於A醫院接受手術治療。甲嗣後發生癲癇症狀，前至B醫院治療，B醫院為甲進行核磁共振掃描（MRI）檢查後，檢查結果未呈現腦瘤腫大復發，乙醫師為B醫院之神經內科專科醫師，乙醫師門診時無法由MRI檢查結果，得知有何腦瘤腫大復發之情形，甲未告知

---

[128] 最高法院105年度台上字第136號民事判決。

其腫瘤之種類及切除情事其病史，乙醫師亦不知甲罹患腫瘤之種類及切除情事，故無法據此告知。醫師說明義務範圍與內容，應由醫療專業判斷。因發生癲癇之原因甚多，僅有癲癇之症狀，無法判斷即為腦瘤。甲疑似因癲癇發作而就診，乙醫師就甲問診時之病灶，給予抗癲癇藥物，並按其病情予以調整。以一個理性之醫師以觀，應可認定乙醫師對甲之核磁共振掃描之磁振造影影像，並無判讀及診斷之責任，否則將課予專科醫師無限責任，導致醫療法規明定專科醫院、專科診所之負責醫師須具有專科醫師資格之規定，以建立專科醫師制度，並提高醫療服務品質及提升醫療專業技術水準之立法意旨，形同破毀。因乙醫師無法經由磁振造影影像得知腫瘤存在，無法依據既有病歷診治與甲之主訴，認定甲有腦瘤存在，乙醫師未違反醫師法第12條之1規定之告知義務。職是，甲雖主張B醫院之MRI影像時已有腦瘤存在，乙醫師知悉甲之病情，導致嗣後回A醫院診治時，發現有腦瘤增大，乙醫師違反告知義務云云。然甲未盡協力義務，告知其腦瘤之病史，乙醫師未違反告知義務，足認甲依侵權行為或債務不履行之不完全給付之法律關係，請求乙醫師與B醫院應連帶賠償責任，為無理由。

三、與有過失之相當因果關係

（一）相當因果關係

行為人之加害行為應與損害有相當因果關係，行為人始負損害賠償責任。所謂相當因果關係，係指無此行為，雖必不生此損害；然有此行為，通常即足生此種損害者，是為有因果關係。無此行為必不生此種損害，有此行為通常亦不生此損害者，不具無因果關係。依經驗法則，綜合行為當時所存在之一切事實，為客觀之事後審查，認為在一般情形下，在此環境、有此行為之同一條件，均可發生同一之結果者，該條件即為發生結果之相當條件，行為與結果間有相當因果關係；反之，一般情形下，有此一條件存在，而依客觀之審查，認為不必均發生此結果者，則條件與結果不相當，不過為偶然之事實，其行為與結果間並無相當因果關係。

（二）與有過失之認定

如例題16所示，乙因遭甲持有拉鍊之外套揮打而致眼睛受傷，人體臉部上雙眼組織脆弱，被異物擊中，有視能毀敗可能，客觀上應為甲所預見，乙於次日即前往A醫院急診治療，發現乙有左眼結膜出血情形，翌日

再至A醫院眼科門診經檢查後發現左眼視網膜剝離，視力只能在1公尺處分辨手指數，並經A醫院認定原因為外傷所致，乙嗣後均至A醫院眼科門診治療，足見乙受傷後，已積極就醫，仍無法避免眼睛視力之惡化。乙嗣後轉往B醫院眼科門診，經B醫院檢查發現乙視網膜裂孔較大，且視網膜剝離範圍已涵蓋黃斑部，倘進行手術，視網膜復位機會約可達50%；而黃斑部已侵犯之視網膜剝離，且黃斑部臨床檢查結果有水囊狀退化現象，視力恢復有限，堪認乙左眼所受毀敗視能之重傷害，其與甲擊傷乙左眼之行為，有相當因果關係。被上訴人至B眼科就診時，B醫院雖建議乙住院接受手術治療，然乙並未接受手術即自行出院，因乙曾因心肌梗塞接受過心導管手術，而不願接受麻醉下手術，始辦理自動出院。足見乙未接受手術治療，係因其本身心臟有問題，前接受過心導管手術，而心臟有問題者，進行麻醉之危險更高，加以手術縱使成功，然視力恢復有限，始選擇不進行手術，自無不當處，是乙對於損害之發生或擴大，並無與有過失[129]。準此，乙於受傷後，業已積極就醫，仍無法避免眼睛視力之惡化，自無從認定乙對損害之發生或擴大與有過失，甲之抗辯不成立。

第三項　遵守醫囑之義務

　　住院醫師有簽署醫囑、診斷書、會診單及各種檢驗申請單之職權，各種表單應書寫清晰以免錯誤。住院總醫師有陪同科主任巡視病房，並應熟知病危及特殊患者之情形以備諮詢及校正住院醫師醫囑。而主治醫師負責簽署病患之終期診斷及會診、轉診醫囑等職權[130]。有效之治療，除透過醫師之醫療行為外，病人亦需配合醫囑，始能確知醫師之醫療行為，是否發揮療效。

---

[129] 臺灣高等法院91年度上易字第792號民事判決。
[130] 1999年6月29日公布行政院衛生福利部所屬醫療機構各級醫師權責範圍。

例題17

> 甲擔任碼頭搬運工人，因長期負重導致罹患肩周炎，前往乙中醫師所開設之中醫院看診，乙認甲之關節嚴重腫脹，需要推拿治療，為使甲皮膚溫熱以減少推拿時之疼痛，先行開具紅外線烤照燈診療單，同時指示醫院內具有物理治療人員資格之丙，為甲執行紅外線烤照燈照射物理治療業務後，再進行推拿治療，並醫囑甲治療肩周炎期間，儘量減少關節負重，並按時回診。甲除未遵守醫囑外，亦未按時回診，導致乙中醫師無法預期病情之發展及控制，導致肩周炎越加嚴重。試問乙應否負醫療契約之債務不履行？理由為何？

壹、醫囑為醫療行為之重要部分

　　醫師之醫囑應於病歷載明或以書面為之。但情況急迫時，得先以口頭方式為之，並於24小時內完成書面紀錄（醫療法第68條第3項）。病人經診治並依醫囑通知可出院時，應即辦理出院或轉院（醫療法第75條第3項）。醫療法第73條第2項及第74條所定轉診病歷摘要、病歷摘要，應載明注意事項、出院後醫囑或建議事項（醫療法施行細則第52條第1項第7款）。準此，醫師係以醫療為業務，製作之病歷表、醫囑單及用藥紀錄等之文書，法律上應係執行醫療業務所製作之業務上文書[131]。參諸依據世界衛生組織2003年之研究，僅有50%之慢性病人嚴格遵循醫囑[132]。不遵循醫囑使得醫療行為，無法預期病情之發展及控制，故病人醫療損害之共同參與作用，在醫療損害訴訟之角色，不應過度被輕忽。可知在醫療施行過程，病人之配合義務非常重要[133]。準此，醫囑為醫療行為之重要部分，病人須遵守醫囑，為信賴醫病關係之當然要素。病人不遵循醫囑時，導致

---

[131] 最高法院80年度台上字第2198號刑事判決。

[132] World Health Organization, Adherence to Long-Term Therapies: Evidence for Action. Geneva: World Health Organization 13 (2003), at: http://www.who.intlchplknowledge/publications/adherence_full_report.pdf, last visited 2018.10.31.

[133] 侯英泠，德國醫事民法中病人與有過失之探討，臺北大學法學論叢，86期，2013年6月，頁130至131。

醫師對醫療進程無法掌握，倘要求醫師負擔不良後果之責任，顯對醫師不公平。

貳、例題解析

甲因長期負重導致罹患肩周炎，乙中醫師認甲之關節嚴重腫脹，需要推拿治療，除指示具有物理治療人員為甲執行紅外線烤照燈照射物理治療業務，並進行推拿治療外，亦醫囑甲治療肩周炎期間，盡量減少關節負重，並按時回診。因有效之治療，除透過醫師之醫療行為外，病人亦需配合醫囑，始能確知醫師之醫療行為是否發揮療效。甲未遵守醫囑義務，導致乙中醫師無法預期病情之發展及控制，導致肩周炎越加嚴重，甲不得請求乙中醫師負醫療契約之債務不履行責任。

第五章

注意義務與臨床專業裁量

關鍵詞

理性醫師、漢德公式、實證醫學、危險行為、抽象過失責任、
預見結果發生

　　醫事人員執行醫療業務，判斷注意義務之違反及臨床專業裁量之範圍，應以醫療領域當時當地之醫療常規、醫療水準、醫療設施、工作條件及緊急迫切等客觀情況為斷（醫療法第82條第4項）。醫療事業旨在救治人類疾病，維護人民健康，醫療水準隨時代進步、科技發達、生技發明、醫術改良及創新而提升，故醫學與時俱進，為不斷發展之科學，而鑑於醫療行為本質上所具有之專業性、風險性、不可預測性及有限性，醫護人員於實施醫療行為時是否已盡善良管理人、依醫療法規規定、依醫療契約約定或基於醫療事件之特性所應具備之注意義務，應就醫療個案、病人病情、就診時之身體狀況、醫院層級、設備、能力、醫護人員有無定期按規定施以必要之在職訓練及當日配置人力、病患多寡，醫護人員有無充裕時間問診照護與其他情形，綜合而為研判，不能僅以制式之醫療常規、慣行或慣例，作為認定醫護人員有無違反注意義務之唯一標準[1]。

第一節　注意義務

　　醫療業務之施行，應善盡醫療上必要之注意。所謂醫療上必要之注意，係指善良管理人之注意。善良管理人之客觀注意義務標準，應依事件種類、行為人執業專業、族群等項目，具體界定其標準。申言之，醫療技術不斷進步、尖端醫療儀器不斷開發，因人體構造之複雜性及差異性，尚有諸多未被理解之奧秘，病患於接受醫療處置後，反應各有區別。故臨床醫療僅能由個案中不斷試誤與學習，最後藉由統計分析，以機率之方式，表示其證據力，是醫學為不精確之科學[2]。因不精確與不確定，為醫病雙方帶來風險，倘風險是可預見且機率高者，醫師雖可於事前採取防範措施，然應注意或能注意，而不注意者，易被判定有醫療過失認定。對於不易預見且發生機率低之風險，進而導致病患傷害，醫師是否會被課予未盡客觀注意義務，應由具體個案分別認定。

---

[1] 最高法院106年度台上字第1048號民事判決。

[2] 林杏麟、李維哲，醫療行為以刑法究責之不合理性—醫學是試誤科學，台灣醫界，55卷2期，2012年2月，頁42至44。

例題18

甲父前於2018年4月28日下午因急性胸痛、腹痛及冒冷汗等症狀，至A醫院急診室急診，經乙主治醫師診斷，未正確判讀電腦斷層攝影檢查影像，亦未會請放射科醫師協助，致未發現甲父罹患急性闌尾炎之病症，而為同意甲父於2018年4月29日上午9時許出院。A醫院之丙放射科醫師雖於同日上午11時就該斷層攝影判讀甲父患有急性闌尾炎，惟A醫院未通報及通知甲父回診，致甲父未受及時處置，盲腸炎破裂引致腹膜炎，導致敗血性休克，嗣於次日2018年4月30日上午10時送至上訴人A醫院急救後，復於同日中午12時死亡。試問甲是否得請求A醫院、乙主治醫師及丙放射科醫師，就甲支出之醫療費用與喪葬費用、精神慰撫金，負連帶賠償責任？

壹、醫療上必要之注意

一、善良管理人注意義務

醫療業務之施行，應善盡醫療上必要之注意（醫療法第82條第1項）。所謂醫療上必要之注意，當是指善良管理人之注意而言[3]。所謂善良管理人，係指在社會交易中，具有相當知識、經驗及誠意之平均理念人[4]。當欠缺善良管理人之注意程度，係法規範擬制之抽象客觀注意義務標準之違反。善良管理人之客觀注意義務標準，應依事件種類、行為人執業專業、族群等因素，具體界定其標準，作為判斷醫療過失與否之基準[5]。善良管理人之注意程度，為過失之客觀化[6]。醫師於醫療業務上所負之注意義務有客觀注意義務與法律之注意義務。係指醫師應正確運用醫學

---

[3] 陳聰富、陳彥元、楊哲銘、吳志正、王宗倫、邱玟惠，醫療法律，元照出版有限公司，2012年4月，頁353。

[4] 吳淑莉，論處方藥標示外使用之民事侵權責任，東吳法律學報，23卷4期，2012年，頁144至145。

[5] 游進發，民法上之過失概念—以最高法院96年度台上字第1649號判決為反思出發點，月旦法學雜誌，170期，2009年7月，頁256。

[6] 陳正昇，民事醫療過失之研究，東吳大學法律研究所博士論文，2010年，頁95。

上之能力，避免可預見之醫療危險發生之義務[7]。醫師之注意義務客觀化與類型化，係認爲醫師均應具有一定水準之知識技能，而不以醫師本人之主觀注意能力，作爲注意義務之認定標準[8]。

二、抽象過失責任

　　所謂善盡醫療上必要之注意，係指醫療行爲須符合醫療常規。醫事人員依循一般公認臨床醫療行爲準則，正確保持相當方式與程度之注意，其已爲應有之注意[9]。醫療契約由醫療者提供醫療行爲，病人給付醫療費用，係受有報酬之勞務契約，其性質類似有償之委任關係[10]。依民法第535條後段規定，醫院應負善良管理人之注意義務，自應依當時醫療水準，對病患履行診斷或治療之義務[11]。所謂善良管理人之注意，係指依交易上一般觀念，認爲有相當知識經驗及誠意之人應盡之注意，欠缺者爲抽象過失，故過失程度適用抽象過失之標準[12]。醫療機構診治病人時，應向病人或其法定代理人、配偶、親屬或關係人告知其病情、治療方針、處置、用藥、預後情形及可能之不良反應（醫療法第81條）。依醫療契約之本旨，醫療行爲者應提供適當之醫療予病人（醫療法第56條第1項、第59條、第75條第1項）。未依契約本旨提供適當之醫療予病人時，或提供有瑕疵之醫療致病人受有損害者，病人自依債務不履行之法律關係請求損害賠償（民法第227條）[13]。醫療業務之施行，應善盡醫療上必要之注意，並依債務本旨履行醫療給付義務[14]。履行輔助人未依當時醫療水準，或雖具當時醫療水準，然因欠缺善良管理人注意義務，致病患受有損害時，醫

---

[7]　侯英泠，醫療行爲的民事上賠償責任（上）—從德國醫師責任法（Arzthaftungsrecht）切入探討，月旦法學雜誌，72期，2001年5月，頁118至119。

[8]　陳銘雄，遠距醫療與醫師親自診察檢驗義務，中原財經法學，22期，2009年6月，頁73。

[9]　臺灣高等法院106年度醫上字第17號民事判決。

[10]　最高法院89年度台上字第2663號民事判決。

[11]　最高法院107年度台上字第1593號民事判決。

[12]　最高法院42年台上字第865號民事判例。

[13]　臺灣高等法院臺中分院94年度醫上字第2號民事判決。

[14]　最高法院107年度台上字第1593號民事判決。

療機構應與之同負債務不履行損害賠償責任（民法第224條）[15]。

三、可容許之危險行為

　　醫療行為屬可容許之危險行為，醫療之主要目的雖在於治療疾病或改善病患身體狀況，然同時必須體認受限於醫療行為有限性、疾病多樣性，而人體機能隨時可能出現不同病況變化，有諸多變數交互影響，而在採取積極性醫療行為時，常易於伴隨其他潛在風險之發生，故判斷醫療過失判斷重點，應在於實施醫療之過程，並非結果，法律並非要求醫師絕對須以達成預定醫療效果為必要，而係要求醫師在實施醫療行為過程中業恪遵醫療規則，善盡其應有之注意義務。職是，醫師已盡善良管理人之應有注意義務，倘病患未能舉證證明醫師實施醫療行為過程中有何疏失，不得認為醫師有侵權行為[16]。

四、預見結果發生之可能性

　　醫療行為有無過失，不能僅指客觀注意義務之違反，仍須判斷主觀上有無預見結果發生之可能性，並已經採取迴避危險發生之措施。醫師對於可預見之結果，已善盡告知義務及採取迴避結果發生之必要行為，應可認為已盡注意義務。對於無法預見之結果，除無告知義務外，亦不具有可歸責事由[17]。對結果之發生無法預見，或雖可預見，仍無迴避可能，不得據以論斷有客觀注意義務存在。準此，倘執行醫療行為因併發症發生機率很低，而無法預見時，自無違反客觀注意義務[18]。

貳、醫療常規

　　我國實務與通說認為應以醫療行為人是否怠於善良管理人之注意義

---

[15] 最高法院97年度台上字第1000號民事判決。

[16] 臺灣高等法院104年度醫上字第21號院民事判決；最高法院104年度台上第700號民事判決。

[17] 湯文章，醫療常規與醫師的注意義務，月旦醫事法報告，16期，2018年2月，頁137至142。

[18] 臺灣高等法院95年度醫上字第17號民事判決。

務,論斷過失之有無。基於醫療行為之高度專業性,通常採用醫療常規,作為判斷醫師醫療行為,是否符合注意義務之依據,倘醫師之醫療行為符合醫療常規,可作為判斷是否已盡注意義務之因素[19]。醫療行為具有不確定性,各種病症常有甚多相似處,使醫學診斷行為,本有其認知之界限,倘醫療行為人具備專業醫學知識及現行醫療常規,並以善良管理人之注意義務從事診斷工作,善盡其診斷之能事,縱其診斷結果與實際之病症,容有差異,不得逕行認定有違反醫療義務之情事[20]。

一、理性醫師之注意標準

醫療人員必須具備合理的技術與知識程度,且須盡到一位具有相同經驗與身分,而正常與謹慎之職業人員,可合理期待之注意與技術程度[21]。例如,病患於區域醫院進行手術後而發生事故,判斷醫師有無醫療過失之準則,應斟酌現行醫療照護體系對於區域醫院之設備要求,並以一位有經驗之專科醫師,在合乎區域醫院之人力設備規範,能善盡注意義務之程度,作為評價有無過失之基礎[22]。是過失之認定,應以理性之人為判斷標準[23]。所謂理性醫師之注意標準,係指醫師在實行治療時,必須具備一般專業知識、技能之醫師,在相同情形及所擁有之能力,以理性之注意,謹慎適用知識與技巧,對病人之病情作最好之判斷[24]。例如,醫師對病患施行手術行為,符合醫療常規時,應可推定其有符合理性醫師之注意義務,盡醫療契約之善良管理人注意義務[25]。申言之,以合理謹慎之注意標準,作為醫療過失之判斷標準,除必須達到一般理性醫師之注意標準

---

[19] 邱慧洳,論醫師醫療行為之注意義務—評最高法院100年度台上字第2256號民事判決,法令月刊,66卷2期,2015年2月,頁58至75。

[20] 臺灣高等法院106年度醫上字第17號民事判決。

[21] 臺灣士林地方法院98年度醫字第14號民事判決。

[22] 曾品傑,我國醫療民事責任之實務發展,實證醫學與法律:醫療法研討會,臺灣大學法律學院,2009年12月,頁10。

[23] 陳聰富,醫療事故民事責任之過失判定,政大法學評論,127期,2012年7月,頁49。

[24] 黃惠滿、洪春榮、楊椒喬,信賴原則適用於醫療過失之研究,長庚護理,22卷2期,2011年6月,頁166至167。

[25] 臺灣高等法院105年度醫上字第34號民事判決。

外，並要求醫師運用理性之注意，作出最佳之判斷，盡最大努力以達到最好結果[26]。以一個理性且有能力之醫師，在其相同之情境，均會注意之標準[27]。

二、漢德公式

美國漢德（Learned Hand）法官就判斷理性醫師注意義務標準，提出如後項參考依據：（一）行為人損害他人之可能性；（二）損害發生後之嚴重性；（三）行為人為避免危險發生所犧牲之利益。其公式如下：$B = P \times L$。B：burden，代表預防損害之成本，為醫師進行風險告知所需成本；P：probability，代表損害發生的機率，其為醫療行為中發生併發症或副作用的機率；L：liability，代表損害數額，係併發症或副作用發生後的損害數額。倘$B > P \times L$，代表損害預防之成本，大於損害發生之機率乘以損害之數額時，應允許損害之發生，較符合經濟效益；反之，$B < P \times L$時，代表損害預防之成本，小於損害發生之機率乘以損害之數額時，應防止損害之發生[28]。依據漢德公式計算，作為判斷理性醫師注意義務標準之參考[29]。是醫療上善良管理人之注意義務，應注意開立醫療處方前，評估危險效益比，任何醫療行為所帶來之好處，必須絕對大於醫療所帶來之壞處[30]。漢德公式之判斷標準，藉以劃定告知義務之範圍。是判斷告知義務之範圍時，除應考慮醫療行為目的性及相關利益外，應同時考量併發症或副作用之發生機率及其嚴重程度，進而與醫師進行告知風險之成本相比較，藉以判斷是否屬於告知義務之範圍。由醫療契約目的區分不同之告知義務範圍，應用漢德公式於告知義務時，可同時考量併發症或者副作用發生之機會、其發生後之損害數額及醫師進行風險告知所需之成本，評估告

---

[26] 黃惠滿、洪春榮、楊椒喬，信賴原則適用於醫療過失之研究，長庚護理，22卷2期，2011年6月，頁166至167。

[27] 臺灣高等法院臺中分院103年度醫上字第2號民事判決。

[28] 吳俊穎、陳榮基、楊增暐、賴惠蓁、吳佳勳等合著，清官難斷醫務事—醫療過失責任與醫療糾紛鑑定，元照出版有限公司，2013年9月，2版，頁121至124。

[29] 陳聰富，醫療事故民事責任之過失判定，政大法學評論，127期，2012年7月，頁50。

[30] 臺灣高等法院97年度醫上更（三）字第3號民事判決。

知義務範圍之妥適性[31]。

三、可容許之風險

（一）判斷因素

　　所謂可容許之危險，係指行為人遵守各種危險事業所定之規則，並於實施危險行為時，盡其應有之注意，對於可視為被容許之危險，得免其過失責任而言。倘行為人未遵守各該危險事業所定規則，盡其應有之注意，則不得主張被容許之危險而免責[32]。醫療行為屬可容許之危險行為，醫療之主要目的雖在於治療疾病或改善病患身體狀況，然同時必須體認受限於醫療行為有限性、疾病多樣性，而人體機能隨時可能出現不同病況變化，而有諸多變數交互影響，在採取積極性醫療行為之同時，易伴隨其他潛在風險之發生。故有關醫療過失判斷重點，在於實施醫療之過程，而非結果[33]。換言之，醫療行為通常伴隨高度之危險性、裁量性及複雜性，是判斷醫師於醫療行為過程，是否有故意或過失？有無違反注意義務？必須斟酌醫療當時之醫療專業水準、醫師就具體個案之裁量性、病患之特異體質等因素，為綜合之判斷。參諸醫療行為有其特殊性，醫師所決定之藥方或治療方式，經其前評估後，雖屬適當之選擇，然無法保證必能改善病情，故容許不確定風險之存在。準此，不能依醫療之結果不如預期、不成功或有後遺症、感染之發生，逕以論斷醫療行為違反注意義務[34]。

（二）罕見疾病

　　一般而言，難以預見且極為罕見之案例，難以認定醫師有過失之情形。例如，血栓性血小板低下紫斑症（TTP）為臨床罕見疾病，其發生率約為每年100萬人中有3至4人，縱病患有溶血性貧血及血小板低下之症狀，其診斷需排除其他疾病之鑑別診斷後，始有再施以血液抹片檢查，以

[31] 吳俊穎、陳榮基、楊增暐、賴惠蓁、吳佳勳等合著，清官難斷醫務事—醫療過失責任與醫療糾紛鑑定，元照出版有限公司，2013年9月，2版，頁121至124。臺灣臺北地方法院101年度醫字第41號民事判決。
[32] 最高法院86年度台上字第56號民事判決。
[33] 最高法院104年度台上字第700號民事判決。
[34] 最高法院104年度台上字第471號民事判決。

確認是否有破裂紅血球後予以確認[35]。就罕見疾病而言，自不得據此認醫師有會診血液科醫師之必要，或應進行血液抹片檢查確認是否有破裂紅血球，以確診病患是否患有TTP，是醫師未確認TTP，其所為醫療行為符合醫療常規[36]。準此，同樣情形與同樣背景之醫師，在執業過程中，會執行同樣醫療程序與方法，醫師已盡應為之注意義務，醫師之醫療行為符合醫學常規。

參、例題解析

一、注意義務及臨床專業裁量

　　醫療機構診治病人時，應向病人或其法定代理人、配偶、親屬或關係人告知其病情、治療方針、處置、用藥、預後情形及可能之不良反應（醫療法第81條）。醫療業務之施行，應善盡醫療上必要之注意（醫療法第82條第1項）。醫事人員因執行醫療業務致生損害於病人，以故意或違反醫療上必要之注意義務且逾越合理臨床專業裁量所致者為限，負損害賠償責任（第2項）。第2項至第3項之注意義務違反及臨床專業裁量範圍，應以該醫療領域當時當地之醫療常規、醫療水準、醫療設施、工作條件及緊急迫切等客觀情況為斷（第4項）。醫療機構因執行醫療業務致生損害於病人，以故意或過失為限，負損害賠償責任（第5項）。疾病之情狀及病灶所在，係病人就醫時最迫切需要知悉之資訊，而醫療機構之醫療義務，為正確診斷出病灶所在，以採取及時、有效及適當之治療方法。故醫療機構負有告知及說明義務，即包含診斷之病名、病情、治療方針、處置、用藥、預後情形、可能之不良反應及不接受治療之後果、各項檢查結果、檢查結果之涵意、是否需為追蹤檢查及後續之治療等。病人於檢查報告產出前離院，醫療機構就檢查報告結果應進行追蹤，倘檢查報告結果異常，即應通報並通知病人回診治療。醫療機構未履行此告知義務，自有疏失處。

---

[35] 臺灣高等法院102年度醫上字第3號民事判決。
[36] 最高法院106年度台上字第938號民事判決。

二、醫院與醫師應負賠償責任

如例題18所示，準此，醫療業務之施行，應善盡醫療上必要之注意。參諸醫療常規、醫療水準、醫療設施、工作條件及緊急迫切等客觀因素，A醫院未建立急性闌尾炎後續通報及通知病人回診診療制度，而未通知甲父及時處置致甲父死亡，乙主治醫師與丙放射科醫師違反醫療上必要之注意義務，且逾越合理臨床專業裁量所致者為限，應負損害賠償責任。A醫院因過失執行醫療業務致生損害於甲父，負損害賠償責任。

三、連帶賠償責任

受僱人因執行職務，不法侵害他人之權利者，由僱用人與行為人連帶負損害賠償責任（民法第188條第1項本文）。債務人因債務不履行，致債權人之人格權受侵害者，準用第192條至第195條及第197條規定，負損害賠償責任（民法第227條之1）。不法侵害他人致死者，對於支出醫療及增加生活上需要之費用或殯葬費之人，亦應負損害賠償責任（民法第192條）。不法侵害他人致死者，被害人之父、母、子、女及配偶，雖非財產上之損害，亦得請求賠償相當之金額（民法第194條）。準此，乙主治醫師與丙放射科醫師為A醫院之受僱人，乙主治醫師與丙放射科醫師執行醫療職務，不法侵害他人甲父之權利，並違反與甲父間醫療契約應盡之善良管理人義務，A醫院、乙主治醫師及丙放射科醫師應連帶賠償甲支出之醫療費用、喪葬費用及精神慰撫金[37]。

第二節　臨床專業裁量範圍

醫療行為之目的，為降低病人生命與身體之風險，並對社會具有公共利益。醫療行為因具專業性、錯綜性及不可預測性，且醫師依法有不得拒絕病人之救治義務（醫療法第60條；醫師法第21條）。醫療事業之目的在於救治人類疾病，維護人民健康。醫療水準隨時代進步、科技發達、生技發明、醫術改良及創新而提升，故醫學與時俱進，為不斷發展中之科學，

---

[37] 最高法院107年度台上字第1593號民事判決。

而醫療行為本質具有專業性、風險性、不可預測性及有限性，醫護人員於實施醫療行為時，是否已盡善良管理人？有無依醫療法規規定、醫療契約或基於醫療事件之特性，具備應有之注意義務，應就醫療個案、病人病情、就診時之身體狀況、醫院層級、設備、能力、醫護人員之在職訓練、當日配置人力、病患多寡，醫護人員之問診照護等因素，為綜合研判[38]。再者，醫事鑑定小組委員會及初審醫師，對於鑑定案件，應就委託鑑定機關提供之相關卷證資料，基於醫學知識與醫療常規，並衡酌當地醫療資源與醫療水準，提供公正、客觀之意見，不得為虛偽之陳述或鑑定規定，因人、事、時、地、物之不同，醫療專業裁量因病患而異，在醫學中心、區域醫院、地區醫院或一般診所，亦因設備而有差異，作為醫事人員注意義務之判別標準，以均衡醫療水準提升及保障病人權益（衛生福利部醫療糾紛鑑定作業要點第16條）[39]。

例題19

甲母於2018年1月31日下午10時至A醫院急診室就診，由值班之乙主治醫師負責診視，依甲母主訴之症狀及檢測結果，臨床診斷為腹痛，原因不明及血小板低下，原因不明，懷疑是肝膽腸胃系統疾病等情。甲母罹患有血栓性血小板低下紫斑症（Thrombotic Thrombocytopenic Purpura, TTP），並未告知乙主治醫師。乙主治醫師除未會診血液科醫師外，亦未進行血液抹片檢查，確認是否有破裂紅血球，以確診甲母是否患有TTP。甲母嗣於2月1日凌晨1時20分住院治療，經血液檢查結果，有血小板低下之症狀，並持續血尿，乙主治醫師給予Transamine止血劑，甲母經治療後死亡。試問甲主張乙主治醫師之醫療行為違反醫療常規，導致甲母死亡，具有過失責任。A醫院為乙主治醫師之僱用人，乙為A醫院之債務履行輔助人，未盡善良管理人之注意義務，A醫院應依民法188條第1項、第224條前段、第227條及第227條之1規定，負損害賠償責任，有無理由？

---

[38] 最高法院106年度台上字第1048號民事判決。

[39] 行政院衛生福利部網站，https://www.mohw.gov.tw/cp-3569-39064-1.html，最後瀏覽日期：2019年1月14日。

壹、醫療常規

　　所謂醫療常規，係指在臨床情境一般平均之醫師，依其職業上通常之實務運作，所形成之醫療常規[40]。醫師實施醫療行為，符合醫療常規，病患未能舉證證明醫師實施醫療行為過程中有何疏失，難認醫師有不法侵權行為[41]。我國醫療訴訟中，醫師經常以醫療行為符合醫療常規，並無故意或過失作為抗辯事由。而法院送請鑑定機構鑑定時，醫事鑑定小組委員及初審醫師，對於鑑定案件，應就委託鑑定機關提供之相關卷證資料，基於醫學知識與醫療常規，並衡酌當地醫療資源與醫療水準，提供公正、客觀之意見（醫療糾紛鑑定作業要點第16條）[42]。

一、醫療常規之定義

　　所謂醫療常規、醫療慣行或醫療慣例，係指在臨床現場，一般平均之醫師間廣泛從事之醫療方法，為醫師間依其職業上通常之實務運作，所形成的醫療慣行[43]，其屬於經驗上及統計上之產物，並隱含當時最佳處理方式之意義[44]。臨床上係以醫療標準作業準則與實證醫學研究成果，作為臨床作業準則或規範。醫師執行醫療業務過程，按照醫療標準作業準則與實證醫學研究成果，為符合醫療常規之行為[45]。醫療常規並非一成不變之概念，面對日益複雜之醫療問題，醫療契約之給付，須符合善良管理人之注意義務，其給付應符合當時醫療之合理觀念，有相當醫學專業知識、經驗及誠意之醫師應盡之注意水準。職是，以醫療法規、醫療常規與專業注意

---

[40] 陳正昇，民事醫療過失之研究，東吳大學法律研究所博士論文，2010年，頁137。

[41] 最高法院104年度台上字第700號民事判決。

[42] 陳聰富，醫療責任的形成與展開，臺大出版中心，2015年11月，2版，頁323至325。

[43] 陳聰富，醫療責任的形成與展開，臺大出版中心，2015年11月，2版，頁316。

[44] 鄭逸哲、劉威佐，有「疏失」，未必有「過失」；有「過失」，未必犯「過失之罪」—評析基隆地方法院93年度醫訴字第1號、臺灣高等法院94年度醫上訴字第2號及最高法院97年度台上字第3428號刑事判決，法令月刊，61卷3期，頁51，2010年3月。

[45] 伍開遠，刑法上醫療行為之注意義務—最高法院97年度台上字第2905號刑事判決之研究，甘添貴教授七秩華誕祝壽論文集（上冊），元照出版有限公司，2012年4月，頁259。

能力或水準，作爲是否善盡注意義務之基準[46]。

二、醫療常規之建立

　　建立醫療常規係賴醫界之專業共識而形成，倘醫界之醫療常規已量酌整體醫療資源分配之成本與效益，就患者顯現病徵採行妥適之治療處置，而無不當忽略病患權益之情形，可採爲判斷醫療行爲者有無醫療疏失之標準[47]。醫療常規不是經由醫師個人主觀知識或經驗而導出，而是各專科領域之專業醫師，基於學術上已確定之知識或經驗，參諸醫療實務已認可之認知標準，透過學術知識與相關專科領域之接受，進而提升爲準則或規範，其應遵守客觀注意義務[48]。

三、判斷醫療過失之標準

　　所謂醫療過失行爲，係指醫療行爲人違反依其所屬職業，通常所應預見及預防侵害他人權利之行爲義務。醫療常規爲判定醫療過失責任成立要件時，所採行之客觀認定標準[49]，醫師所爲醫療行爲符合醫療常規，難認有醫療過失[50]。醫療常規之內涵，爲同儕成員之平均、通常具備之技能[51]。醫師在診治病患時，雖必須依據病人之主訴、現有病史資料、身體檢查發現及已完成之檢驗等項目，思考可能之診斷，以確認診療方向並採取適當之處置。惟醫學非萬能而有其限制，且醫師並非造物者，故醫師依循一般公認之臨床醫療行爲準則，並正確保持相當方式與程度之注意，以

---

[46] 陳聰富、陳彥元、楊哲銘、吳志正、王宗倫、邱玟惠，醫療法律，元照出版有限公司，2012年4月，頁353至355。

[47] 最高法院103年度台上字第2070號民事判決。

[48] 陳英淙，探討醫療行爲之客觀注意義務—以最高法院97年台上字第3428號判決爲例，長庚人文社會學報，3卷1期，2010年4月，頁161至162。

[49] 施茂林，醫病關係與法律風險管理防範，五南圖書出版股份有限公司，2015年10月，頁227。

[50] 最高法院106年度台上字第938號民事判決。

[51] 臺灣高等法院100年度醫上訴字第4號、98年度醫上訴字第5號刑事判決；臺灣高等法院臺中分院100年度重醫上更（二）字第64號刑事判決；臺灣高等法院花蓮分院100年度醫上訴字第1號刑事判決。

從事醫療行為，自可認定已為應有之所有注意而無過失[52]。

四、醫療常規之評析

　　醫師所受之教育及訓練，係醫師專業社群內部，所形成之集體智慧，通常是該專業在實務上最需求者，此集體智慧應被尊重與被遵行，始符合專業自律之要求[53]。醫師為具專門職業技能之人，其執行醫療之際，應盡善良管理人之注意義務，就醫療個案，本於診療當時之醫學知識，審酌病人之病情、醫療行為價值、醫療風險、醫院層級及避免損害發生之成本等因素，綜合判斷而為適當之醫療，始得謂符合醫療水準而無過失。醫療常規可能受到諸多因素影響，醫療常規僅為醫療處置之最低標準，醫師依據醫療常規所進行之醫療行為，非可均認為已盡醫療水準之注意義務[54]。因有質疑臨床上有無醫療慣例存在或早已變更，是醫療常規雖是醫療行為應注意之重要參考，然並非唯一因素。職是，謹慎審視醫療常規之優缺點，除應遵循職業規範外，亦應考量具體醫療行為之特性。

（一）職業常規之優點

1. 客觀可預期

　　過失行為認定標準，必須其行為製造法律所不容許之風險，醫療風險可能來自醫師之錯誤處理，故醫生於何時與如何在客觀上應為之醫療措施，為認定是否成立過失之因素[55]。故醫療常規應有指導原則，指導原則係客觀化與典型化之規則，其尺度與範圍，除考慮行為當時所面臨之不同危險外，相關醫療專業所期待之認知與能力，亦扮演重要之角色，其不僅描述事實操作之醫療行為，亦是實務所承認與視為必要行為之規範，提供醫師如何區別容許行為與不容許行為[56]。準此，醫療常規存在可預見之

---

[52] 臺灣高等法院98年度醫上字第19號民事判決。
[53] 蔡佩玲，醫療糾紛中民事過失之認定—論醫療水準與醫療常規，國立政治大學法律學系研究所碩士論文，2007年6月，頁96。
[54] 最高法院民事判決106年度台上字第227號民事判決。
[55] 陳英淙，探討醫療行為之客觀注意義務—以最高法院97年台上字第3428號判決為例，長庚人文社會學報，3卷1期，2010年4月，頁161至162。
[56] 黃丁全，醫事法，月旦出版社，1995年1月，頁295。

標準，可作爲較爲客觀之過失判斷基準[57]。醫療常規亦可提供符合實務需求之判斷標準，並非抽象無法達成之準則[58]。例如，白內障手術盛行囊外摘除術，並同時植入後房人工水晶體，可減少術後合併症，此爲醫療常規[59]。倘醫師於手術施行前，確已將手術後所可能發生之後果，向病患詳細說明溝通，而病患仍堅持欲施行手術，且無更妥當之治療方法，醫師就手術後所發生之後遺症，不負損害賠償責任。故醫療人員於執行業務中，有可依據之行爲標準，足以促進醫療人員觀察其行爲有無違反規範[60]。

2. 案例分析

　　Tegretol藥物之適應症，僅限癲癇大發作、精神運動發作、混合型發作、癲癇性格及附隨癲癇之精神障礙、三叉神經痛，及腎原性尿崩症，並不包括周邊神經疼痛。諸多醫師於2002年時確曾使用Tegretol治療周邊神經病變之疼痛症狀，稱爲藥物許可適應症以外之使用方式，關於Tegretol藥物之適應症，醫師以藥物治療病患罹患之周邊神經病變病症，屬藥物許可適應症以外之使用方式。參酌醫療文獻「英國刺胳針雜誌第353卷第9168期」、「美國新英格蘭醫學雜誌第348卷第13期」，均肯認Tegretol可用於治療周邊神經病變所引起之神經痛，足證Tegretol藥物之使用，並不全然以其適應症爲主。職是，醫師以三環抗鬱劑藥物治療病患所罹患之周邊神經病變病症，因疼痛症狀仍持續，嗣後改用Tegretol治療此非適應症使用方式，並無違背醫療常規[61]。參酌如後情事：(1)關於醫師使用Tegretol於非適應症部分；(2)開立Tegretol藥物之份量部分；(3)開立Tegretol藥物前後之處置部分；(4)病人回診時之診療行爲；(5)告知病人用藥情形部分。可知醫師對於病患使用Tegretol是否會發生或已產生史蒂文強森症候群於二次開立該藥物時，均無預見之可能，其相關用藥、診斷等醫療作爲，並無違背醫療常規處，並無應注意而未注意之處，難認醫師之

[57] 盧映潔、葛建成、高忠漢，論醫療行爲之常規診療義務，臺灣大學法學論叢，35卷4期，2006年7月，頁164至166。
[58] 盧映潔、葛建成、高忠漢，論醫療行爲之常規診療義務，臺灣大學法學論叢，35卷4期，2006年7月，頁164至166。
[59] 最高法院86年度台上字第1731號民事判決。
[60] 盧映潔、葛建成、高忠漢，論醫療行爲之常規診療義務，臺灣大學法學論叢，35卷4期，2006年7月，頁164至166。
[61] 臺灣臺中地方法院94年度醫訴字第5號民事判決。

醫療行為有何業務上之過失[62]。Tegretol之適應症雖不包含周邊神經病變病症，然認定醫師是否符合醫療常規，仍考慮臨床慣行、藥物許可適應症以外之使用方式，是醫師並無違背醫療常規。倘醫師以符合醫療常規之方式，對病人為診療行為，難謂醫療行為有何未盡到注意義務之情形，自無過失可言[63]。準此，判定醫療行為是否有過失責任，以其行為是否符合醫療常規為判斷標準[64]。

（二）職業常規之缺點

所謂常規或慣例，係指社會之一群人，對於某種活動，無意識、具有集體性同意，所為之行為。故醫療常規是否得作為判斷醫師行為有無過失之標準，容有疑義[65]。醫療行為之高度專業性，實務常採用醫療常規，作為判斷醫師醫療行為是否符合注意義務之依據，醫師之醫療行為符合醫療常規時，已盡注意義務。醫療常規係指一般醫師所依循之醫療行為模式，而非理性醫師應為之醫療行為，採取醫療常規標準論斷醫療過失，顯然降低醫師應有之注意義務[66]。由醫療人員自行設定法律上過失之行為標準，無疑是使醫療人員享有他人無法享有之特權[67]。雖認醫療常規為醫療處置之最低標準，然醫師依據醫療常規所進行之醫療行為，並非可均認為已盡醫療水準之注意義務。醫師未能施行符合醫療水準之醫療行為時，病患嗣後發生死亡者，倘其能妥適施行符合醫療水準之醫療行為，使患者仍有生存之相當程度可能性者，可認該過失之醫療行為與病人之死亡間，具有相當因果關係[68]。準此，法院在審酌醫師行為是否有過失時，不應將醫療慣行作為注意義務之唯一準則，應以抽象之理性與謹慎醫師作為注意義務標

---

[62] 臺灣高等法院臺中分院100年度重醫上更（二）字第64號刑事判決。

[63] 臺灣高等法院臺中分院94年度醫上訴字第1975號刑事判決。

[64] 陳聰富、陳彥元、楊哲銘、吳志正、王宗倫、邱玟惠，醫療法律，元照出版有限公司，2012年4月，頁321。

[65] 陳聰富，醫療責任的形成與展開，臺大出版中心，2015年11月，2版，頁323至331。

[66] 邱慧洳，論醫師醫療行為之注意義務—評最高法院100年度台上字第2256號民事判決，法令月刊，66卷2期，2015年2月，頁58至75。

[67] 陳聰富，醫療事故民事責任之過失判定，政大法學評論，127期，2012年7月，頁366。

[68] 最高法院106年度台上字第227號民事判決。

準，並依據個案情節，判斷醫療責任[69]。

貳、醫療水準

我國學說經常提及之醫療水準理論，源自於日本法[70]。日本法原以醫療常規作為過失之認定標準，嗣於1961年東大醫院輸血梅毒事件，引發法院針對醫療常規過失判斷標準之省思，當時日本法院揭示重要觀念，認為醫師之注意義務，並非以醫療常規作為認定標準，應以最完善之注意義務作為標準[71]。經多年累積大量判例經驗後，學界及司法界產生共識，認為醫療水準之判斷，並非僵化標準，應參酌個案事實背景及醫療條件等因素，合理決定醫師應負之診療義務水準[72]。衡諸常情，醫學中心之醫療水準高於區域醫院，區域醫院高於地區醫院，地區醫院高於一般診所，而專科醫師高於非專科醫師。準此，不得逕以醫學中心之醫療水準，作為判斷標準[73]。醫療處置並非一成不變，其須因人、事、時、地或物之不同，具有浮動性。醫師為具專門職業技能之人，其執行醫療之際，應盡善良管理人之注意義務，就醫療個案，本於診療當時之醫學知識，審酌病人之病情、醫療行為價值、醫療行為風險、醫院層級及避免損害發生之成本等因素，綜合判斷而為適當之醫療，始得謂符合醫療水準而無過失[74]。

一、醫學水準與醫療水準

1974年日本之光凝固法事件，法院認為技術為當時已存在之有效治療方法，醫師對病患應有說明與轉院義務，醫師違反此等義務，具有過失。該案引發當時醫界強烈反彈，因光凝固法雖為醫學學術研究上有效，然非為一般專科醫師所認識，且廣泛在臨床醫學界介紹，而獲得共識之具

---

[69] 吳肇鑫，緊急醫療常規特論，全國律師，20卷4期，2016年4月，頁42至47。

[70] 曾淑瑜，醫療過失與因果關係，翰蘆出版社，2007年10月，再版，頁249至263。

[71] 邱慧洳，論醫師醫療行為之注意義務—評最高法院100年度台上字第2256號民事判決，法令月刊，66卷2期，2015年2月，頁66至67。

[72] 邱慧洳，論醫師醫療行為之注意義務—評最高法院100年度台上字第2256號民事判決，法令月刊，66卷2期，2015年2月，頁67。

[73] 最高法院105年度台上字第182號刑事判決。

[74] 最高法院106年度台上字第227號民事判決。

有實踐可能性的醫療方式，法院之判決係以當時醫學發展之醫學水準，作為過失認定之基礎[75]。準此，日本學者提出醫學水準與醫療水準差異之概念。申言之：（一）所謂醫學水準，係指醫學學術研究上之水準，具有學術上之意義，而未普遍應用於臨床；（二）所謂醫療水準，係指經醫學學術研究確認，為一般專科醫師所認識，廣泛在臨床醫學界介紹，並獲得共識，具有實踐可能性之醫療方式[76]。日本法院於光凝固法事件，認定過失之基準，並非單純以該項技術之公布時間，作為認定依據，而是認為在公布前之醫療行為，可期待醫療機構具有該項新型療法之知識，並以該醫療知識成為當時之醫療水準為依據，而認定醫師應負過失責任[77]。

二、醫療常規與醫療水準

醫療行為具專業性、錯綜性及不可預測性，並為求醫療水準提升及保障病人權益的均衡，一般均以醫療常規，作為醫護人員注意義務的判別標準[78]。所謂醫療常規，係指在臨床情境，一般領有合格執業執照之醫師，依其職業上通常之實務運作，共同所形成之醫療規範。醫師僅遵循醫療常規，即無過失[79]。所謂醫療過失，係指醫療人員違反客觀上必要之注意義務而言。因醫療行為有其特殊性，自容許相當程度之風險，應以醫療當時臨床醫療實踐之醫療水準，判斷是否違反注意義務[80]。醫師為具專門職業技能之人，其執行醫療之際，應盡善良管理人之注意義務，就醫療個案，本於診療當時之醫學知識，審酌病人之病情、醫療行為價值、醫療行為風險、避免損害發生之成本及醫院層級等因素，綜合判斷而為適當之醫療，

---

[75] 邱慧洳，論醫師醫療行為之注意義務 評最高法院100年度台上字第2256號民事判決，法令月刊，66卷2期，2015年2月，頁66至67。

[76] 山口斉昭，「医療水準論」の形成過程とその未来—医療プロセス論へ向けて〉，早稻田法學會誌，47卷，1997年，頁371至374。夏芸，醫療事故賠償法—來自日本法的啟示，法律出版社，2007年，頁114。

[77] 陳聰富，醫療責任的形成與展開，臺大出版中心，2015年11年，2版，頁343。

[78] 最高法院105年度台上字第182號刑事判決。

[79] 陳聰富，醫療事故民事責任之過失判定，政大法學評論，127期，2012年7月，頁366。

[80] 最高法院95年度台上字第3884號刑事判決。

始符合醫療水準而無過失[81]。準此，故醫療水準無法統一標準，依醫師所在醫療機構規模及醫療知識、技術之普及，有時間之差異，注意標準不同[82]。

三、案例分析

（一）不符合臨床專業裁量與未盡注意義務

甲病患至A中心診所作健康檢查，拍攝系爭X光片，乙醫師對該X光片為判讀，屬診察、診斷之醫療行為。經馬偕紀念醫院鑑定認X光片顯示在甲病患主動脈弓及主動脈肺動脈窗附近，有疑似肺癌及縱膈腔腫瘤等異常現象，乙醫師判讀為正常，不符當時臨床醫療水準或臨床專業裁量。且X光片之曝光、X光強弱、清晰度、病人吸氣程度等拍攝條件，足以作為判讀胸部X光之用。準此，堪認乙醫師有未盡醫療職務上應具備之注意義務，自有過失[83]。

（二）符合醫療常規與無過失

審酌醫事審議委員會、國立成功大學醫學院附設醫院及行政院國軍退除役官兵輔導委員會臺北榮民總醫院之鑑定結果，均認甲醫師對乙病患所施行手術之標準作法為椎間盤切除術、椎間骨融合術及骨板、骨釘內固定術。依乙病患之頸椎磁振造影及手術紀錄，均提及椎間盤及脊椎後縱韌帶鈣化問題，此鈣化部分直接觸及壓迫脊髓，將之清除有一定風險，倘清除部分壓迫亦可達減壓目的，醫師一般會選擇部分清除。其手術可能造成肌力喪失，上訴人術後四肢癱瘓為手術可能發生之併發症及必須承擔之風險，甲醫師基於病人安全考量所施行之手術過程及方式，符合醫療常規，並無疏失等情。且乙病患家屬於術前簽署之手術同意書，載明手術原因為四肢無力，手術可能發生之危險，如生命危險、四肢癱瘓、傷口感染等風險，乙病患就手術風險已知情並同意，手術結果並未逾預期之風險。再審酌甲醫師提出之核磁共振影像圖片及切片檢查報告，可知置入支撐架並未造成椎間盤後移及壓迫脊髓神經。而甲醫師係於術中發現臨床症狀，即後

---

[81] 最高法院106年度台上字第227號民事判決。
[82] 最高法院99年度台上字第1064號民事判決。
[83] 最高法院107年度台上字第624號民事判決。

縱韌帶及椎間盤鈣化,可能因為嚴重壓迫而造成脊髓病變或惡化,基於其專業判斷並考量病人安全,採取先移除部分椎間盤,壓迫可獲緩解改善時,可不必進行較高風險之移除鈣化椎間盤手術,此乃因應手術過程,發現之病況所為裁量處置。職是,甲醫師施行手術行為符合醫療常規,並無過失[84]。

參、臨床指引

一、實證醫學

醫療糾紛日益增多,醫界正積極推動實證醫學。所謂實證醫學(evidence-based medicine, EBM),係指一種以流行病學及統計學之方法,從龐大之醫學資料中,過濾出值得信賴部分,並以病人為中心,以其醫療問題為導向,結合最新之臨床研究結果與個人之臨床經驗,為每位病患執行最合理之診斷與治療。實證醫學之推動,意謂醫師看診時,不能單憑個人之臨床經驗進行診斷或治療,應參照更新與更好之醫學研究證據,作為病人治療之依據[85]。臨床指引可形成明確與易使用之標準,較易作客觀之決定。其可教育病人或醫護人員最佳治療方式,增進醫療之成本效應,可當作管控之工具[86]。近年我國醫界積極推動實證醫學,且嘗試用實證醫學之方法制定臨床準則,醫學界推動實證醫學之影響所及,除改變臨床醫師之醫療行為外,亦可成為處理醫療糾紛之重要證據。例如,以實證醫學為基礎所訂定之臨床指引,除於化療過程中有使用白血球生長因子(G-CSF)外,並未符合其他項危險因子,發生肺纖維化之機率遠低於10%;我國醫療常規及臨床指引,並無藥物治療前或每個療程前,應各作一次肺功能檢查[87]。而多重器官外傷之病人,因傷勢複雜多變且隨時危及生命,故急救時仰賴醫師團隊快速與完整之評估傷勢,並立即進行復甦處置,始有挽救生命機會。現行急救外傷之臨床指引規範,以高級外傷救

---

[84] 最高法院107年度台上566號民事判決。

[85] 吳俊穎、吳佳勳、陳榮基,臨床指引在法庭審判的角色—賽局理論的觀點,台灣醫學,14卷2期,2010年3月,頁199。

[86] 陳杰峰、蔡宛真、邱文達,實證醫學於健康照護之應用,醫療爭議審議報導系列⑨,2004年3月,頁141至146。

[87] 最高法院100年度台上字第2097號民事判決。

命術（ATLS）爲急救初期基本之處理邏輯，並及時啓動有功能之外傷小組，以團隊力量予以及時手術治療，加上後續加護中心照護，使能將創傷後可避免死亡降至最低[88]。

二、醫學文獻

　　我國在2004年設置醫事專業法庭，刑事訴訟法亦改爲當事人主義，隨著刑事訴訟結構引進傳聞法則（hearsay rules）及其例外（exception）規定，將學術著作及論文認定爲傳聞證據之例外，醫學文獻之證據能力，已無需再經過專家證人逐一檢視，即可被概括性地承認，法官除認定醫學文獻是否具有形式資格要件外，亦可直接以自由心證檢視醫學文獻之實質證據價值[89]。

肆、例題解析

一、設立急診室之目的

　　急診室之設立目的在透過專業之檢傷人員，依據患者到院之生命徵象、主訴及症狀之嚴重程度，繼而依行政院衛生福利部訂定之標準而判定級數，以此使病況危及生命之患者得到立即之處置與治療，減少患者之死亡與殘障之可能。故急診室醫護人員之職責，係在提供急救之醫療行爲，符合住院與否之條件判斷，並與門診、病房之醫護人員行完整嚴密之交班。

二、罕見疾病之注意義務

　　如例題19所示，甲母於2018年1月31日下午10時至A醫院急診室就診，由值班之乙主治醫師負責診視，依甲母主訴之症狀及檢測結果，臨床診斷爲腹痛，原因不明及血小板低下，原因不明，懷疑是肝膽腸胃系統疾病等情。甲母罹患有血栓性血小板低下紫斑症（TTP），並未告知乙主治醫師。甲母嗣於2月1日凌晨1時20分住院治療，經血液檢查結果，固有血

---

[88] 最高法院105年度台上字第136號民事判決。
[89] 陳榮基，實證醫學與醫療行爲準則，健康世界月刊，371期，2006年11月。

小板低下之症狀，惟血小板減少症原因諸多，且TTP為臨床罕見疾病，不得據此認定乙主治醫師有會診血液科醫師之必要，或應進行血液抹片檢查，確認是否有破裂紅血球，以確診甲母是否患有TTP。甲母持續血尿，乙主治醫師給予止血劑，甲母雖經治療後死亡，然乙主治醫師其所為醫療行為符合急診之醫療常規，並無醫療過失。職是，甲主張乙主治醫師之醫療行為違反醫療常規，A醫院為乙主治醫師之僱用人，乙為A醫院之債務履行輔助人，未盡善良管理人之注意義務，A醫院應依民法188條第1項、第224條前段、第227條及第227條之1規定，負損害賠償責任，為無理由[90]。

---

[90] 最高法院106年度台上字第938號民事判決。

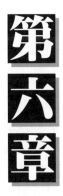

第六章

醫療行為之行政責任

目 次

關鍵詞

罰鍰、社會保險、行政處分、行政契約、醫事服務機構、
行政自我拘束原則

　　醫病關係雖涉及諸類權利義務關係，然無論何種醫療行為，其目的均在於增進病人身心健康與權益。因醫療之本質，在於搶救生命與治療傷者[1]。不論在醫療相關法規或醫學倫理守則，均要求醫師施予醫療之強制性而不可選擇（醫療法第60條；醫師法第21條）。因醫學並非精密之科學，有其難以避免之風險與個案之獨特性與不確定性[2]。其結果常非醫師所能控制與掌握者，病人權利意識之逐漸抬頭，病患認為醫師將病人醫癒等同好醫師，醫療未達預期則施以暴力[3]。甚至進行訴訟程序，使醫師或醫療機構成為刑事或民事之被告，或負擔行政責任[4]。該等情事重複在白色巨塔發生，使原本充滿熱忱之醫師不得陸續轉至糾紛少、收入高之科別或因而轉行者[5]。職是，造成醫療五大皆空現象，醫療人力嚴重不足[6]。該等醫界困境，實非社會大眾之福[7]。質言之，醫療業務具有其緊急性、救命性、強制性及不確定性，如何避免醫病關係之緊張對立，成為醫療行為專注之焦點[8]。

第一節　行政訴訟程序

　　行政救濟為國家權力分立而制衡之具體化，經由訴願與行政訴訟之

---

[1] 林遠澤，從醫學技術主義回歸人道關懷如何可能？試論醫護人文教育的關懷倫理學基礎，哲學與文化，34卷9期，2007年9月，頁1至26。

[2] 林杏麟、李維哲，醫療行為以刑法究責之不合理性—醫學是試誤科學，台灣醫界，55卷2期，2012年2月，頁86至88。

[3] 張孟源、盧言珮，醫療暴力—不能忽視的公共危險犯罪，台灣醫界，54卷8期，2011年8月，頁37至42。

[4] 衛生福利部網站，https://dep.mohw.gov.tw/DOMA/cp-2712-7681-106.html，最後瀏覽日期：2019年1月14日。

[5] 林杏麟，該當醫師還是轉行？談台灣醫療前景，台灣醫界，52卷3期，2009年3月，頁142至144。

[6] 李蜚鴻，五大皆空 醫護人員出走，健康世界，320期，2012年，頁58。

[7] 高添富，明定醫療風險免責化—醫療行為刑事責任之探討公聽會有感，台北市醫師公會會刊，56卷11期，2012年，頁22至24。

[8] 林杏麟、李維哲，醫療行為以刑法究責之不合理性—醫學是試誤科學，台灣醫界，55卷2期，2012年2月，頁86至88。

行政救濟程序，審查行政行為之適當性與合法性，以達成法治行政之目的[9]。公法上之爭議，除法律別有規定外，得依本法提起行政訴訟（行政訴訟法第2條）。行政處分為具體行政作用中最受重視者，我國之行政作用大多以行政處分為主[10]。行政救濟程序，詳如表6-1所示。

表6-1　行政救濟程序

類型	法律依據	內　容
行政處分	訴願法第3條第1項、第2項；行政程序法第92條第1項、第2項	行政機關就公法上具體事件所為之決定或其他公權力措施而對外直接發生法律效果之單方行政行為。
訴願	訴願法第1條、第2條	請求上級機關撤銷或變更下級機關之行政處分。
行政訴訟	行政訴訟法第4條、第229條、第242條	1.請求撤銷違反之行政處分或訴願決定。 2.第一審管轄法院有地方法院行政訴訟庭與高等行政法院。 3.第二審管轄法院有高等行政法院與最高行政法院。
行政執行	行政執行法	行政客體不履行行政法之義務時，行政主體得以強制手段令其履行，或使其實現與已履行義務同一狀態之行政權作用。

例題20

　　衛生福利部中央健康保險署（下稱中央健康保險）執行全民健康保險（下稱健保）IC卡刷卡異常核專案時，接獲民眾反映A診所收集健保卡不實申報醫療費用情事，甲醫師為負責醫師，中央健康保險於2017年11月移請臺北地方檢察署（下稱臺北地檢署）偵辦，除於2018年4月17日配合檢察官搜索外，並於2017年6月5日起至2018年11月20日期間派員訪查，發現A診所有為保險對象施行自費減重而申報醫療費用、未診治保

---

[9] 李惠宗，行政法要義，元照出版有限公司，2007年2月，3版1刷，頁547。
[10] 李震山，行政法導論，三民書局股份有限公司，1999年10月，頁269。

險對象而申報醫療費用、代拿藥申報醫療費用、利用保險對象自費減重或慢性病連續處方箋、抽血看報告、補卡、測血糖等情況，刷取保險對象健保卡不實申報醫療費用之違規情事，乃以2019年3月1日健保查字第100號函（下稱行政處分一）處A診所自2019年6月1日起終止特約1年，並自終止之日起1年內不再申請特約，A診所之甲負責醫師自終止特約之日起1年內，對保險對象提供之醫事服務費用，均不予支付。嗣後依原處分一於2019年5月1日以健保北字第200號函（下稱行政處分二），追扣違規申報之醫療費用合計1,666,888點，並自A診所藥局應領之醫療費用內扣抵。A診所不服，申請複核，經中央健康保險署重行審核，以104年6月11日健保北字第300號函（下稱複核決定）維持原核定。A診所猶表不服，申請保險爭議審定，業經審議駁回。試問A診所應向何行政法院起訴？以何機關為被告？

壹、行政處分

所謂行政處分，係指行政機關就公法上具體事件所為之決定或其他公權力措施而對外直接發生法律效果之單方行政行為（行政程序法第92條第1項）。所謂行政機關，係指代表國家、地方自治團體或其他行政主體表示意思，從事公共事務，具有單獨法定地位之組織（行政程序法第2條第2項）。受託行使公權力之個人或團體，其於委託範圍內，視為行政機關（第3項）。

貳、訴願

一、司法審查前之先行程序

訴願係憲法第16條賦予人民之基本權利，係人民認為行政機關所作成之行政處分，有違法或不當者，導致其權利或利益受損害時，請求行政機關審查該行政處分之合法性與正當性，並為一定決定之權利。準此，

訴願之目的，係藉由行政機關之行政自我控制，作為司法審查前之先行程序[11]。

二、訴願之要件

訴願事件會因行政機關是否作成行政處分，其訴願要件有所區別：（一）有作成行政處分者，人民對於中央或地方機關之行政處分，認為違法或不當，致損害其權利或利益者，得依本法提起訴願（訴願法第1條第1項本文）。訴願人得提起積極行政處分之訴願；（二）無行政處分之案件，人民因中央或地方機關對其依法申請之案件，而於法定期間內應作為而不作為，認為損害其權利或利益者，亦得提起訴願（訴願法第2條第1項）。前開期間，法令未規定者，自機關受理申請之日起為2個月（第2項）。

參、行政訴訟

行政處分是否合法或適當，固得經由行政機關之自我省察與行政權監督，惟行政自我控制有時不周詳，必須藉由法院對行政行為作事後之審查，以司法審查之方式，確保法治國家依法行政之目的。行政訴訟之類型，分為撤銷訴訟（行政訴訟法第4條）、確認訴訟（行政訴訟法第6條）、一般給付訴訟（行政訴訟法第8條）、課予義務訴訟（行政訴訟法第5條）及再審之訴（行政訴訟法第273條第1項）。行政訴訟之類型，有須經訴願程序與不必先經訴願程序之分。提起撤銷訴訟與課予義務訴訟，須經訴願程序，此為訴願前置主義。而提出確認訴訟與一般給付訴訟不必先經訴願程序。

肆、行政執行

一、定義

所謂行政執行，係指行政客體不履行行政法之義務時，行政主體得以

---

[11] 林洲富，法律與生活案例式，五南圖書出版股份有限公司，2018年11月，5版1刷，頁376。

強制手段令其履行，或使其實現與已履行義務同一狀態之行政權作用[12]。行政執行分為公法上金錢給付義務、行為或不行為義務之強制執行及即時強制。

二、行政執行機關

行政執行，由原處分機關或該管行政機關為之。但公法上金錢給付義務逾期不履行者，移送法務部行政執行署所屬行政執行分署執行之（行政執行法第4條第1項）。

伍、例題解析

一、管轄法院

本保險保險對象、投保單位、扣費義務人及保險醫事服務機構對保險人核定案件有爭議時，應先申請審議，對於爭議審議結果不服時，得依法提起訴願或行政訴訟（國民健康保險法第6條第1項）。前項爭議之審議，由全民健康保險爭議審議會辦理（第2項）。對於公法人之訴訟，由其公務所所在地之行政法院管轄。其以公法人之機關為被告時，由該機關所在地之行政法院管轄（行政訴訟法第13條第1項）。

二、被告為中央健康保險署

中央健康保險執行健保IC卡刷卡異常核專案時，派員訪查時，發現A診所有為保險對象施行自費減重而申報醫療費用、未診治保險對象而申報醫療費用、代拿藥申報醫療費用、利用保險對象自費減重或慢性病連續處方箋、抽血看報告、補卡、測血糖等情況，刷取保險對象健保卡不實申報醫療費用之違規情事，乃以行政處分一處A診所自2019年6月1日起終止特約1年，並自終止之日起1年內不再申請特約，A診所之甲負責醫師自終止特約之日起1年內，對保險對象提供之醫事服務費用，均不予支付。嗣後依行政處分一作成行政處分二，追扣違規申報之醫療費用合計1,666,888點，並自A診所藥局應領之醫療費用內扣抵。A診所不服，申請

---

[12] 李震山，行政法導論，三民書局股份有限公司，1999年10月，頁343。

複核，經中央健康保險署重行審核，其複核決定維持原核定。A診所不服複核決定，申請保險爭議審定，業經審議駁回，全民健康保險爭議審議會之決定，其屬訴願決定性質，A診所不服決定時，因中央健康保險署所地址爲臺北市大安區信義路三段140號，A診所得向臺北高等行政法院提起行政訴訟，以中央健康保險署爲被告（行政訴訟法第13條第1項）。倘臺北高等行政法院作成不利A診所之敗訴行政判決，A診所得以臺北高等行政法院違背法令爲理由，向最高行政法院提起上訴（行政訴訟法第242條）[13]。

第二節　層級化體系

　　憲法所定人民之自由及權利範圍甚廣，凡不妨害社會秩序公共利益者，雖均受保障，惟並非一切自由及權利，均受同等程度之保障。何種事項應以法律直接規範或得委由命令予以規定，其與規範密度有關，應視規範對象、內容或法益本身及其所受限制之輕重，而容許合理之差異[14]。

例題21

　　全民健康保險法之被保險人甲主張強制全民納保，係在憲法明定人民有納稅、服兵役及受國民教育等義務外，增加憲法所無之義務，顯有違憲。況對原已參加勞保、公保、農保等社會保險之人民而言，實施全民健保後或保費負擔加重或給付水準降低，有違信賴保護原則，被保險人甲為此提起釋憲聲請。試問全民健康保險法強制全民納保，有無違反憲法規定？

---

[13] 行政訴訟法第243條第1項規定：判決不適用法規或適用不當者，爲違背法令。第2項規定：有下列各款情形之一者，其判決當然違背法令：1. 判決法院之組織不合法；2. 依法律或裁判應迴避之法官參與裁判；3. 行政法院於權限之有無辨別不當或違背專屬管轄之規定；4. 當事人於訴訟未經合法代理或代表；5. 違背言詞辯論公開之規定；6. 判決不備理由或理由矛盾。

[14] 林洲富，行政法案例式，五南圖書出版股份有限公司，2017年8月，4版1刷，頁10至11。

壹、憲法

　　人民生而平等，不因智愚貧富而有所不同。追求健康雖為基本人權，然人民常因經濟困窘無法負擔醫療費用，或居住偏鄉需緊急醫療，無法得到適當之醫療，是國家為人民生命與健康之保護者，應對人民承擔基本之醫療照顧責任。憲法為國家之基本法，規範基本人權與國家組織，擁有最高位階之法律權力。醫療人權應為憲法所保障之基本人權，在權利保障中應予以貫徹實踐。人民之生存權，應予保障（憲法第15條）。國家為增進民族健康，應普遍推行衛生保健事業及公醫制度（憲法第157條）。國家應推行全民健康保險，並促進現代與傳統醫藥之研究發展（憲法增修條文第10條第5項）。準此，在於增進全體國民健康、提供醫療服務、確保人民就醫權益及享有基本健康照護，可作為健康權之憲法依據[15]。

貳、法律

　　廣義之醫療法律除立法院所制定之各項法律，如民法、刑法、行政法等外，亦包含任何有關醫療與保健等議題相關之各種法律。例如，醫療法、醫師法、病人自主權利法、人工生殖法、優生保健法、傳染病防治法、緊急醫療救護法、精神衛生法、全民健康保險法等。傳統醫療法律仍以醫療法及醫師法為基本法律規定，其中醫療法以管理醫療機構及醫療業務為主，而醫師法針對醫師資格取得及醫療業務管制為主，而在病人權利保障部分多為間接性取得。例如，醫療機構與醫師對病患或其家屬有告知與說明醫療資訊義務（醫師法第12條之1；醫療法第63條第1項、第81條）[16]。準之，傳統多由課予醫事人員義務而間接取得病人權益。為尊重病人醫療自主、保障其善終權益，促進醫病關係和諧（病人自主權利法第1條）。立法院前於2015年12月18日三讀通過之病人自主權力法，除為臺灣首部以病人為主體之醫療法規，亦是全亞洲第一部完整保障病人自主權利的專法，病人自主權利法之基本理念，是確保病人享有知情、選擇及決定之自主權利，開啟病人就醫主體性之觀念。構成國內醫療法律三大行為

---

[15] 陳聰富、陳彥元、楊哲銘、吳志正、王宗倫、邱玟惠，醫療法律，元照出版有限公司，2012年4月，頁7至10。

[16] 臺灣高等法院103年度醫上字第38號民事判決。

主體，係醫療機構、醫師及病人[17]。

參、司法解釋

法官須超出黨派以外，依據法律獨立審判，不受任何干涉（憲法第80條）。明文揭示法官從事審判僅受法律之拘束，不受其他任何形式之干涉。法官應本良知，依據法律獨立行使審判職權[18]。原則上司法機關不應針對法律問題制定一般性、通案性解釋[19]。例外情形，係各機關法律出現歧異時，應由司法院大法官統一解釋法律（司法院大法官審理案件法第7條第1項第1款）。

肆、行政解釋

由於法律條文常以抽象概念表達，其細節無法詳細規定，實務上常需行政機關針對法律條文內容加以補充解釋。例如，主管機關函釋、職權命令、行政處分及訴願決定等，均為行政機關對法律之解釋或行政作用（行政程序法第92條、第159條；中央法規標準法第5條第2款）[20]。

伍、法令位階

一、不同位階

所謂法律者，係指立法院通過，並經總統公布之法律（憲法第170條）[21]。法律與憲法牴觸者無效（憲法第170條第1項）。法律與憲法有無牴觸發生疑義時，由司法院解釋之（第2項）。故法律其對行政權具有優越之地位，行政作用與法律牴觸者不生效力。職是，命令與憲法或法律牴觸者無效（憲法第172條）。法律不得牴觸憲法，命令不得牴觸憲法或法律，下級機關訂定之命令不得牴觸上級機關之命令（中央法規標準法第11

---

[17] 何建志，醫療法律與醫學倫理，元照出版有限公司，2016年10月，3版，頁73至74。

[18] 大法官釋字第530號解釋。

[19] 何建志，醫療法律與醫學倫理，元照出版有限公司，2016年10月，3版，頁76。

[20] 何建志，醫療法律與醫學倫理，元照出版有限公司，2016年10月，3版，頁75至76。

[21] 最高行政法院100年度判字第1708號行政判決。

條）。行政行為應受法律及一般法律原則之拘束，不得違反（行政程序法第4條）。

二、相同位階

同等規範效力之法規範，倘有發生適用先後順序問題者，依據中央法規標準法第16條、第17條規定，應以後法優於前法、特別法優於普通法、母法優於子法等規定為適用。倘係同位階之法律發生適用問題，除有同法第11條後段規定之情況外，即下級機關訂定之命令不得牴觸上級機關之命令。其僅生適用順序之問題，所應退讓之法律，並非當然無效[22]。

陸、例題解析

國家為謀社會福利，應實施社會保險制度；國家為增進民族健康，應普遍推行衛生保健事業及公醫制度（憲法第155條、第157條）。國家應推行全民健康保險，復為憲法增修條文第10條第5項所明定。1994年8月9日公布、1995年3月1日施行之全民健康保險法，為實現上開憲法規定而制定。全民健康保險法第11條之1、第69條之1及第87條有關強制納保、繳納費，係基於社會互助、危險分攤及公共利益之考量，符合憲法推行全民健康保險之意旨。同法第30條有關加徵滯納金之規定，係促使投保單位或被保險人履行其繳納保費義務之必要手段。上揭全民健康保險法條文與憲法第23條並無牴觸。對於無力繳納保費者，國家應給予適當之救助，不得逕行拒絕給付，以符憲法推行全民健康保險，保障老弱殘廢、無力生活人民。已依法參加公保、勞保、農保之人員亦須強制其加入全民健康保險，係增進公共利益所必要，未違反信賴保護原則[23]。

第三節　醫事人員與醫療機構

何謂行政責任，係指違反行政法規或行政處分之制裁。罰鍰、沒入、限制或禁止行為處分、剝奪或消滅資格或權利處分、影響名譽處分、

---

[22] 最高行政法院100年度判字第496號行政判決。
[23] 大法官釋字第472號解釋。

警告性處分（行政罰法第2條）。

例題22

　　A市政府衛生局自訂A市政府衛生局處理違反各項醫療衛生法規案件統一裁罰基準之處理違反醫師法統一裁罰基準表，就醫師違反醫師法第28條之4者，第1次處罰鍰新臺幣（下同）10萬元，停業1個月；第2次處罰鍰20萬元，停業3個月。甲醫師第1次違反第28條之4規定，A市政府衛生局即作成處罰鍰10萬元與停業3個月之處分。試問甲醫師應如何救濟？理由為何？

例題23

　　保險醫事服務機構與中央健康保險署締結全民健康保險特約醫事服務機構合約，期間發生履約爭議情事。試問締約雙方對契約內容發生爭議，應如何救濟？其為私法事件或公法事件？

例題24

　　A市政府為照顧市民，提供年滿60歲之市民流感疫苗接種服務，呼籲符合施打資格之市民踴躍接種流感疫苗。甲雖領有護理師執照，然未向A市主管機關申請執業登記，甲自願幫忙施打流感疫苗。試問甲之行為有無違反護理人員法，理由為何？

例題25

　　臺北市之甲藥商刊播治療肝病之藥物廣告前，未於刊播前將所有文字、圖畫或言詞，申請臺北市衛生主管機關核准，期間長達1年。試問甲藥商有何行政責任？應如何處罰？

壹、醫事人員

一、醫事人員範圍

　　所謂醫事人員，係指領有中央主管機關核發之醫師、藥師、護理師、物理治療師、職能治療師、醫事檢驗師、醫事放射師、營養師、藥劑生、護士、助產士、物理治療生、職能治療生、醫事檢驗生、醫事放射士及其他醫事專門職業證書之人員（醫療法第10條第1項）。醫師之範圍，包含醫師法之醫師、中醫師及牙醫師（第2項）。醫事人員屬專門職業之人，其從事之醫療業務關係著病人健康及社會衛生安全，且具有公共利益之性質，其並非一般商業行為，不可以營利為主要目的。法律上對於其身分之取得及執行業務之行為管制相當嚴格。例如，中華民國人民經醫師考試及格，並依本法領有醫師證書者，得充醫師（醫師法第1條）。醫師法第2條至第4條規定醫師之應考資格。醫師法第5條規定，不得充當醫師之情事。非領有醫師證書者，不得使用醫師名稱（醫師法第7條之2）。職是，醫師法主要立法用意在於維護病患權益與社會安全正義，杜絕不適任醫師造成之危害。

二、醫師懲戒

（一）移付懲戒事由

　　醫師法第25條規定之懲戒，係維持醫師職業倫理或紀律所必要之一種懲處方法[24]。醫師有下列情事之一者，由醫師公會或主管機關移付懲戒：1. 業務上重大或重複發生過失行為；2. 利用業務機會之犯罪行為，經判刑確定；3. 非屬醫療必要之過度用藥或治療行為；4. 執行業務違背醫學倫理；5. 前4款及第28條之4各款以外之業務上不正當行為（醫師法第25條）。

（二）懲戒之方式

　　醫師懲戒之方式如下：1. 警告；2. 命接受額外之一定時數繼續教育或臨床進修；3. 限制執業範圍或停業1個月以上1年以下；4. 廢止執業執

---

[24] 最高行政法院95年度判字第2054號行政判決。

照；5.廢止醫師證書（醫師法第25條之1第1項）。前項各款懲戒方式，其性質不相牴觸者，得合併爲一懲戒處分（第2項）。

（三）行政爭訟程序

醫師移付懲戒事件，由醫師懲戒委員會處理之（醫師法第25條之2第1項）。被懲戒人對於醫師懲戒委員會之決議有不服者，得於決議書送達之翌日起20日內，向醫師懲戒覆審委員會請求覆審（第3項）。覆審決議視同訴願決定，不服覆審決議職者，得向高等行政法院提起撤銷之訴，以資救濟。

三、雙重資格執業場所

護理人員執業，其登記執業之處所，以一處爲限（護理人員法第13條）。藥師執業以一處爲限，並應在所在地主管機關核准登記之醫療機構、依法規定之執業處所或其他經主管機關認可之機構爲之（藥師法第11條第1項本文）。例外情形，藥師於醫療機構、藥局執業者，有下列情形之一，並經事先報准，得於執業處所外執行業務：（一）藥癮治療或傳染病防治服務；（二）義診或巡迴醫療服務；（三）藥事照護相關業務；（四）於矯正機關及經中央主管機關公告之無藥事人員執業之偏遠地區，執行調劑業務；（五）其他經中央主管機關認定之公益或緊急需要（第1項但書）。前項但書執行業務之辦法，由中央主管機關定之（第2項）。藥師法第11條及護理人員法第13條規定，藥師及護理人員之執業處所應以一處爲限。雖具有藥師及護理人員資格，可分別申請執業執照，然雙重資格執業場所應以同一處所爲限，始能達成政府基於照顧國民健康、提升醫療服務品質、效率及均衡醫療資源分布所爲之立法目的。職是，對於同時具有藥師及護理師資格之醫事人員，除以藥師資格執業外，亦另向所在地主管機關申請以護理師資格執業，顯已違反醫事人員具有雙重執業資格，其執業登記或執行業務之處所以同一處所之規定。立法目的係爲配合藥事法之專任精神，且主管機關認定無建立藥師支援制度之必要性，對於憲法所保障之工作權，不致構成重大之限制，倘藥師在2處以上執業處所執

業，違反藥師法第11條規定[25]。違反藥師法第11條規定者，處新臺幣3萬元以上15萬元以下罰鍰（藥師法第23條）。

四、申請執業登記

醫師、護理人員及藥師均爲專業人士，應領有執業執照，始得執業，違反者應受行政處罰。申言之：（一）醫師應向執業所在地直轄市、縣（市）主管機關申請執業登記，領有執業執照，始得執業（醫師法第8條第1項）。違反第8條第1項規定者，處新臺幣2萬元以上10萬元以下罰鍰，並令限期改善；屆期未改善者，按次連續處罰（醫師法第27條）；（二）護理人員應向執業所在地直轄市、縣（市）主管機關申請執業登記，領有執業執照，始得執業（護理人員法第8條第1項）。違反第8條第1項，處新臺幣6千元以上3萬元以下罰鍰，並令其限期改善；屆期未改善者，處1個月以上1年以下之停業處分（護理人員法第33條）；（三）藥師應向執業所在地直轄市、縣（市）主管機關申請執業登記，領有執業執照，始得執業（藥師法第7條第1項）。違反第7條第1項規定者，處新臺幣2千元以上1萬元以下罰鍰（藥師法第22條第1項）。

五、醫師業務之違法或不正當行為

醫師有下列情事之一者，處新臺幣10萬元以上50萬元以下罰鍰，得併處限制執業範圍、停業處分1個月以上1年以下或廢止其執業執照；情節重大者，並得廢止其醫師證書：（一）、執行中央主管機關規定不得執行之醫療行爲；（二）使用中央主管機關規定禁止使用之藥物；（三）聘僱或容留違反第28條規定之人員執行醫療業務（醫師法第28條之4）。

六、保密義務

（一）病患隱私權

醫療機構及其人員因業務而知悉或持有病人病情或健康資訊，不得

---

[25] 臺中高等行政法院100年度訴字第225號行政判決；高雄高等行政法院100年度訴字第243號、第606號行政判決。

無故洩漏（醫療法第72條）。醫療機構或醫事人員違反者，處新臺幣5萬元以上25萬元以下罰鍰（醫療法第103條第1項第1款）。醫師受有關機關詢問或委託鑑定時，不得為虛偽之陳述或報告（醫師法第22條）。醫師除依第22條規定外，對於因業務知悉或持有他人病情或健康資訊，不得無故洩露（醫師法第23條）。醫師無故洩露業務知悉或持有他人病情或健康資訊，係執行業務違背醫學倫理之行為，由醫師公會或主管機關移付懲戒（醫師法第25條第4款）。

（二）醫學倫理

醫師應尊重病人隱私權，除法律另有規定外，醫師不得無故洩漏因業務而知悉之病人秘密（醫師倫理第11條）。醫學倫理為不確定法律概念，是否違反醫學倫理，應依具體個案情形，為客觀之判斷。申言之，醫師倫理之遵守，不僅在於對病患之保護，亦及於醫業整體專業形象與醫業全體操守之維持。可知尊重病人隱私權，係所有醫師應有之基本倫理規範。

（三）案例分析

醫師應尊重病人隱私權，除法律另有規定外，醫師不得無故洩漏因業務而知悉之病人秘密。為中華民國醫師公會全國聯合會會員代表大會所通過頒布之醫學倫理第11所規範，全國醫師應均遵行，尊重病人隱私權為所有醫生應有之基本倫理規範，身為醫師不可主動洩漏病人之病歷資料，而於他人有洩漏病人之病歷資料行為時，亦不得共同為之。個人就診資料涉及個人私密事項，任意外洩時，對個人之名譽及社會活動皆有重大之影響，故對個人就診資料之保密，為病人隱私權核心領域，是醫病關係中，病人得以信賴醫師之基礎。倘醫病關係不存有醫療資訊隱私或機密性之保護，病人將因為不信任醫師，而拒絕透露完整與必要之個人資訊，或拒絕接受必要之檢驗或治療，其結果除造成醫療資源浪費，並將影響正確診斷與治療之進行，甚至破壞醫病關係之存續，結果反將有害大眾健康之維護，不利於整體社會之福祉。醫師於記者會現場依其醫學專業解說病患病歷之病情資料時，其對外表示之形象意在突顯其醫師之身分，而非僅代表個人之身分，其所為之言行舉止自應受醫師倫理規範之要求。準此，醫師本於醫師身分、醫師專業為之，且已侵害病人隱私權，顯已違反醫學倫理第11條之尊重病人隱私權規定，應可認符合醫師法第25條第4款規定，執行業務違背醫學倫理之要件，適用同法第25條之1第1項第4款規定，處

以廢止醫師執業執照之懲戒[26]。

貳、醫療機構

一、管制目的

　　為保障民眾知之權益及就醫安全，法規嚴格限制醫療人員行為規範，不得違法廣告誤導民眾。因諸多醫療行為涉及倫理議題，故須徵得主管機關許可，使得為之[27]。是醫事人員為產品代言，其行為或內容涉及違規醫療廣告或藥物廣告者，應依違反醫療法或醫事法規定處理[28]。準此，在醫事人員為專門職業之人，故業務行為應有管制。舉例言之：（一）醫療機構收取醫療費用之標準，由直轄市、縣（市）主管機關核定之（醫療法第21條）；（二）醫療機構，不得以中央主管機關公告禁止之不正當方法，招攬病人。醫療機構及其人員，不得利用業務上機會獲取不正當利益（醫療法第61條）。違反前開規定者，依同法第103條第1項第1款規定，可處新臺幣5萬元以上25萬元以下罰鍰[29]；（三）非醫療機構，不得為醫療廣告（醫療法第84條）。因醫療業務不屬於商業營利性質，故在醫療廣告上醫療法設有嚴格規定；（四）醫師除正當治療目的外，不得使用管制藥品及毒劇藥品（醫師法第19條）；（五）醫療機構應申請主管機關許可後，始得實施人工生殖、接受生殖細胞之捐贈、儲存或提供之行為（人工生殖法第6條）。

二、醫療廣告

（一）定義

　　所謂醫療廣告，係指利用傳播媒體或其他方法，宣傳醫療業務，以達

---

[26] 臺北高等行政法院96年度訴字第2853號行政判決。

[27] 陳聰富、陳彥元、楊哲銘、吳志正、王宗倫、邱玟惠，醫療法律，元照出版有限公司，2012年4月，頁5至12。陳聰富，醫療責任的形成與展開，臺大出版中心，2015年10月，2版，頁41至70。

[28] 行政院衛生福利部2004年6月8日醫字第0930203280號函。

[29] 法源法律網，http://www.Jawbank.com.tw/news/NewsContent.fisp，最後瀏覽日期：2019年4月8日。

招徠患者醫療爲目的之行爲（醫療法第9條）。例如，刊登之廣告載有中風、腰酸、失眠症等症狀、病名，顯有暗示或影射醫療業務，自應視爲醫療廣告[30]。再者，醫療廣告不以實施有償或無償之醫療行爲爲成立要件，凡屬醫師業務之醫療廣告均屬之[31]。

（二）管制

非醫療機構，不得爲醫療廣告（醫療法第84條）。醫療廣告，其內容以下列事項爲限：1. 醫療機構之名稱、開業執照字號、地址、電話及交通路線；2. 醫師之姓名、性別、學歷、經歷及其醫師、專科醫師證書字號；3. 全民健康保險及其他非商業性保險之特約醫院、診所字樣；4. 診療科別及診療時間；5. 開業、歇業、停業、復業、遷移及其年、月、日；6. 其他經中央主管機關公告容許登載或播放事項（醫療法第85條第1項）[32]。利用廣播、電視之醫療廣告，在前項內容範圍內，得以口語化方式爲之。但應先經所在地直轄市或縣（市）主管機關核准（第2項）。醫療機構以網際網路提供之資訊，除有第103條第2項各款所定情形外，不受第1項所定內容範圍之限制，其管理辦法由中央主管機關定之（第3項）。醫療廣告不得以下列方式爲之：1. 假借他人名義爲宣傳；2. 利用出售或贈與醫療刊物爲宣傳；3. 以公開祖傳祕方或公開答問爲宣傳；4. 摘錄醫學刊物內容爲宣傳；5. 藉採訪或報導爲宣傳；6. 與違反前條規定內容之廣告聯合或並排爲宣傳；7. 以其他不正當方式爲宣傳（醫療法第86條）。

（三）罰則

違反第84條規定爲醫療廣告者，處新臺幣5萬元以上25萬元以下罰鍰（醫療法第104條）。例如，未取得合法醫師資格，亦非醫療機構，擅自在報紙刊載「祖傳祕方、煉成藥水，治四肢無力、頭暈頭痛」等字樣之醫療廣告，自應依醫療法第104條處以罰鍰[33]。

---

[30] 最高行政法院77年度判字第807號行政判決。
[31] 最高行政法院76年度判字第108號行政判決。
[32] 最高行政法院93年度判字第1102號行政判決。
[33] 最高行政法院78年度判字第576號行政判決。

三、案例分析

以不正當行為或以虛偽之證明、報告、陳述而領取保險給付、申請核退或申報醫療費用者，處以其領取之保險給付、申請核退或申報之醫療費用2倍至20倍之罰鍰（全民健康保險法第81條第1項）。全民健康保險法第81條第1項之罰鍰並非定額，應由裁罰機關就具體個案調查應處罰鍰金額為基礎，參考全民健康保險保險人執行全民健康保險法罰鍰注意事項，並比較其他行政法上義務規定之罰鍰額度[34]。裁罰機關除可課予罰鍰外，保險醫事服務機構有前項規定行為，其情節重大者，保險人亦應公告其名稱、負責醫事人員或行為人姓名及違法事實，此為影響名譽處分（第2項）。再者，詐領健保費用之行為，成立詐欺取財罪（刑法第339條第1項）與行使業務登載不實文書罪（刑法第215條、第216條）。

參、行政契約

人民之訴訟權應予保障（憲法第16條），旨在確保人民於其權利受侵害時，得依法定程序提起訴訟以求救濟。中央健康保險署依其組織法關係國家機關，為執行其法定之職權，就辦理全民健康保險醫療服務有關事項，而與各醫事服務機構締結全民健康保險特約醫事服務機構合約，約定由特約醫事服務機構提供被保險人醫療保健服務，以達促進國民健康、增進公共利益之行政目的，故此項合約具有行政契約之性質。締約雙方對契約內容發生爭議時，屬於公法上爭訟事件。公法上之爭議，除法律別有規定外，得依本法提起行政訴訟（行政訴訟法第2條）。人民與中央或地方機關間，因公法上原因發生財產上之給付或請求作成行政處分以外之其他非財產上之給付，得提起給付訴訟。因公法上契約發生之給付，亦同（行政訴訟法第8條第1項）。規定，應循行政訴訟途徑尋求救濟。準此，保險醫事服務機構與中央健康保險局締結上開合約，發生履約爭議時，經該醫事服務機構依全民健康保險法第5條第1項所定程序提請審議，對審議結果仍有不服，自得依法提起行政爭訟[35]。

---

[34] 法務部2006年7月17日法律決字第0950023015號函。
[35] 大法官釋字第533號解釋。

肆、行政責任

一、行政處分類型

醫療法第101條至第105條、第107條至第117條規範違反醫療法之行政責任，其包含罰鍰、限期改善、停業處分、廢止開業執照、中止人體試驗、不得申請設立醫療機構、吊銷醫師證書、廢止許可、移送強制執行等處分。例如，就罰鍰而言，私立醫療機構，處罰負責醫師（醫療法第115條第1項）。而於醫療法人設立之醫療機構，處罰醫療法人（第2項）。所處罰鍰經限期繳納，屆期未繳納者，依法移送強制執行（醫療法第117條）。醫療機構或醫事人員不服行政處分時，得提起訴願、行政訴訟救濟。例如，醫療機構或醫事人員不服主管機關衛生局所為行政處分，得向行政院衛生福利部提起訴願，請求撤銷或變更原處分。醫療機構或醫事人員不服訴願決定者，得向高等行政法院提起撤銷之訴，作為救濟方法。

二、按次連續處罰

按次連續處罰以違規事實持續存在為前提，而使行政機關每處罰一次，即各別構成一次違規行為，顯以合理且必要之行政管制行為，作為區隔違規行為次數之標準，除法律將按次連續處罰之條件、前後處罰之間隔及期間，為明確之特別規定，或違規事實改變而非持續存在之情形者外，前次處罰後之持續違規行為，即為下次處罰之違規事實，始符合按次連續處罰之本旨。職是，藥物廣告行為之特性與其法定處罰金額，應認持續之藥物違規廣告，固得藉裁處罰鍰之次數，作為認定其違規行為之次數。惟經行政機關介入而區隔為一次違規行為時，倘該次處罰之違法廣告則數愈多，違法行為之不法內涵升高，行政機關得於法定罰鍰額度內，予以斟酌加重處罰[36]。

---

[36] 最高行政法院101年度判字第202號行政判決。

伍、例題解析

一、平等原則

所謂行政自我拘束原則，係指行政機關非有正當理由，作成行政行為時，對行為所規制之對象，不得為差別待遇，此為平等原則（憲法第7條；行政程序法第6條）[37]。處分機關作成行政處分後，其與相對人相同，應受行政處分之拘束。主管機關發布之內部裁量基準，因對外發布，且在個案中被反覆遵行，基於平等原則或行政自我拘束原則而產生外部效力，得作為審查裁量，是否有濫用情事之法規範基礎[38]。如例題22所示，A市政府衛生局自訂A市政府衛生局處理違反各項醫療衛生法規案件統一裁罰基準，其中處理違反醫師法統一裁罰基準表，就醫師違反醫師法第28條之4者，第1次處罰鍰新臺幣（下同）10萬元，停業1個月；第2次處罰鍰20萬元，停業3個月。A市政府衛生局基於平等原則，對於事物本質上相同之事件，倘無作成不同處理之明顯根據，應作相同之處理。準此，甲醫師第1次違反醫師法第28條之4規定，A市政府衛生局作成處罰鍰10萬元與停業3個月之處分，停業3個月之處分，違反行政自我拘束原則，甲醫師得提起撤銷訴願與撤銷訴訟救濟之。甲亦得於行政法院之終局判決確定前，暫時保全其權利，對受理訴願機關與行政法院提出申請或聲請停止執行（訴願法第93條；行政訴訟法第116條）。

二、全民健康保險特約醫事服務機構合約爭議

（一）行政契約與行政處分併行

行政契約與行政處分得併行之，此觀中央健康保險署與特約醫療院所訂定全民健康保險特約醫事服務機構合約後，對於特約醫療院所之違約事項，仍常以行政處分處以違約記點、扣減醫療費用、停止或終止特約，即其適例[39]。

---

[37] 行政程序法第7條規定：行政行為非有正當理由，不得為差別待遇。
[38] 臺中高等行政法院93年度訴字第436號行政判決。
[39] 最高行政法院104年度判字第681號行政判決。

（二）行政爭訟程序

中央健康保險署依其組織法規係國家機關，爲執行其法定之職權，就辦理全民健康保險醫療服務有關事項，其與各醫事服務機構締結全民健康保險特約醫事服務機構合約，約定由特約醫事服務機構提供被保險人醫療保健服務，以達促進國民健康、增進公共利益之行政目的，故此項合約具有行政契約之性質。契約之特約內容大致上與全民健康保險法規所命定之要件與效果均相同，故該行政契約爲定型化契約[40]。如例題23所示，締約雙方對契約內容發生爭議時，屬於公法上爭訟事件，應循行政訴訟途徑尋求救濟。保險醫事服務機構與中央健康保險署締結行政契約，倘因而發生履約爭議，經醫事服務機構依全民健康保險法第5條第1項所定程序提請審議，對審議結果仍有不服，自得依法提起訴願與行政訴訟[41]。

三、未申請執業登記

護理人員應向執業所在地直轄市、縣（市）主管機關申請執業登記，領有執業執照，始得執業（護理人員法第8條第1項）。違反第8條第1項，處新臺幣6千元以上3萬元以下罰鍰，並令其限期改善；屆期未改善者，處1個月以上1年以下之停業處分（第33條）。如例題24所示，甲雖領有護理師執照，然未向A市主管機關申請執業登記，甲爲A市市民施打流感疫苗之行爲，違反護理人員法第8條第1項規定，應處新臺幣6千元以上3萬元以下罰鍰。

四、刊播藥物廣告

藥商刊播藥物廣告時，應於刊播前將所有文字、圖畫或言詞，申請中央或直轄市衛生主管機關核准，並向傳播業者送驗核准文件。原核准機關發現已核准之藥物廣告內容或刊播方式危害民眾健康或有重大危害之虞時，應令藥商立即停止刊播並限期改善，屆期未改善者，廢止之（藥事法第66條第1項）。藥物廣告在核准登載、刊播期間不得變更原核准事項

---

[40] 賴恒盈，保險行政爭訟實務，100年培訓高等行政法院暨地方法院行政訴訟庭法官理論課程，司法院司法人員研習所，2011年5月30日，頁16。
[41] 大法官釋字第533號解釋。

（第2項）。違反第66條第1項規定者，處新臺幣20萬元以上500萬元以下罰鍰（藥事法第92條第4項）。如例題25所示，臺北市之甲藥商刊播治療肝病之藥物廣告前，未於刊播前將所有文字、圖畫或言詞，申請臺北市衛生主管機關核准，期間雖長達1年。然長期持續反覆實施之違規廣告行為，在法律上應整體評價為一行為，持續反覆實施之違規廣告行為，得藉行政機關裁處罰鍰之次數，作為認定其違規行為之次數，經行政機關裁處後，始中斷其接續性，而區隔為一次違規行為，嗣後行為人所為該當構成要件之違規行為，始為另一行為之開始，再行處罰[42]。準此，甲藥商刊播治療肝病之藥物廣告，期間雖長達1年，然法律上應整體評價為一行為，一行為一罰，應處新臺幣20萬元以上500萬元以下罰鍰。

---

[42] 最高行政法院105年度判字第623號行政判決；臺北市政府衛生局處理違反藥事法事件統一裁罰基準第3條。

第七章

醫療行為之民事責任

關鍵詞

可歸責事由、不完全給付、請求權競合、間接受害人、
財產上之損害、非財產上之損害

民法規定民事主體之私法權利義務，所規範之法律關係，屬私法上之權利義務，關於醫病之法律關係，最常見之民事責任型態，是契約法或侵權行為法。契約法雖規範當事人自願交易所形成之法律關係，然在非交易情形下產生之意外事故或傷害事件，應由侵權行為法規範當事人權利義務關係。我國醫療事故之當事人，大多依據契約法及侵權行為法要求醫師或醫療機構負損害賠償之責任[1]。不論基於侵權行為或契約債務之責任，均應證明醫療行為與損害間具有相當因果關係，始得請求醫療行為人負損害賠償責任[2]。

第一節　民事訴訟程序

所謂民事訴訟者，係國家司法機關之法院，就平等的私人間生活關係所生之私法上之訟爭事件，參與於對立之當事人間，適用法律，予以判決解決之法律程序[3]。我國民事訴訟法採有償主義，當事人利用民事訴訟制度，請求國家司法機關之法院為裁判，法院應收取裁判費與其他審判行為所需之費用（民事訴訟法第77條之1至第77條之27）。民事訴訟適用當事人進行主義與辯論主義，原則上依當事人主張與攻防，當事人未提出之事實與證據，民事法院不得斟酌。民事管轄法院，詳如表7-1所示。

表7-1　民事管轄法院

管轄法院	法條依據	內容
第一審法院	民事訴訟法第244條、第427條	1. 地方法院民事普通庭 2. 金額或價額新臺幣（下同）50萬元以下，由地方法院民事簡易庭審理。
第二審法院	民事訴訟法第437條、第436條之1	1. 地方法院民事普通庭 2. 高等法院
第三審法院	民事訴訟法第464條、第466條	上訴所得利益逾150萬元者，得向最高法院提起上訴。

---

[1] 何建志，醫療法律與醫學倫理，元照出版有限公司，2016年10月，3版，頁82至83。

[2] 陳聰富，醫療責任的形成與展開，臺大出版中心，2015年11月，2版，頁370。

[3] 姚瑞光，民事訴訟法論，自版，1991年8月，頁3。

例題26

　　甲因眼疾而前往坐落嘉義市之A醫療財團法人就醫，由A醫療財團法人之乙醫師診治，並告知需開刀治療，嗣後安排甲住院，並由乙醫師進行手術，甲經眼部手術後，造成視力銳減，甲主張依據醫療契約與侵權行為關係，請求A醫療財團法人與乙醫師應負連帶賠償責任，乙醫師之住所在臺南市。試問甲以A醫療財團法人與乙醫師為被告，提起民事訴訟，得由何法院管轄？

壹、管轄法院

　　所謂管轄，係指同級或不同級法院間，就多數之訴訟事件，各自行使裁判權之界限，依法令劃分，由法院掌管裁判或處理。某法院依據法令規定，就某訴訟事件，應或得掌管裁判者，謂之有管轄權[4]。

一、以原就被原則

　　民事訴訟，由被告醫事人員住所地之法院管轄。被告醫事人員住所地之法院不能行使職權者，由其居所地之法院管轄。訴之原因事實發生於被告醫事人員居所地者，亦得由其居所地之法院管轄（民事訴訟法第1條第1項；醫療法第10條）。準此，稱為「以原就被」原則。

二、被告法人

（一）公立醫療機構

　　對於公立醫療機構之訴訟，由其公務所所在地之法院管轄；其以中央或地方機關為被告時，由該機關所在地之法院管轄（民事訴訟法第2條第1項）。所謂公立醫療機構，係指由政府機關、公營事業機構或公立學校所設立之醫療機構（醫療法第3條）。

---

[4] 姚瑞光，民事訴訟法論，自版，1991年8月，頁18。

（二）醫療法人或私立醫療機構

對於醫療法人或私立醫療機構為訴訟當事人之訴訟，由其主事務所或主營業所所在地之法院管轄（民事訴訟法第2條第2項）[5]。所謂私立醫療機構，係指由醫師設立之醫療機構（醫療法第4條）。所謂醫療法人，包括醫療財團法人及醫療社團法人（醫療法第5條第1項）。

三、醫療契約事件

因醫療契約涉訟者，經當事人定有債務履行地時，得由醫療契約履行地之法院管轄（民事訴訟法第12條）。當事人約定有債務履行，無論以文書或言詞，抑以明示或默示為之，是否與債權契約同時訂定，均無不可。故其履行地定有數處或雙務契約當事人所負擔之債務定有互異之債務履行地者，各該履行地之法院均有管轄權[6]。

四、醫療侵權行為事件

因醫療侵權行為涉訟者，得由醫療行為地之法院管轄（民事訴訟法第15條第1項）。所謂行為地，凡為一部實行行為或其一部行為結果發生之地，均屬行為地之範圍[7]。

五、法院管轄競合

就同一民事訴訟，數法院有管轄權者，原告得任向其中一法院起訴，此稱原告之選擇管轄權（民事訴訟法第22條）。例如，原告病患本於醫療契約與醫療侵權行為，向醫事人員或醫療機構請求損害賠償，得向被告醫事人員、醫療機構、侵權行為之所在法院或醫療契約履行地之法院起

---

[5] 最高法院93年度台上字第61號民事判決：民事訴訟法第136條所稱營業所，係指應受送達人從事商業或其他營業之場所而言，初不以其是否為主營業所為限，此與同法第2條規定私法人應依其主營業所所在地定普通審判籍，為屬訴訟管轄法院之規範不同。

[6] 林洲富，民事訴訟法理論與案例，元照出版有限公司，2018年2月，3版1刷，頁16。

[7] 最高法院56年台抗字第369號民事判例。

訴（民事訴訟法第1條第1項、第2條第1項、第2項、第12條、第15條第1項）。

貳、訴訟程序類型

一、小額訴訟程序

關於請求給付金錢或其他代替物或有價證券之訴訟，其標的金額或價額在新臺幣10萬元以下者，適用小額訴訟程序（民事訴訟法436條之8第1項）。例如，原告病患本於醫療契約或醫療侵權行為，請求損害賠償金額在新臺幣10萬元以下，適用小額訴訟程序。

二、簡易訴訟程序

關於財產權之訴訟，其標的之金額或價額在新臺幣50萬元以下者，適用簡易訴訟程序（民事訴訟法第427條第1項）。原告病患本於醫療契約或醫療侵權行為，請求損害賠償金額在新臺幣50萬元以下，適用簡易訴訟程序。

三、普通訴訟程序

普通訴訟程序係與簡易訴訟程序相對，凡不適用簡易程序者，即屬通常訴訟程序之範圍。對於第一審之終局判決，除別有規定外，得上訴於管轄第二審之法院（民事訴訟法第437條）。對於第二審之終局判決，除別有規定外，得上訴管轄第三審之法院（民事訴訟法第464條）。對於財產權訴訟之第二審判決，倘因上訴所得受之利益，逾新臺幣150萬元者，得上訴第三審（民事訴訟法第466條第1項）。

參、民事法院審級制度

我國民事訴訟法採審級救濟制度，以三級三審制為建構原則，依序為地方法院、高等法院及最高法院。當事人對不服第一審之判決得上訴於第二審、對不服第二審之判決得上訴第三審。依我國民事訴訟制度，第一審、第二審為事實審、第三審為法律審。法律審著重統一法律之解釋與適

用，以維法律見解之一致性，故立法機關得權衡訴訟事件之性質，以定其第三審上訴之程序要件（民事訴訟法第466條）[8]。

肆、例題解析

　　甲因眼疾而前往坐落嘉義市之A醫療財團法人就醫，由A醫療財團法人之乙醫師診治與進行手術，甲經眼部手術後，造成視力銳減，甲主張依據醫療契約與侵權行為關係，請求A醫療財團法人與乙醫師應負連帶賠償責任，以A醫療財團法人與乙醫師為被告，提起民事訴訟，得以乙醫師住所地之臺灣臺南地方法院、A醫療財團法人住所地之臺灣嘉義地方法院、醫療行為地之臺灣嘉義法院或醫療契約履行地之臺灣嘉義法院管轄（民事訴訟法第1條第1項、第2條第2項、第12條、第15條第1項）。職是，甲得就臺灣臺南地方法院或臺灣嘉義地方法院，擇其中一法院提起民事訴訟（民事訴訟法第22條）。

第二節　侵權行為責任

　　醫療行為因具專業性、錯綜性及不可預測性，且醫師依法有不得拒絕病人之救治義務，為兼顧醫事人員專業及病人權益，民事損害賠償之要件，以違反醫療上必要之注意義務，且逾越合理臨床專業裁量（醫療法第82條第2項）。醫療法第82條第1項、第2項規範醫事人員之民事責任，醫療法第82條第5項規範醫療機構之民事責任，為民法之特別法，應優先適用。

例題27

　　護理師施打葡萄糖酸鈣前，通常會沖洗輸液套，此為護理師之一般常識。A醫院之甲護理師為乙病患輸注葡萄糖酸鈣時，依一般醫療常規，應注意徹底完全沖洗點滴之輸液套。甲護理師為乙病患添加葡萄糖酸鈣前，竟疏未注意，而未徹底清洗輸注套，致第三代抗生素與低血鈣

---

[8]　大法官釋字第574號解釋。

藥物產生藥物沉澱,乙病患於事發接受低血鈣藥物治療後,隨即於同日,產生癲癇發作及休克等症狀,係因第三代抗生素與低血鈣藥物混用後產生藥物沉澱,而該藥物沉澱注射入乙病患體內後,導致產生癲癇發作、嘔吐、昏迷並休克之副作用,後於接受急救時,因血壓、呼吸、心跳不正常等症況,致腦部供血量不足而缺氧,進而受有缺氧性腦病變等重傷害。試問甲護理師與A醫院是否應負損害賠償責任,理由為何?

壹、契約責任與侵權責任

契約責任係因違反契約義務所形成之債務不履行損害賠償責任,而侵權責任係因不法侵害他人權益所生之損害賠償責任。侵權行為與債務不履行為不同之法律制度,各有其適用範圍、規範功能與社會任務,在法律之適用,自應有其分際[9]。申言之,債務不履行與侵權行為在民事責任體系,各有其不同之適用範圍、保護客體、規範功能及任務分配。契約責任之債務不履行所保護之客體,主要為債權人之給付利益或履行利益(民法第199條)。侵權行為保護之客體,主要為被害人之固有利益、持有利益或完整利益(民法第184條第1項前段)。因民法第184條第1項前段所保護之法益,原則上限於權利或固有利益,而不及於權利以外之利益,特別是學說上所稱之純粹經濟上損失或純粹財產上損害,以維護民事責任體系上應有之分際,並達成立法上合理分配及限制損害賠償責任,適當填補被害人所受損害之目的。債務人因債務不履行所侵害之客體,有僅為債權人之債權或履行利益,有除債權人之債權外,尚及於債權人之固有利益,如物權。前者固應優先適用債務不履行之規定,而無侵權行為規定之適用;後者因已符合侵權行為之要件,可另成立侵權行為,而與債務不履行發生競合併存之關係,債權人得合併或擇其中之法律關係主張之[10]。

---

[9] 林大洋,侵權責任與契約責任之分與合,法令月刊,67卷10期,2016年10月,頁61至62。

[10] 最高法院43年台上字第639號、第752號民事判例;最高法院98年度台上字第1961號民事判決。

貳、醫事人員

一、構成要件

　　醫療之必要注意義務醫療業務之施行，應善盡醫療上必要之注意（醫療法第82條第1項）。醫事人員因執行醫療業務致生損害於病人，以故意或違反醫療上必要之注意義務，且逾越合理臨床專業裁量所致者為限，負損害賠償責任（第2項）。第2項注意義務之違反及臨床專業裁量之範圍，應以該醫療領域當時當地之醫療常規、醫療水準、醫療設施、工作條件及緊急迫切等客觀情況為斷（第4項）。準此，病患依侵權行為或債務不履行之法律關係，請求醫事人員負賠償損害者，須醫事人員因故意或違反醫療上必要之注意義務，且逾越合理臨床專業裁量所造成病患受有損害。

二、善盡醫療上必要之注意

　　所謂善盡醫療上必要之注意，係指醫療行為須符合醫療常規。行為人應依循一般公認臨床醫療行為準則，並正確保持相當方式與程度之注意，始符合已為應有之注意，此為善良管理人之注意。就醫療臨床實務以觀，因每位病人體質差異及病程變化複雜多樣，醫師於診療病人時，本應斟酌個別病人之身體狀況、具體病情及病程變化等條件，依其專業裁量判斷，選擇最適當及有利病人之治療方式，而非侷限單一標準或參考文獻、指引，始符合醫療常規[11]。

三、客觀注意義務

　　侵權行為法規範目的，在於合理分配損害，過失之認定，應採客觀標準。所謂醫療過失行為，係指違反醫療上必要之注意義務，且逾越合理臨床專業裁量，且行為人違反依其所屬職業，通常所應預見及預防侵害他人權利行為義務。申言之，過失責任主要為客觀注意義務之違反，客觀注意義務可區分為預見結果義務與迴避結果義務[12]。醫療行為具有高度專業

---

[11] 臺灣高等法院103年度醫上字第36號民事判決。
[12] 黃丁全，醫事法，月旦出版社，1995年，頁294以下。

性，醫師應依其醫學專業知識，針對病人之個別情形與體質而診斷病情，並判斷客觀上何種治療方式最符合病人之利益。在符合病患之最佳利益範圍內，應容許醫師有相當程度之專業裁量權。醫師之專業判斷不正確而發生醫療錯誤，縱然致使病人受有損害，惟醫師僅於就損害之發生具有預見與避免可能性而有過失時，始負損害賠償責任[13]。

參、醫療機構

一、過失責任主義

醫療機構因執行醫療業務致生損害於病人，以故意或過失爲限，負損害賠償責任（醫療法第82條第5項）。是病患依侵權行爲或債務不履行之法律關係，請求醫療機構賠償損害者，須醫療機構因故意或過失造成病患受有損害。醫療機構之損害賠償責任，適用過失責任主義。

二、故意或過失之定義

故意或過失之認定，因民法或醫療法均未定義，自可參考刑法就過失或故意之定義。申言之：（一）過失之成立要件，爲注意義務之違反及結果之發生。行爲人雖非故意，然按其情節應注意，並能注意，而不注意者，其屬於無認識過失，由客觀情形與個人義務與能力評定下，非不能注意者，竟因注意義務之違反而導致結果之發生，其屬於無認識過失（刑法第14條第1項）。行爲人對於構成要件之事實，雖預見其能發生而確信其不發生者（第2項）。其屬於有認識過失，行爲人在可非難之自信，認爲沒問題時，仍因注意義務之違反而令結果發生[14]；（二）行爲人對於構成要件之事實，明知並有意使其發生者，爲故意，此爲直接故意（刑法第13條第1項）。行爲人對於構成要件之事實，預見其發生而其發生並不違背其本意者，以故意論，此爲間接故意（第2項）。

---

[13] 臺灣高等法院101年度醫上字第34號民事判決。

[14] 陳英淙，探討醫療行爲之客觀注意義務—以最高法院97年台上字第3428號判決爲例，長庚人文社會學報，3卷1期，2010年4月，頁147至169。

肆、侵權行爲之構成要件

一、因果關係

（一）相當因果關係

侵權行爲之債，以有侵權之行爲及損害之發生，並兩者間有相當因果關係爲其成立要件，此爲責任成立之相當因果關係。相當因果關係由條件關係及相當性所構成，必先肯定條件關係後，繼而判斷條件之相當性，始成立相當因果關係。相當性之審認，必以行爲人之行爲所造成之客觀存在事實，爲觀察之基礎，並就此客觀存在事實，依吾人智識經驗判斷，通常均有發生同樣損害結果之可能者，始爲相當。倘侵權之行爲與損害之發生間，僅止於條件關係或事實上因果關係，而不具相當性者，行爲不具備責任成立之相當因果關係，或爲被害人所生損害之共同原因[15]。換言之，所謂相當因果關係，係指依經驗法則，綜合行爲當時所存在之一切事實，爲客觀之事後審查，認爲在一般情形上，有此環境，有此行爲之同一條件，均發生同一之結果者，條件爲發生結果之相當條件，行爲與結果間有相當因果關係。反之，在一般情形時，有此同一條件存在，而依客觀之審查，認爲不必均發生此結果者，條件與結果並不相當，不過爲偶然之事實而已，其行爲與結果間即無相當因果關係[16]。職是，病患應證明醫療機構或醫事人員之醫療行爲係損害發生之原因，業務行爲與損害之發生，具有因果關係。倘病患無法舉證因果關係之存在，損害賠償之構成要件不成立[17]。

（二）比例因果關係

傳統因果關係理論，基於全有或全無原則，原告應證明責任成立因果關係事實之存在。由於醫療行爲與人體結構之複雜性，當原告於接受醫療行爲後受有損害，經常無法證明係由單一因素或數因素導致，倘法院均採傳統相當因果關係理論，原告將難以舉證證明，被告之行爲與損害發生原

---

[15] 最高法院101年度台上字第443號民事判決。

[16] 最高法院98年度台上字第1953號民事判決。

[17] 陳月端，民事醫療因果關係之探討，財產法暨經濟法，35期，2013年9月，頁3至5。最高法院106年度台上字第89號民事判決。

因具有高度蓋然性，原告無法舉證時，法院將認定被告無須負損害賠償責任。準此，諸多醫療事故案例，對於病患可能發生不公平現象[18]。故學說針對於因果關係全有或全無原則，造成損害結果發生可能有複數原因，而無法確知何者為損害之真正原因時，倘法院據此確定因果關係全部不存在，對於被害人未必公平，故有比例因果關係理論產生，認為原告僅需證明一定比例之因果關係與可能性，即可成立因果關係，而令被害人負擔一定比例責任，對於當事人間之責任分擔，較為公平[19]。比例因果關係僅就因果關係之可能性比例，加以證明，無須證明因果關係確屬存在[20]。相當因果關係全有或全無之判斷，可能產生過度賠償或賠償不足之情形，未必符合侵權行為法之嚇阻預防目的[21]。故比例責任之運用，除可提供病患公平之救濟外，亦可課以醫療機構或醫事人員適度責任，有助於緩解醫患間之緊張關係[22]。例如，因癲癇症狀之發生極為複雜，倘採取傳統之相當因果關係理論，證明極為困難，將對病患產生不公平之情形，故就癲癇病因採取比例因果關係說，審究醫療行為是否有造成癲癇症狀之高度蓋然性比例[23]。

（三）疫學因果關係

1. 公害事件

公害事件充滿諸多複雜及不確定性等因素，被害者常基於專業知識不足及相關資料取得不易，導致因果關係舉證困難。就公害事件以觀，因果關係存在與否之舉證，無須嚴密之科學檢證，僅要達到蓋然性舉證即可。例如，疫學因果關係理論係建立在抽象因果關係歷程[24]。所謂疫學因果關

---

[18] 陳聰富，醫療責任的形成與展開，臺大出版中心，2015年10月，2版，頁402至407。

[19] 陳聰富，醫療事故之因果關係—最高法院96年度台上字第2032號民事判決評析，法令月刊，60卷10期，2009年10月，頁56。

[20] 陳聰富，醫療責任的形成與展開，臺大出版中心，2015年10月，2版，頁402至407。

[21] 陳月端，民事醫療因果關係之探討，財產法暨經濟法，35期，2013年9月，頁11。

[22] 楊垠紅，喪失生存機會侵權中比例責任之適用，華東政法大學學報，1期，2016年1月，頁107至116。

[23] 臺灣臺北地方法院103年度保險簡上字第7號民事判決。

[24] 陳聰富，醫療責任的形成與展開，臺大出版中心，2015年10月，2版，頁407至410。

係或流行病學因果關係，係指對於不明因素之流行病與假設原因間，運用大量觀察資料之統計，可獲致發生結果之某種程度蓋然性，以推定其因果關係[25]。在事實因果關係成立之認定過程，基於既有之經驗法則，或援引與個案相似之現成實證科學資料，就已知之統計數據與個案情節相比較，以判斷個案之某原因與結果間，是否符合充要條件之要求[26]。疫學因果關係就具體個案因果關係之證明而言，首先須以經驗法則、科學實證資料及統計數據，建構出類型化案件之整體抽象因果關係，繼而比對個案情節，以判定個案因果關係，作爲損害賠償歸責之基礎[27]。以疫學觀點認定因果關係，須具備以下四要件：(1)損害結果出現前，可疑因子於病變前有一定期間作用。可疑因子之有無與結果極度相關，具備時間上、空間上之關聯性；(2)可疑因子作用之程度越明顯，損害結果發生率越高；(3)除去可疑因子時，損害程度可降低。從記載因子分佈消長之立場，從流行病學之角度觀察，合於流行之特徵；(4)以危險因子產生之機制，其與既存之科學角度觀點並無矛盾處。準此，基於科學及統計學對人類健康狀態及其決定因素之研究，在符合疫學四要件時，僅要條件相互關聯，並以統計爲背景，作出合理程度之證明，確認抽象因果關係之存在，即可推定個案因果關係之成立[28]。

2. 案例解析

公害事件之形成，具有地域性、共同性、持續性及技術性等特徵，其肇害因素常屬不確定，損害之發生復經長久時日，綜合各種肇害根源，湊合累積而成，被害人舉證損害發生之原因，甚爲困難，故被害人能證明危險有發生損害之蓋然性或相當程度可能性時，而被告不能提出相反之證據，以推翻原告之舉證，即可推定因果關係存在，其主張因公害導致身體或健康受損者，判斷因果關係是否存在，係以疫學因果關係爲判斷基準，即某種因素與身體、健康受損發生之原因，就疫學上可考慮之若干因素，

---

[25] 陳月端，民事醫療因果關係之探討，財產法暨經濟法，35期，2013年9月，頁11。
[26] 陳聰富，醫療責任的形成與展開，臺大出版中心，2015年10月，2版，頁407至410。
[27] 吳志正，以疫學手法作爲民事因果關係認定之檢討，東吳法律學報，20卷1期，2008年7月，頁205至236。
[28] 陳聰富，醫療責任的形成與展開，臺大出版中心，2015年10月，2版，頁407至410。

利用統計方法，以合理之蓋然性爲基礎，即使不能證明被告之行爲，確實造成原告目前損害，然在統計上，被告之行爲所增加之危險已達醫學上合理確定性，即應推定因果關係之存在。在醫學統計而言，吸煙者罹患肺癌之比例遠超未吸煙者，即可推定吸煙與肺癌間因果關係存在。原告雖主張其身體、健康受損與某因素之存在有疫學上因果關係存在，仍應提出相關統計數字以證明醫學上合理確定性存在，未能提出合理之統計數字，難認已盡其舉證責任[29]。例如，上訴人提出之研究報告雖記載：曝露在基地臺下有可能造成癲癇發作，不能排除行動電話放射線不具備致癌風險，位於頂樓基地臺應加置防護罩、柵欄或其他保護措施，以排除在可能已超過曝露限制範圍之磁場接觸，有其必要性，因基地臺力電磁波有肇致疾病危險等情。惟上訴人所提之研究報告並無相關醫學統計數據，足資證明行動電話基地臺放射之電磁波，有肇致人類腦部病變之醫學上合理確定性，不足爲基地臺放射之電磁波與上訴人腦部病變有疫學上因果關係之證明[30]。

3. 醫療行為不適用疫學因果關係理論

　　一般醫療事故個案，因醫師之疏失導致各種併發症出現，醫界在醫學文獻中統計之數據，大抵有相類似之前經驗存在，足以證明醫師之疏失與併發症發生之抽象因果關係，以作爲個案事實上因果關係判斷之有無。除非該系爭案件爲前所未有、因果不明之新型傷害，否則一般醫療事故因果關係之判斷，不適用疫學因果關係[31]。

（四）特殊體質因果關係

1. 蛋殼頭蓋骨理論

　　因病患之特殊體質，對某類藥物或醫療處置產生過敏反應，造成之傷亡結果，醫師於過失層次上，須論及一般醫師對於副作用有無「預見之可能」及「有否避免損害發生之可能」，予以判定[32]。所謂蛋殼頭蓋骨理論

---

[29] 臺灣高等法院91年度上字第932號民事判決。

[30] 臺灣高等法院91年度上字第932號民事判決。

[31] 吳志正，以疫學手法作爲民事因果關係認定之檢討，東吳法律學報，20卷1期，2008年7月，頁218。

[32] 陳月端，民事醫療因果關係之探討，財產法暨經濟法，35期，2013年9月，頁22。陳聰富，醫療責任的形成與展開，臺大出版中心，2015年10月，2版，頁411至413。

（The egg-shellskull rule），係指侵權行為人須對行為時之被害人情況負責，行為人不得以被害人頭殼異常脆弱，作為免除責任之事由，以保護被害人[33]。依蛋殼頭蓋骨理論，無論被害人如何脆弱，行為人之行為所引起之損害，縱使非一般人所能預期者，行為人仍應負擔損害賠償責任[34]。準此，基於侵權行為法保護被害人之目的，被害人之特殊體質對因果關係之成立不生影響，加害人不得主張被害人所受傷害，係因其特殊體質所致而拒絕賠償[35]。

2. 案例分析

所謂相當因果關係，係指依經驗法則，綜合行為當時所存在之一切事實，為客觀之事後審查，認為在一般情形，有此環境、有此行為之同一條件，均可發生同一之結果者，則條件為發生結果之相當條件，行為與結果即有相當之因果關係[36]。受傷後因病身死，應視其病是否因傷所引起，如係因傷致病，因病致死，侵權之行為與死亡之結果間，有相當因果關係[37]。所謂行為當時所存在之一切事實，解釋上應包括被害人之特殊體質，此為蛋殼頭蓋骨理論。舉例說明如後：1. 被害人患有肝硬化疾病，雖為加害人所不知，惟其死亡，本於加害人毆打行為所致，不能以病患未預為告知其已患有何疾病，而謂病患就其死亡之發生，成立與有過失[38]；2. 被害人雖因特殊疾病併發導致死亡，然不影響相當於因果關係之認定。不論被害人之特殊體質，是否與造成嗣後「右下肢挫傷併血腫、皮膚壞死及傷口感染」損害有關，因上訴人過失行為而引發此項危險，不得藉口被害人之特殊體質而得予免責[39]。依據蛋殼頭蓋骨理論，無論被害人如何脆弱，行為人之行為所引起之損害，縱使非一般人所能預期者，行為人仍應

---

[33] 王澤鑑，侵權行為法（第一冊），自版，1998年，頁237。陳聰富，因果關係與損害賠償，元照出版有限公司，2007年1月，頁65、103、156至160。

[34] 王澤鑑，侵權行為法（第一冊），自版，2003年10月，頁237至238。臺灣高等法院100年度上易字第383號民事判決。

[35] 王澤鑑，侵權行為法，自版，2015年6月，頁280。臺灣高等法院107年度抗字第1220號民事裁定。

[36] 最高法院98年度台上字第1953號民事判決。

[37] 最高法院86年度台上字第1205號民事判決。

[38] 最高法院73年台上字第4045號民事判例。

[39] 臺灣高等法院100年度上易字第383號民事判決。

負擔損害賠償責任，不得藉口被害人之特殊體質而得予免責[40、41]。

3. 類推適用過失相抵

蛋殼頭蓋骨理論是基於保護特殊體質之被害人，其於醫療事故發生時，加害人不得以被害人之特殊體質主張免責，認為被害人之特殊體質並不影響法律上因果關係之成立[42]。被害人特殊體質雖不影響損害賠償請求權之成立，然因被害人特殊體質所致之損害情形，加害人非難可能性及違法性，顯然低於一般人受害情形，令被告負擔全部損害賠償責任，未免太苛[43]。因被害人特殊體質與損害間具有原因力，其被害人仍須負擔部分損害責任。準此，類推適用過失相抵之規定，減輕加害人之責任[44]。

二、醫療業務行為

在侵權行為之損害賠償之構成要件，應具備相當因果關係。病患債權人應舉證證明醫事人員或醫療機構之業務行為，為損害發生之原因。業務行為與損害之發生，須具有因果關係。病患無法舉證相關因果關係之存在，侵權行為之構成要件不成立，不具備損害賠償請求權基礎[45]。例如，診斷為醫師於治療之前所不可或缺之醫療行為。診斷在醫療過程中甚為重要，醫師診斷延誤時，必使患者喪失治療時機，以致死亡之結果，兩者間自有相當因果關係[46]。所謂業務行為，係指個人基於其社會地位繼續反覆所執行之事務，包括主要業務及其附隨之準備工作與輔助事務。附隨之事務，必須與其主要業務有直接與密切之關係者，始可包含在業務概念中，認為屬業務之範圍[47]。侵權行為法規範目的，在於合理分配損害，因此過

---

[40] 王澤鑑，侵權行為法（第一冊），2003年10月，頁237至238。臺灣高等法院100年度上易字第383號民事判決。
[41] 臺灣高等法院100年度上易字第383號民事判決。
[42] 陳聰富，醫療責任的形成與展開，臺大出版中心，2015年10月，2版，頁411至413。
[43] 陳聰富，因果關係與損害賠償，元照出版有限公司，2007年1月，頁66。
[44] 陳聰富，過失相抵之法理基礎及其適用範圍，臺灣本土法學雜誌社，98期，2007年9月，頁299至306。
[45] 陳月端，民事醫療因果關係之探討，財產法暨經濟法，35期，2013年9月，頁32。
[46] 最高法院99年度台上字第247號民事判決。
[47] 最高法院89年度台上字第8075號刑事判決。

失認定應採客觀標準[48]。

三、侵權歸責事由

侵權行為之過失有無，應以是否怠於善良管理人之注意義務為斷[49]。以一般具有相當知識經驗且勤勉負責之人，在相同之情況，是否能預見並避免或防止損害結果之發生為準繩，以抽象輕過失作為兼顧被害人權益保護與加害人行為自由之平衡點[50]。因醫療事故而生之損害賠償請求權，其成立與否端視過失責任之有無，判斷上應以行為人之懈怠或疏失與結果之發生，有無相當因果關係而定。損害賠償責任之成立，必須同時具備損害、責任原因事實及因果關係等要件[51]。質言之，自歸責方式以觀，先具備責任要件，責任始可成立，待責任成立後，進而發生損害賠償之法律效果[52]。

四、危險責任

經營一定事業或從事其他工作或活動之人，其工作或活動之性質或其使用之工具或方法有生損害於他人之危險者，對他人之損害應負賠償責任。但損害非由於其工作或活動或其使用之工具或方法所致，或於防止損害之發生已盡相當之注意者，不在此限（民法第191條之3）。準此，近代企業發達，科技進步，人類工作或活動之方式及其使用之工具與方法日新月異，伴隨繁榮而產生危險性，而須由被害人證明經營一定事業或從事其他工作或活動之人有過失，被害人將難獲得賠償機會，實為社會不公平現象。是被害人請求賠償時，被害人僅須證明加害人之工作或活動之性質或其使用之工具或方法，有生損害於他人之危險性，而在其工作或活動中受

---

[48] 吳欣席，醫療法第82條修正對於醫療實務的影響，月旦醫事法報告，16期，2018年2月，頁58。

[49] 最高法院19年上字第2746號民事判例。

[50] 最高法院106年度台上字第1048號民事判決。

[51] 陳忠五，產前遺傳診斷失誤的損害賠償責任─從「新光醫院唐氏症事件」論我國民事責任法的新課題，臺大法學論叢，34卷，2005年11月，頁107至257。

[52] 陳忠五，產前遺傳診斷失誤的損害賠償責任─從「新光醫院唐氏症事件」論我國民事責任法的新課題，臺大法學論叢，34卷，2005年11月，頁107至257。

損害即可，不須證明其間有因果關係。民法第191條之3之危險責任，並不以賠償義務人故意或過失爲要件，雖爲無過失責任。然醫療行爲並非從事製造危險來源之危險事業或活動者，亦非以從事危險事業或活動而獲取利益爲主要目的，不適用民法第191條之3規定[53]。

伍、損害賠償

損害賠償，除法律另有規定或契約另有訂定外，應以塡補債權人所受損害及所失利益爲限（民法第216條第1項）。所謂所受損害，即現存財產因損害原因事實之發生而被減少，屬於積極之損害。所謂所失利益，即新財產之取得因損害原因事實之發生而受妨害，屬於消極之損害[54]。我國侵權責任體系而言，係以過失責任主義作爲民事責任之主要歸責原則，是我國損害賠償法以塡補損害爲目的、預防損害及權利保護爲目的[55]。準此，侵權行爲之賠償，旨在塡補被害人所受損害，自以被害人之私益因不法侵害致受有損害爲要件。而損害之發生爲侵權行爲之要件，倘財產、身體、健康或生命未受有損害，即無損害則無賠償，並無侵權行爲損害賠償請求權存在，不發生請求權可得行使之問題[56]。

一、損害塡補

負損害賠償責任者，除法律另有規定或契約另有訂定外，應回復他方損害發生前之原狀（民法第213條第1項）。損害賠償除法律另有規定或契約另有訂定外，不僅須塡補債權人所失利益即消極損害，並須塡補債權人所受損害即積極之損害（民法第216條）[57]。申言之：（一）所謂所受損害，係指現有財產，因責任原因事實之發生，以致減少，屬於積極之損害。既存利益減少所受之積極損害，須與責任原因事實具有相當因果關係，始足相當；（二）所謂所失利益，係指預期之利益，因責任原因事

---

[53] 最高法院96年度台上字第450號民事判決。
[54] 最高法院48年台上字第1934號民事判例。
[55] 王澤鑑，損害賠償法之目的—損害塡補、損害預防、懲罰制裁，月旦法學雜誌，123期，2005年8月，頁207至219。
[56] 最高法院107年度台上字第267號民事判決。
[57] 最高法院52年台上字第2139號民事判例。

實而受有損害，依已定之計劃、設備或其他特別情事，可得預期之利益，視爲所失利益[58]。依通常情形，或依已定之計劃、設備或其他特別情事，可得預期之利益，視爲所失利益。該所失利益，固不以現實有此具體利益爲限，惟可得預期之利益，亦非指僅有取得利益之希望或可能爲已足，尚須依通常情形，或依已定之計劃、設備或其他特別情事，具有客觀之確定性[59]。例如，就醫療事故損害賠償範圍，被害人因醫療事故受有損害，須增加醫療費用及人力費用支出，此爲積極損害（民法第192條第1項）。因醫療事故導致無法工作，勞動力減弱，原本收入短缺，屬於消極損害（民法第193條第1項）[60]。

二、預防損害

損害賠償責任是課予侵權行爲人之不利益，在某種程度上具有督促作用，以達防止妨害他人權益或禁止侵害他人權益之規範目的。損害填補之目的，在於賠償過去業已發生之損害，本屬事後之救濟性質，而預防損害著重於未來損害之防免，是向前之思考方法[61]。

三、權利保護

損害賠償制度具有一定程度預防損害之功能，行爲人違反法定義務致他人私權受有損害者，法律即課予相對之賠償責任，以達防止妨害他人權益或禁止侵害他人權益之目的。而醫療業務之施行，應善盡醫療上必要之注意（醫療法第82條第1項）。醫事人員因執行醫療業務致生損害於病人，以故意或違反醫療上必要之注意義務，且逾越合理臨床專業裁量所致者爲限，負損害賠償責任（第2項）。保障病之就醫權益，是基於醫療爲高度專業及危險之行爲，直接涉及病人之身體、健康或生命，故我國現行

---

[58] 吳俊穎、楊增暐、賴惠蓁、陳榮基，醫療事故損害賠償之規範目的及法律原則，台灣醫學，15卷1期，2011年1月，頁77。

[59] 最高法院95年度台上字第2895號民事判決。

[60] 吳俊穎、楊增暐、賴惠蓁、陳榮基，醫療事故損害賠償之規範目的及法律原則，台灣醫學，15卷1期，2011年1月，頁77。

[61] 吳俊穎、楊增暐、賴惠蓁、陳榮基，醫療事故損害賠償之規範目的及法律原則，台灣醫學，15卷1期，2011年1月，頁77。

醫師法及醫療法規定，對於醫師或醫療機構課予諸多法律上之義務。例如，親自診斷義務、說明義務、製作病歷義務，告知義務、保密義務及保護義務等項目，並於其違反此等義務時，課予賠償責任，以提供被害人謀求救濟之機會[62]。

四、損害賠償範圍

醫療事故之損害賠償事件，除牽涉醫療行為本質上具有之高度危險性、裁量性及複雜性外，亦與醫療契約非必以成功治癒疾病之手段債務特性相關，誠屬為損害賠償法上特殊類型之一[63]。遇有醫療糾紛之民事賠償訴訟，不論被害人之請求權基礎為何，究係基於債務不履行之不完全給付，抑或基於侵權行為之法律關係而為請求，原告多以病患之生命、身體或健康等人格權，或第三人之身分法益遭受侵害為由，主張民法第192條至第195條規定，就其支出醫藥費、看護費、增加生活上需要、喪失或減少勞動能力或精神痛苦等財產或非財產上之不利益，請求加害人金錢賠償。再者，侵權行為成立，被害人對於負侵權行為責任之人，請求損害賠償，而發生損害賠償之債。損害賠償之債權人，原則上為被害人本人或直接受害人。例外情形，係生命權被侵害時，導致被害人死亡，民法賦予間接受害人損害賠償請求權。被害人得請求項目，詳如表7-2所示。

表7-2　被害人得請求項目

請求項目	法條依據	請求權人
醫療費用支出	民法第192條第1項	被害人或間接受害人
增加生活上需要費用	民法第192條第1項	被害人或間接受害人
殯葬費支出	民法第192條第1項	被害人或間接受害人
法定扶養義務	民法第192條第2項	法定扶養權利人
精神慰撫金	民法第194條	死亡人之父、母、子、女及配偶

---

[62] 吳俊穎、楊增暐、賴惠蓁、陳榮基，醫療事故損害賠償之規範目的及法律原則，台灣醫學，15卷1期，2011年1月，頁77。

[63] 吳俊穎、楊增暐、賴惠蓁、陳榮基，醫療事故損害賠償之規範目的及法律原則，台灣醫學，15卷1期，2011年1月，頁78至83。

表7-2　被害人得請求項目（續）

請求項目	法條依據	請求權人
喪失或減少勞動能力	民法第193條第1項	被害人
增加生活上之需要	民法第193條第1項	被害人
精神慰撫金	民法第195條第1項前段	身體或健康受侵害之被害人

（一）不法侵害他人致死者

1. 醫療及增加生活上需要之費用或殯葬費

(1) 醫療及增加生活上需要之費用

對於支出醫療及增加生活上需要之費用或殯葬費之人，應負損害賠償責任，被害人或間接受害人均得向加害人請求（民法第192條第1項）。損害賠償之金額，應以實際支出及必要者為限。例如，全民健保所支付之醫療費用，被害人不得請求。所謂增加生活上之需要，係指被害以前無此需要，因為受侵害，始有支付此費用之需要而言。例如，被害人因身體或健康受不法侵害，所支付之看護費，屬增加生活上需要之費用，被害人得請求損害賠償。被害人死亡時，間接受害人得請求所支付之看護費[64]。親屬代為照顧被害人之起居，固係基於親情，然親屬看護所付出之勞力得評價為金錢，雖因兩者身分關係而免除被害人之支付義務，惟此基於身分關係之恩惠，自不能加惠於加害人。故由親屬看護時雖無現實看護費之支付，仍應認被害人受有相當於看護費之損害，得向加害人請求賠償，始符公平原則[65]。

(2) 殯葬費

所謂殯葬費，係指收殮及埋葬費用。賠償範圍應以實際支出之費用為準，且應斟酌被害人當地之習俗、被害人之身分、地位及生前經濟狀況決定之[66]。此與遺產及贈與稅法規定被繼承人之喪葬費用可扣除之數額，係屬課徵遺產稅時之核算標準不盡相同[67]。例如，死者家屬依習俗，請法師

---

[64] 最高法院96年度台上字第513號民事判決。

[65] 最高法院94年度台上字第1543號民事判決。

[66] 最高法院92年度台上字第1135號民事判決。

[67] 最高法院84年度台上字第2238號民事判決。

為死亡者誦經超度或舉行誦經法會，為葬禮告別式或社會習俗所常見，其支出自為必要之殯葬費用。故葬禮中擺設靈堂、鮮花，作為告別式場用，屬必要之殯葬費用[68]。

2. 法定扶養義務

被害人對於第三人負有法定扶養義務者，加害人對於第三人應負損害賠償責任（民法第192條第2項、第1114條至第1116條之2）。其賠償方法及數額，原則上應以被害人生前扶養之情形為準，賠償扶養費之金額可請求定期或一次支付，如為一次支付者，應扣除中間之法定利息5%，適用霍夫曼式計算法計算（民法第203條）。為定期金之支付時，法院因當事人之聲請，應命加害人提出擔保（民法第192條第3項）。

3. 精神慰撫金

被害人之父、母、子、女及配偶，雖非財產上之損害，然得請求賠償相當之金額（民法第194條）。所謂精神慰撫金，係指以精神上所受無形之痛苦，屬非財產上之損害，非如財產損失之有價額可加以計算，究竟如何始認為相當，自應審酌兩造之社會地位、經濟情況及被害人之父、母、子、女、配偶人所受痛苦之程度等情事，決定其數額[69]。

（二）一般範圍

1. 喪失或減少勞動能力或增加生活上之需要

不法侵害他人之身體或健康者，對於被害人因此喪失或減少勞動能力或增加生活上之需要時，應負損害賠償責任（民法第193條第1項）。申言之：(1)所謂喪失或減少勞動能力，係指工作能力之全部或一部喪失。例如，因受傷休息無法工作，所損失之收入；(2)所謂增加生活上之需要，係因受害後必須支出之費用而言。例如，因車禍殘廢須安裝義肢，始能行動者。再者，法院命加害人一次支付賠償總額，以填補被害人所受喪失或減少勞動能力之損害，應先認定被害人因喪失或減少勞動能力而不能陸續取得之金額，按嗣後本可陸續取得之時期，依照霍夫曼式計算法，扣除依法定利率計算之中間利息，繼而以各時期之總數為加害人一次所應支付之賠償總額。前開損害賠償，法院雖得因當事人之聲請，定為支付定期金。

---

[68] 最高法院84年度台上字第1626號民事判決。
[69] 最高法院97年度台上字第400號民事判決。

然須命加害人提出擔保（第2項）。

2. 精神慰撫金

不法侵害他人之身體、健康、名譽、自由、信用、隱私、貞操，或不法侵害其他人格法益而情節重大者，被害人雖非財產上之損害，然得請求賠償相當之金額（民法第195條第1項前段）。例如，醫療行為人不法侵害病患之身體或健康，病患得請求精神慰撫金。而不法侵害他人基於父、母、子、女或配偶關係之身分法益而情節重大者，亦得請求精神慰撫金（第3項）。精神慰撫金之請求有專屬性，原則上不得讓與或繼承。例外情形，以金額賠償之請求權已依契約承諾，或已起訴者，得讓與或繼承（第2項）。

3. 損害賠償請求權之時效

消滅時效，侵權行為所生之損害賠償請求權，自請求權人知有損害及賠償義務人時起，2年間不行使而消滅（民法第197條第1項）。自有侵權行為時起，逾10年者，則損害賠償請求權罹於時效（第2項）。關於侵權行為損害賠償請求權之2年短期消滅時效，應以請求權人實際知悉損害及賠償義務人時起算，非以知悉賠償義務人因侵權行為所構成之犯罪行為經檢察官起訴或法院判決有罪為準。

五、損害賠償原則

（一）所失利益與所受損害

損害賠償制度在於保護被害人之權益，賠償範圍應以被害人實際所受損害為衡，除法律另有規定或契約另有訂定外，不僅須填補債權人所失利益，亦須填補債權人所受損害（民法第216條）[70]。

（二）損益相抵原則

基於同一原因事實受有損害並受有利益者，其請求之賠償金額，應扣除所受之利益（民法第216條之1）。故被害人基於同一原因事實受有損害並受有利益時，即應由損害額中扣除利益額，以其餘額為請求之賠償額。

---

[70] 吳俊穎、楊增暐、賴惠蓁、陳榮基，醫療事故損害賠償之規範目的及法律原則，台灣醫學，15卷1期，2011年1月，頁78至83。

此因同一侵害事由所增加之財產或減免之費用，凡與損害事由有因果關係者，均應納入計算，予以相抵[71]。倘非出自同一侵害事由，則不得相抵。例如，父母對子女之扶養請求權與未成年子女對父母之扶養請求權各自獨立。且損益相抵原則旨在避免債權人受不當之利益，未成年子女遭不法侵害致死，其父母因而得免支出扶養費，依社會通常之觀念，不能認係受有利益。故父母請求加害人賠償損害時，自無須扣除其對於被害人至有謀生能力時止，所需支出之扶養費[72]。

（三）過失相抵原則

1. 衡平原則

損害之發生或擴大，被害人與有過失者，法院得減輕賠償金額，或免除之（民法第217條）。所謂與有過失，係指被害人行為與加害人之行為，為損害之共同原因，且被害人之過失行為，導致損害之發生或擴大者，始為相當[73]。此項與有過失規定，為謀求當事人間之公平性外，亦具有限制完全賠償之作用，法院得以職權為之，不以當事人主張為必要。醫療事故發生之原因，病患本身之過失，法院得減免賠償金額。例如，病患隱瞞病情、不服從醫囑，或同時自行併用多種醫療方法等，導致病情加重，應有民法第217條過失相抵規定之適用，以減輕甚或免除醫療提供者的賠償責任[74]。

2. 案例分析

(1) 急重症病患

急重症病患身體狀況所致之危險因素，雖不得謂與有過失，然危險因素原存有之不利益，應由其自行承擔。況醫學知識有其限制、人體反應亦具不確定性，倘被害人身體狀況之危險因素影響損害之發生或擴大，令醫療行為人賠償全部損害而有失公允時，理應類推適用上開被害人與有過失

---

[71] 吳俊穎、楊增暐、賴惠蓁、陳榮基，醫療事故損害賠償之規範目的及法律原則，台灣醫學，15卷1期，2011年1月，頁78至83。最高法院104年度台上字第231號民事判決。

[72] 最高法院94年度台上字第1301號民事判決。

[73] 最高法院85年台上字第1395號民事判例。

[74] 楊秀儀，論醫療糾紛之定義、成因與歸責原則，台灣本土法學雜誌，39期，2002年10月，頁121至131。

規定，減輕醫療提供者之賠償責任，以維當事人間之公平。準此，直接被害人於損害之發生或擴大與有過失時，依公平原則，間接被害人請求賠償時，應有民法第217條過失相抵規定之適用[75]。

(2) 病人要求不必要之醫療處置

病人要求不必要之醫療處置時，醫師以身爲專業中介者，應秉持其專業以評估處置是否適當，尤其病患之要求，屬醫療禁忌，且病人尚有需要治療或緩解之症狀，在評估治療效果與風險後，認爲屬不適當之治療時，醫師應清楚告知病人，並拒絕病患要求，否則仍有可能因具醫療過失，而成立不完全給付之賠償責任與侵權法之身體傷害賠償責任。倘病患之治療係基於其堅持而進行，病患與有過失，醫師之賠償責任應依民法第217條規定，減輕賠償責任[76]。

陸、信賴原則之適用

一、信賴原則之定義

所謂信賴原則，係指行爲人在社會生活中，從事某種具有危險性之特定行爲時，倘無特別情事，行爲人本身亦未違反規範，其可信賴他人之行爲是遵守規範，而未製造任何危險，且可信賴他人亦會相互配合，謹愼採取適當行動，以避免發生危險之適當場合，因被害者或其他第三人之不適當行動，而發生事故造成損害之結果時，不應被歸責。例如，汽車駕駛人對於防止危險發生之相關交通法令之規定，業已遵守，並盡相當之注意義務，以防止危險發生，始可信賴他人亦能遵守交通規則並盡同等注意義務。倘因而發生交通事故，始得以信賴原則爲由免除過失責任[77]。準此，行爲人執行某種行爲之際，信賴被害人或第三人當爲適切之行動，而此信賴屬於相當之情形時，縱使被害人或第三人爲不適切行動而發生損害，行爲人不應負過失責任之原則[78]。科技高度發達之今日，容許適度有益社會

---

[75] 最高法院73年台再字第182號民事判例；最高法院105年度台上字第136號民事判決。

[76] 侯英泠，醫師請幫我打止痛劑，月旦醫事法報告，10期，2017年8月，頁156至157。

[77] 最高法院84年台上字第5360號刑事判例。

[78] 余振華，交通違規行爲與信賴原則—評最高法院93年度台上字第586號判決，月旦

之危險行爲存在，此爲被容許之危險[79]。

二、醫療行為之適用

　　信賴原則早期於實務上是使用在交通事故責任歸屬，因汽車駕駛人對於防止危險發生之相關交通法令之規定，業已遵守，並盡相當之注意義務，以防止危險發生，始可信賴他人亦能遵守交通規則，並盡同等注意義務。倘因此而發生交通事故，始得以信賴原則及容許危險之原則爲由，免除過失責任[80]。鑑於醫療科技日新月異、醫療機構組織龐雜，團隊精細分工已成爲醫療中常見之型態[81]。醫療行爲應適用信賴原則，可使醫療分工責任合理化[82]。

三、案例解析

　　醫師與護理人員間相信彼此醫療行爲或醫療輔助行爲，完全依正規醫療或護理準則實施，此爲刑法上之信賴原則或醫學上之信賴原則。例如，護理人員係經過受訓領有合格執照之麻醉護理師，並經麻醉護理師訓練完成，有12年歷練之專業護理，醫師信任護理人員取藥準備之醫療輔助行爲，應依臨床正規護理準則執行，自應有醫療信賴原則之適用。況護理人員於行爲時，並無身心異常癥兆及反常舉止，醫師對護理人員備藥行爲自有充分信賴，則護理人員錯將止血劑誤爲麻醉劑之過失，顯與醫師之指示無關，醫師自無過失責任[83]。準此，醫療行爲可適用信賴保護原則。

法學雜誌，117期，2005年2月，頁204至213。最高法院88年度台上字第1852號民事判決。

[79] 曾淑瑜，信賴原則在醫療過失之適用，月旦法學雜誌，28卷，1997年8月，頁85至91。

[80] 最高法院98年度台上字第1587號刑事判決。

[81] 高添富、林建智，醫事人員強制責任保險制度之研究，政大法學評論，110期，2009年，頁53至111。

[82] 曾淑瑜，信賴原則在醫療過失之適用，月旦法學雜誌，28卷，1997年8月，頁85至91。

[83] 臺灣高等法院90年度上訴字第3468號刑事判決。

柒、例題解析

一、醫療上必要之注意

醫療事業旨在救治人類疾病，維護人民健康，醫療水準隨時代進步、科技發達、生技發明、醫術改良及創新而提升，故醫學乃與時俱進，不斷發展中之科學，而鑑於醫療行為本質上所具有之專業性、風險性、不可預測性及有限性，醫護人員於實施醫療行為時，是否已盡善良管理人或依醫療法規規定或醫療契約約定或基於該醫療事件之特性所應具備之注意義務，應就醫療個案、病人病情、就診時之身體狀況、醫院層級、設備、能力、醫護人員有無定期按規定施以必要之在職訓練及當日配置人力、病患多寡，醫護人員有無充裕時間問診照護與其他情形，綜合而為研判，不能僅以制式之醫療常規，作為認定醫護人員有無違反注意義務之唯一標準。

二、損害賠償責任

受僱人因執行職務，不法侵害他人之權利者，由僱用人與行為人連帶負損害賠償責任。但選任受僱人及監督其職務之執行，已盡相當之注意或縱加以相當之注意而仍不免發生損害者，僱用人不負賠償責任（民法第188條第1項）。護理師施打葡萄糖酸鈣前，通常會沖洗輸液套，此為護理師之一般常識。A醫院之甲護理師為乙病患輸注葡萄糖酸鈣時，依一般醫療常規，應注意徹底完全沖洗點滴之輸液套。甲護理師為乙病患添加葡萄糖酸鈣前，竟疏未注意，而未徹底清洗輸注套，致第三代抗生素與低血鈣藥物產生藥物沉澱，乙病患於事發接受低血鈣藥物治療後，隨即於同日，產生癲癇發作及休克等症狀，係因第三代抗生素與低血鈣藥物混用後產生藥物沉澱，而該藥物沉澱注射入乙病患體內後，導致產生癲癇發作、嘔吐、昏迷並休克之副作用，後於接受急救時，因血壓、呼吸、心跳不正常等症況，致腦部供血量不足而缺氧，進而受有缺氧性腦病變等重傷害。準此，甲護理師為A醫院僱用之護士，甲護理師執行醫療業務之過程，違反醫療上必要之注意義務，且逾越合理臨床專業裁量，不法侵害乙病患之權利，乙病患本於侵權行為及醫療契約之法律關係，可請求甲護理師與A醫

院應負連帶賠償責任[84]。

第三節　契約責任

　　醫院與病患間因醫療契約而建立法律關係，且基於契約上債之本旨與誠信原則，醫療給付者對病患負有告知說明之保護義務。告知說明義務旨在保障病患身體健康之自主決定權，維護病患在醫療診治領域之意思決定自由，確保其為醫療主體之地位[85]。我國勞務契約主要包括僱傭契約、承攬契約及委任契約。依我國學界及實務多數見解，認醫療契約係委任契約或類似委任契約之無名契約。因醫師對於治療方法有自由裁量權，不受病患指揮監督，一般認為其非屬僱傭契約之性質。因醫師所供給之勞務，不以工作之完成結果，作為給付報酬之條件，雖有認為除病人與醫師約定治癒疾病，始行給付報酬者可解釋為承攬契約外，然就我國醫療實務以觀，醫療契約應解為委任契約或類似委任契約之勞務契約，較符合醫療常情[86]。

例題28

　　甲至乙醫師經營之診所就醫，由乙醫師診治並告知需開刀治療，嗣後安排甲住院，並由乙醫師操刀，施行「後位減壓、內固定植入手術」，手術由乙醫師按當時醫療相關法規口頭告知甲，取得其同意，並交付手術同意書由甲親自簽立，手術同意書載明將實施減壓及內固定器手術。而甲於手術後，其下肢活動有障礙及下肢活動力不彰。試問甲以健保局審查醫師審查意見表示不同意乙醫師申請使用特殊材質之脊椎內固定器等語，主張乙醫師未盡說明義務，依據民法第227條第1項、第2項規定，請求損害賠償，有無理由？

---

[84] 最高法院106年度台上字第1048號民事判決。

[85] 曾品傑，我國醫療上告知說明義務之實務發展—最高法院相關判決評釋，科技法學評論，9卷1期，2012年6月，頁15。

[86] 黃丁全，醫療契約，醫事法，元照出版有限公司，2000年7月，頁246。

例題29

　　甲、乙為夫妻，經由朋友經驗分享、網路搜尋與實地參觀後，甲、乙信賴丙產後照護中心之專業，並在預產期前即與丙中心簽訂契約，選擇其可負擔之價位。詎在乙女與新生兒丁入住前夕，丙中心發生新生兒群聚感染，乙在不知情下帶著丁入住，丁不幸遭受呼吸道融合病毒（respiratory syncytial virus, RSV）感染，在加護病房治療5日，除未來1歲內，均會持續發生病狀外，未來亦容易罹患氣喘等疾患。甲、乙不滿丙中心未及時說明疫情，而丙中心主張群聚感染並非其過失所造成，僅願意退回未住滿日數之溢收費用。試問丙中心之主張，是否有理由？

壹、損害賠償責任之關連性

一、客觀與主觀歸責事由

　　侵權行為損害賠償責任與債務不履行損害賠償責任，雖具有共通之成立要件：（一）事實要件，包含行為或給付、權益侵害或債務不履行、損害及因果關係；（二）違法性及歸責性或可歸責事由。惟在侵權行為方面，其過失之有無，應以是否怠於善良管理人之注意義務為斷，即以一般具有相當知識經驗且勤勉負責之人，在相同情況下，是否能預見並避免或防止損害結果之發生為準，以抽象輕過失作為，兼顧被害人權益保護與加害人行為自由之平衡點。就不完全給付而言，債務人是否具有可歸責性，應視其有無盡到契約約定或法律規定之注意義務而定，倘其注意義務未經約定或法律未規定者，原則上以故意或過失為其主觀歸責事由。至於過失之標準，由法院依事件之特性酌定之（民法第220條）[87]。

二、過失類型

　　民法上所謂過失，係以其欠缺注意之程度為標準，可分為抽象過失、具體過失及重大過失。申言之：（一）應盡善良管理人之注意而欠缺

---

[87] 最高法院106年度台上字第1048號民事判決。

者爲抽象過失；（二）應與處理自己事務爲同一注意而欠缺者爲具體過失；（三）顯然欠缺普通人之注意者爲重大過失。是以有無抽象過失係以是否欠缺應盡善良管理人之注意定之。有無具體過失，係以是否欠缺應與處理自己事務爲同一之注意定之。有無重大過失，係以是否顯然欠缺普通人之注意定之。倘非欠缺應與處理自己事務爲同一注意，不成立具體過失[88]。所謂善良管理人之注意，係指依一般交易上之觀念，認爲有相當知識經驗及誠意之人所具有之注意，其已盡此注意與否，應依抽象標準定之，以客觀注意能力爲斷，並非以主觀注意能力爲基準[89]。就醫療過失民事責任而言，原則上負抽象輕過失責任，醫療行爲人之注意義務，應以善良管理人之注意爲準，未盡此注意義務時，應認爲有過失[90]。

三、注意義務與合理臨床專業裁量

爲兼顧醫事人員專業及病患權益，醫療契約之損害賠償要件，以違反醫療上必要之注意義務，且逾越合理臨床專業裁量（醫療法第82條第2項）。醫療法第82條第1項、第2項規範醫事人員之民事責任，醫療法第82條第5項規範醫療機構之民事責任，爲民法之特別法，應優先適用。而第2項注意義務之違反及臨床專業裁量之範圍，應以該醫療領域當時當地之醫療常規、醫療水準、醫療設施、工作條件及緊急迫切等客觀情況爲斷（第4項）[91]。

貳、醫療契約之性質

一、委任契約

告知後同意法則之規範，旨在經由危險之說明，使病人得以知悉侵入性醫療行爲之危險性，而自由決定是否接受，以減少醫療糾紛之發生，並展現病人身體及健康之自主權。是以醫院由其使用人即醫師對病人之說明告知，係醫院依醫療契約提供醫療服務，爲準備、確定、支持及完全履行

---

[88] 最高法院96年度台上字第1649號民事判決。
[89] 最高法院91年度台上字第2139號民事判決。
[90] 阮富枝，醫療行爲之民事責任，法學叢刊，58卷2期，2013年4月，頁57。
[91] 最高法院106年度台上字第1048號民事判決。

醫院本身之主給付義務，而對病人所負之從給付義務。病人可獨立訴請醫院履行，以完全滿足給付之利益，倘醫院對病人未盡其告知說明義務，病人得依民法第227條之不完全給付規定，請求醫院賠償其損害[92]。學說承認醫療機構與病患成立之醫療契約，倘醫療機構有違反告知說明義務者，屬違反委任契約之意旨，應負民法第544條及第227條規定之債務不履行損害賠償責任[93]。

二、勞務契約

醫療契約係受有報酬之勞務契約，其性質類似有償之委任關係，依民法第535條後段規定，醫院應負善良管理人之注意義務，自應依當時醫療水準，對病患履行診斷或治療之義務。而以醫學原理為基礎發展之臨床醫學，其安全性、成功率或準確度，仍有其限制。故醫療提供者對於正面療效及負面損害之掌控，應限定在當代醫療科技水準所能統攝之範圍。倘醫療給付者或其履行輔助者之醫師或其他醫護人員，未違背具有一般合理知識、經驗及技能之步驟與程序，而以符合當時臨床醫療水準之方法而為給付，給付之安全性或療效雖囿於醫學科技之有限性，不能滿足病患之期望，仍應認醫療提供者已為善良管理人注意義務，並依債務本旨提供給付。而告知說明義務屬於從給付義務或獨立之附隨義務，醫療給付者未履行該項義務時，應負不完全給付責任[94]。

三、雙務契約

醫療契約係有償之雙務契約，由當事人一方之醫療提供者提供醫療給付，而另一方之醫療需求者負給付報酬之義務。通常醫療情形，醫療需求方之契約當事人為病人，而醫療提供方之契約當事人為醫院或醫師。我國全民健康保險制度實施後，醫療提供者並非直接由病方獲取報酬，而係由保險人中央健保局為被保險人即病方給付相關醫療費用，形成中央健保

---

[92] 最高法院99年度台上字第2428號民事判決。
[93] 李進建，論醫療行為之告知說明義務，銘傳大學法學論叢，20期，2013年12月，頁65。
[94] 臺灣高等法院101年度醫上字第4號民事判決。

署、病方及特約醫事機構間之三面關係。基於病方享有自由就醫選擇之權利，醫病間仍存在一個獨立之私法醫療契約，中央健保署並未因全民健康保險制度而成爲醫療契約之當事人[95]。

四、契約自由原則

基於契約自由原則，僅要不違反法律規定或善良風俗者（民法第71條、第72條）。雙方當事人得自由約定契約內容，其對價未利用對方無經驗之暴利行爲情形，而雙方公平自由合意，其屬於契約自由之範圍（民法第74條）。例如，美容醫療屬自費項目，並不在禁止之列，且美容醫療手術指定名醫屬於常態，其價位分爲有名醫與非名醫之別，依據契約自由原則，自屬合法有效[96]。

參、醫療契約之債務不履行

債務人本應依債之本旨提出給付，未爲給付時，則稱爲債務不履行，債務不履行態樣包括給付不能、延遲給付及不完全給付。例如，醫療主體或契約輔助人於提供醫療給付時，因故意或過失未依醫療契約主旨負擔各項注意義務，導致醫療當事人因此受有損害，且其具有因果關係，自應負債務不履行損害賠償之責。醫療契約之性質，類似民法之委任契約或承攬契約，應類推適用有關委任或承攬契約規定。醫療主體因過失或逾越權限所致之損害，應負擔損害賠償責任或瑕疵擔保賠償之責[97]。基於契約自由原則，病人雖願免除醫療人員之抽象或具體輕過失。然故意或重大過失之責任，不得預先免除（民法第222條）。縱使事前要求病患簽屬同意免除醫事人員之故意或重大過失，因與民法第222條之強行規定有違，應屬無效。申言之，醫師或醫院提供特殊之醫療技能、知識、技術與病患訂

---

[95] 吳振吉、姜世明，醫師及醫療機構就債務不履行責任之法律關係—兼評最高法院99年度台上字第1055號民事判決、臺灣高等法院99年度醫上更（一）字第3號民事判決，臺北大學法學論叢，2013年6月，頁1至50。

[96] 侯英泠，美容醫療手術醫師非指定醫師—評析臺灣高雄地方法院106年度醫字第11號民事判決，月旦裁判時報，2019年3月，頁18。

[97] 李怡諄，論醫療契約與民刑事法律責任，高醫通識教育學報，4期，2009年，頁12至13。

立契約，爲之診斷治療疾病，係屬醫療契約，其契約性質屬委任契約或近似於委任之非典型契約，關於民法債編總則有關債務不履行規定部分，雖應適用，惟醫療行爲係屬可容許之危險行爲，倘醫師於醫療行爲過程中恪遵醫療規則，並於行爲時已盡其應有之注意義務，對於行爲之危險即得免其過失責任。醫師於處理病患之醫療過程中，其處置已遵循醫療規則，且已盡相當之注意義務，使病患免除生命之危險，並無債務不履行之情形[98]。醫療契約債務不履行之類型，詳如表7-3所示。

表7-3　醫療契約債務不履行之類型

醫療契約債務不履行	依據法條	說明
給付不能	民法第246條第1項	醫療行為人不能依醫療契約之債務本旨而為給付。
給付遲延	民法第229條第1項	醫療契約之債務已屆履行期，而有給付可能，因可歸責於醫療行為人之事由而未給付者。
不完全給付	民法第227條第1項	醫療行為人不依醫療契約之債之本旨所為之給付。可分瑕疵給付及加害給付。
瑕疵給付	民法第227條第1項	醫療行為人雖為給付，然所提出之給付與醫療契約之債之本旨不符。
加害給付	民法第227條第1項	醫療行為人之給付，不僅有瑕疵存在，而瑕疵導致債權人醫療需求人受有其他損害。
侵害人格權	民法第227條之1	債權人醫療需求人之人格權受侵害者，準用第192條至第195條及第197條規定，負損害賠償責任。

一、債務不履行構成要件

（一）舉證責任

　　醫療契約係受有報酬之勞務契約，其性質類似有償之委任關係，依民法第535條後段規定，醫院應負善良管理人之注意義務，自應依當時醫療水準，對病患履行診斷或治療之義務。醫院之履行輔助人醫師或其他醫療

---

[98] 最高法院98年度台上字第1868號民事判決。

人員於從事診療時，倘未具當時醫療水準，或已具醫療水準而欠缺善良管理人之注意，因而誤診或未能為適當之治療，導致病患受有損害時，醫療機構應與之同負債務不履行之損害賠償責任。債務不履行之債務人應負之損害賠償責任，係以有可歸責事由存在為要件。債權人已證明有債之關係存在，並因債務人不履行債務而受有損害，即得請求債務人負債務不履行責任。倘債務人抗辯損害之發生為不可歸責於債務人之事由所致，自應由其負舉證責任，未能舉證證明者，即不能免責[99]。

（二）履行輔助人

依病患所主張之請求權，係侵權責任或契約責任，其所應負損害賠償責任之主體可能不同。倘病患主張契約責任，應檢討究竟孰為契約當事人，醫師及其所屬醫療機構責任，是否得予分離之情形[100]。依債務不履行法律關係主張權利，醫護人員是醫療機構之履行輔助人，醫護人員之行為有過失，醫療機構應與自己之過失負同一賠償責任（民法第224條）[101]。例如，醫療契約存在於病患與醫院間，醫師為醫院履行醫療契約給付義務之使用人，非醫療契約當事人，對病患不負醫療給付義務，病患依不完全給付規定，請求醫師賠償損害，則屬無據[102]。其明確表示僅醫院為醫療契約之當事人，應依民法第227條負債務不履行損害賠償責任，醫師僅係履行輔助人，其與病患間未無成立醫療契約關係，故無須負契約責任[103]。就契約責任以觀，醫療機構本身為契約當事人，醫療機構應為履行輔助人之故意或過失負責（民法第224條、第227條）[104]。

---

[99] 最高法院97年度台上字第1000號民事判決。

[100] 吳振吉、姜世明，醫師及醫療機構就債務不履行責任之法律關係—兼評最高法院99年度台上字第1055號民事判決、臺灣高等法院99年度醫上更（一）字第3號民事判決，臺北大學法學論叢，86期，2013年6月，頁1。

[101] 吳欣席，醫療法第82條修正對於醫療實務的影響，月旦醫事法報告，16期，2018年2月，頁58。吳全峰，醫療法第82條修正對病人權益之影響—從醫療機構責任談起，月旦醫事法報告，216期，2018年2月，頁88。

[102] 最高法院民事判決99年度台上字第2428號民事判決。

[103] 吳欣席，醫療法第82條修正對於醫療實務的影響，月旦醫事法報告，16期，頁58，2018年2月。吳全峰，醫療法第82條修正對病人權益之影響：從醫療機構責任談起，月旦醫事法報告，16期，2018年2月，頁88。

[104] 吳振吉、姜世明，醫師及醫療機構就債務不履行責任之法律關係—兼評最高法院

二、債務不履行歸責事由

（一）不完全給付之可歸責性

　　醫療提供者提供醫療給付，衡其締結醫療契約之真意，應盡其能力提供符合當代醫療水準之醫療給付。醫療行為得否治癒疾病，尚須有其他因之配合。準此，醫療契約應定性為委任契約或近似委任契約之非典型契約。就病人權益之保障以觀，倘醫療提供者因處理委任事務有過失，致醫療需求者受有損害，醫療需求者自得依民法第544條及民法債編總論債務不履行之規定，請求損害賠償[105]。侵權行為損害賠償責任與債務不履行損害賠償責任，雖具有共通之成立要件：1.事實要件包含行為或給付、權益侵害或債務不履行、損害及因果關係；2.違法性及歸責性。然在不完全給付，債務人是否具有可歸責性，應視其有無盡契約約定或法律規定之注意義務而定，倘其注意義務未經約定或法律未規定者，原則上以故意或過失為其主觀歸責事由。過失之標準，由法院依事件之特性酌定之（民法第220條）。

（二）醫護人員之注意義務標準

　　醫療事業旨在救治人類疾病，維護人民健康，醫療水準隨時代進步、科技發達、生技發明、醫術改良及創新而提升，故醫學與時俱進，為不斷發展中之科學。有鑑於醫療行為本質上所具有之專業性、風險性、不可預測性及有限性，醫護人員於實施醫療行為時，是否已盡善良管理人或依醫療法規規定或醫療契約約定或基於醫療事件之特性所應具備之注意義務，應就醫療個案、病人病情、就診時之身體狀況、醫院層級、設備、能力、醫護人員有無定期按規定施以必要之在職訓練及當日配置人力、病患多寡，醫護人員有無充裕時間問診照護與其他情形，綜合而為研判，不能僅以制式之醫療常規、醫療慣行或慣例，作為認定醫護人員有無違反注意

　　99年度台上字第1055號民事判決、臺灣高等法院99年度醫上更（一）字第3號民事判決，臺北大學法學論叢，86期，2013年6月，頁1。

[105] 吳振吉、姜世明，醫師及醫療機構就債務不履行責任之法律關係—兼評最高法院99年度台上字第1055號民事判決、臺灣高等法院99年度醫上更（一）字第3號民事判決，臺北大學法學論叢，86期，2013年6月，頁1。

義務之唯一標準[106]。

（三）案例分析

醫院未就病患心搏過速之症狀診斷、追蹤、確認其原因，未進行充分評估，彼此間於進行各醫療行為前，未充分討論，應屬醫院與病患間醫療契約之給付是否不完全之問題。本件醫療契約，因醫院受有報酬，性質類似有償委任關係，依民法第535條後段規定，醫院應負善良管理人注意義務，依當時醫療水準，履行診斷或治療義務。醫院醫療團隊於決定為病患置放鼻胃管前，已察覺病患有心搏過速、意識不清等情形，在未進一步確定病患何以有此不適症狀前，即為病患置放鼻胃管，致其後續無呼吸、心搏過緩，雖經施以緊急氣管插管及心肺復甦術急救，仍因吸入性肺炎，並缺氧性腦病變，呈植物人狀態。準此，醫院之醫療團隊對病患之醫療照護行為，有未盡完善及疏失處，，醫院提供之醫療給付未盡注意，屬不完全給付之債務不履行，應負損害賠償責任[107]。

三、債務不履行之型態

（一）消極與積極之債務不履行

所謂債務不履行，係指債務人不依債務本旨，在應為給付之時、地，依適當的方法對於債權人、債權人指定之人或依法應向其給付之人履行債務[108]。醫師因醫療疏失而造成病人之權利受侵害，病人欲對於醫師或醫院請求損害賠償，包括侵權行為及債務不履行之規定。債務不履行部分，包含給付遲延、給付不能及不完全給付，均可能為病方對於醫院或醫師之請求權依據。因醫師與病人間之關係非公法關係，亦非透過健康保險機構與特約醫師公會間之利益第三人契約而成立之私法關係，而是獨立之醫療契約，此解釋最符合病人之利益[109]。其中以不為給付為其特徵者，

[106] 最高法院106年度台上字第1048號民事判決。
[107] 最高法院101年度台上字第773號民事判決。
[108] 黃立，民法債編總論，元照出版有限公司，2006年11月，修正3版，頁439至440。王澤鑑，債法原理，2009年，自版，頁38至39。
[109] 吳振吉、姜世明，醫師及醫療機構就債務不履行責任之法律關係—兼評最高法院99年度台上字第1055號民事判決、臺灣高等法院99年度醫上更（一）字第3號民事判決，臺北大學法學論叢，86期，2013年6月，頁1。

屬於消極之債務不履行或消極侵害債權,可分為給付不能與給付遲延。不依適當之方法履行債務,屬於積極之債務不履行或積極侵害債權,此為不完全給付[110]。

1. 給付不能

所謂給付不能者,係指債務人不能依債務本旨而為給付。給付不能係指嗣後不能,倘為自始不能者則屬標的不能,其契約為無效(民法第246條第1項)。涉及債之關係是否成立,並非債務不履行。至於金錢債權並無給付不能之觀念,債務人無力償還,屬執行之問題,並非給付不能。例如,醫院請求病患給付自費之醫療費用,不適用給付不能。

2. 給付遲延

所謂給付遲延者,係指債務已屆履行期,而有給付可能,但因可歸責於債務人之事由而未給付者。給付有確定期限者,債務人自期限屆滿時起,負遲延責任(民法第229條第1項)。例如,醫院請求病患於收受繳費通知後10日內給付醫療費用,病患自期限屆滿時起,負遲延責任。給付無確定期限者,債務人於債權人得請求給付時,經其催告而未為給付,自受催告時起,負遲延責任。其經債權人起訴而送達訴狀,或依督促程序送達支付命令,或為其他相類之行為者,與催告有同一之效力(第2項)。催告定有期限者,債務人自期限屆滿時起,負遲延責任(第3項)。遲延因可歸責債務人之事由而生者,始由債務人負責,否則屬不可歸責於債務人之事由,致未為給付者,債務人不負遲延責任(民法第230條)。

3. 不完全給付

不完全給付者(incomplete performance),係指債務人不依債之本旨所為之給付。可分瑕疵給付及加害給付[111]。前者係指債務人雖為給付,然所提出之給付與債之本旨不符。例如,約定麻醉實施胃鏡檢查,而未麻醉病患。後者係指債務人之給付,不僅有瑕疵存在,而瑕疵導致債權人受有其他損害。例如,約定麻醉實施胃鏡檢查,除未麻醉病患外,並使胃部內壁黏膜受損,導致胃潰瘍。

---

[110] 黃茂榮,積極侵害債權,債法總論(二),植根綜合法律事務所,2010年9月,3版,頁50至51。

[111] 最高法院101年度台上字第1159號民事判決。

（二）瑕疵給付及加害給付

　　醫療契約關係，醫療提供者違反給付義務導致醫療需求者受有損害，較少發生給付不能與給付遲延。醫病爭執重點，在於醫師所為之醫療行為造成病人生命、身體或健康之損害，而與病人原本就醫治療疾病之期待產生落差所引起，故其債務不履行之態樣，屬不完全給付之債務不履行。不完全給付，依其類型可區分為瑕疵給付及加害給付[112]。因可歸責於債務人之事由，致為不完全給付者，債權人得依關於給付遲延或給付不能之規定行使其權利（民法第227條第1項）。因不完全給付而生前項以外之損害者，債權人並得請求賠償（第2項）。不完全給付不僅指瑕疵給付而言，尚包括加害給付。瑕疵給付僅發生原來債務不履行之損害，其不完全給付之情形可能補正時，債權人可依遲延之法則行使其權利，不能補正者，依給付不能之法則發生法律上之效果。而加害給付為給付之瑕疵發生原來債務不履行之損害以外之損害，得依民法第227條第2項規定請求賠償。因醫療行為具高度不確定性，實務上醫療契約不完全給付致生醫療糾紛者，病方多非爭執疾病之無法治癒，而係主張醫療處置，導致身體權、健康權或生命權受損害，此屬加害給付之類型[113]。

（三）侵害人格權之賠償

1. 醫療行為人之債務不履行

　　醫療行為人因債務不履行，致債權人醫療需求人之人格權受侵害者，準用第192條至第195條及第197條規定，負損害賠償責任（民法第227條之1）。例如，醫療行為人因債務不履行侵害債權人醫療需求人之身體或健康[114]。債權人醫療需求人依民法第217條不完全給付之規定，請求債務人賠償損害，其與依民法第227條之1規定，請求債務人賠償人格權受侵害之損害，係不同之法律關係，其請求權各自獨立，且其消滅時效各有規定。侵害人格權之請求權，依民法第227條之1規定，固應準用民法第197條之2年或10年時效規定。債務不履行之請求權，應適用民法第125條

---

[112] 王澤鑑，民法概要，自版，2012年8月，頁271。

[113] 吳振吉、姜世明，醫師及醫療機構就債務不履行責任之法律關係─兼評最高法院99年度台上字第1055號民事判決、臺灣高等法院99年度醫上更（一）字第3號民事判決，臺北大學法學論叢，86期，2013年6月，頁29。

[114] 最高法院107年度台上字第1593號民事判決。

之一般請求權15年時效規定[115]。

2. 案例分析

醫師之主要義務不僅在於正確診斷出病人之病灶所在,並採行及時、有效及適當之治療方法,更在使病人有充分知悉其病灶所在之資訊,而使病人能在有充分之資訊及受告知之情形,正確與完整行使其接受或不接受治療之決定權,倘醫師未能善盡其注意義務,以正確診察並告知病人之病灶所在,致延誤病人知悉其真實之病情,縱病症並無所謂治療之黃金時期,然就能及時知悉與未能及時知悉所產生精神心理層面之影響,仍受有損害,尤以重大身體權益或生命權有所影響之重大疾病,在能及時知悉與未能及時知悉間,所產生之精神心理層面之影響及傷害,已使病人自主權之保障有所欠缺,故因醫師之醫療疏失,而未能及時告知病患患有大腸癌,業已侵害病患之人格權,且情節重大,病患人格權侵害與醫師醫療疏失間,具有相當因果關係[116]。

肆、損害賠償請求權競合

一、醫療訴訟之請求權基礎

損害賠償為一種債之關係,係指一方當事人得向他方當事人請求為損害賠償的給付,民法上關於債之關係規定,醫療事故之損害賠償應適用[117]。醫療訴訟之請求權基礎可分為侵權行為損害賠償請求權及債務不履行損害賠償請求權。目前通說採請求權競合說,訴訟上可同時主張之[118]。損害賠償之債,以有損害之發生及有責任原因之事實,並兩者之間有相當因果關係為成立要件。故原告所主張損害賠償之債,倘不合於此項成立要件者,則無損害賠償請求權存在[119]。

---

[115] 最高法院97年度台上字第280號民事判決。

[116] 臺灣高等法院臺中分院103年度醫上字第4號民事判決。

[117] 吳俊穎、楊增暐、賴惠蓁、陳榮基,醫療事故損害賠償之規範目的及法律原則,台灣醫學,15卷1期,2011年1月,頁75。

[118] 林裕翔,論醫療訴訟之請求權基礎,國立政治大學碩士論文,2011年6月,頁9至61。

[119] 最高法院48年台上字第481號民事判例。

二、請求權競合之定義

所謂請求權競合或請求權併存，係指依同一事實，而於同一當事人間具備二個以上之法律要件，成立有同一目的之二個以上之請求權狀態，權利人行使其中一請求權已達目的時，其他請求權應不得再爲行使。例如，甲與A醫院間存有醫療契約，因A醫院之乙醫師有醫療過失，致成爲植物人狀態，顯係可歸責於A醫院，致爲不完全給付，就同一事實，甲與A醫院間雖有債務不履行與侵權行爲之請求權競合，惟本件醫療事故經前案確定判決命A醫院依侵權行爲之法律關係對甲負賠償責任，甲已於前案訴訟行使侵權行爲損害賠償請求權，並已達成目的，是債務不履行損害賠償請求權不得再爲行使。至於甲之請求前案確定判決後，所增加之生活上費用，得依債務不履行損害賠償請求權另爲請求，其與前案並無請求權競合之適用[120]。

伍、例題解析

一、實施手術

（一）說明義務原則與項目

醫療機構實施手術，應向病人或其法定代理人、配偶、親屬或關係人說明手術原因、手術成功率或可能發生之併發症及危險，並經其同意，簽具手術同意書及麻醉同意書，始得爲之（醫療法第63條第1項）。醫療爲高度專業及危險之行爲，直接涉及病人之身體健康或生命，病人本人或其家屬通常須賴醫師之說明，方得明瞭醫療行爲之必要、風險及效果，故醫師爲醫療行爲時，應詳細對病人本人或其親屬盡相當之說明義務，經病人或其家屬同意後爲之，以保障病人身體自主權。醫師之說明義務原則有：（一）任何心智健全之成年人，有權決定是否接受特定之醫療行爲；（二）病患之同意，以充分之告知說明爲前提；（三）在患者同意前，醫師有義務說明所有對其作成決定有重大影響之資訊。具體言之，醫師應盡之告知說明義務，除過於專業或細部療法者外，至少應包含：（一）診斷之病名、病況、癒後及不接受治療之後果；（二）建議治療方案及其他可

---

[120] 最高法院99年度台上字第1055號民事判決。

能之替代治療方案暨其利弊；（三）除治療風險、常發生之併發症及副作用外，雖不常發生，然發生可能產生嚴重後果之風險，亦應告知說明；（四）治療之成功率或死亡率；（五）醫院之設備及醫師之專業能力。告知說明義務，以實質上已說明爲必要，除有病人或其家屬簽名同意之同意書外，倘有其他積極證據，足資證明病患本人於手術前，已充分獲知上開醫療資訊者，應認醫師或醫療機構已盡告知及說明之義務。

（二）不完全給付之構成要件

因可歸責於債務人之事由，致爲不完全給付者，債權人得依關於給付遲延或給付不能之規定行使其權利（民法第227條第1項）。因不完全給付而生前項以外之損害者，債權人並得請求賠償（第2項）。如例題27所示，甲至乙醫師經營之診所就醫，由乙醫師診治並告知需開刀治療，嗣後安排甲住院，並由乙醫師操刀，施行「後位減壓、內固定植入手術」，手術由乙醫師按當時醫療相關法規口頭告知甲，取得其同意，並交付手術同意書由甲親自簽立，手術同意書載明將實施減壓及內固定器手術。乙醫師於施行手術前已就醫療行爲之必要、風險、進行手術及不進行手術之效果，對甲爲相當之說明，經甲同意後，而於手術前簽立手術同意書，已符合醫療法第63條第1項規定之意旨，並無未盡告知及說明義務之情形。甲於手術後，其下肢活動有障礙及下肢活動力不彰，雖未符合其手術之預期療效，然不得以國民健康保險署審查醫師審查意見，表示不同意乙醫師申請使用特殊材質之脊椎內固定器等語爲由，主張乙醫師未盡說明義務，依據民法第227條第1項、第2項規定之不完全給付效果，請求乙醫師負損害賠償[121]。

二、從給付義務

（一）履行利益與固有利益

群聚感染之風險與發生之告知，爲隨時應告知之事項，係履約之報告義務，性質上屬於具獨立性之附隨義務，爲從給付義務之一部，其違反時依目前學說及通說認爲有不完全給付之情形。告知義務之履行，倘沒有無

---

[121] 臺灣高等法院100年度醫上更（二）字第1號民事判決。

法告知或者無能注意之情形，僅要未盡告知義務即有過失，此時產婦方與新生兒因此受有損害，服務提供方應依民法第227條與第227條之1規定，負損害賠償責任，損害賠償範圍包括契約之履行利益與固有利益之損害。產婦因時間緊迫而須接受比較高價位之坐月子服務時，產婦與新生兒所接受相較於原約定更高級之服務者，不成立不當得利，其增加之給付屬於履行利益之損害，係因價錢本身屬締約與否之重要考量因素。準此，僅要產婦方並非故意找昂貴之月子中心作為應急替代，而是因時間緊迫尋無其他選擇可能性，其屬於合理之損害賠償範圍。倘服務提供方因擔心產婦方尋找不當之替代方案，可自行主動幫忙尋找替代者。產婦方或者新生兒因群聚感染而受有感染生病之身體傷害，此損害屬固有利益之損害，倘有精神上之損害，可依民法第227條之1準用民法第192條至第195條規定，請求非財產上之損害。

（二）損害賠償責任與解除契約

群聚感染之積極說明義務，屬於輔助契約目的之達成之給付義務，係屬債務履行之從給付義務。如例題28所示，丙中心對於群聚感染有積極告知義務，丙中心隱瞞群聚感染之事實，產婦乙與新生兒丁在不知情下，入住丙中心，導致丁不幸感染RSV之細支氣管炎，為不完全給付之債務不履行，丙中心負有民法第227條與第227條之1債務不履行之損害賠償責任。乙亦得依據民法第227條、第255條主張契約解除，丙中心不得僅退回乙、丁未住滿日數溢收費用[122]。

---

[122] 侯英泠，產後照護與坐月子契約之群聚感染告知義務，月旦醫事法報告，7期，2017年5月，頁141、143至144。

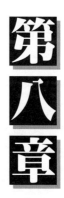

醫療行為之刑事責任

目　次

關鍵詞

直接故意、間接故意、無認識過失、有認識過失、可推測之承諾、
阻卻違法性承諾

　　醫療行為係醫事人員出於救死扶傷之初衷,目的為降低病人生命與身體之風險,並對社會具有公共利益。近年醫療爭議事件動輒以刑事方式提起爭訟,不僅無助於民眾釐清真相獲得損害之填補,反而導致醫師採取防禦性醫療措施,甚至導致醫學生不願投入高風險科別。準此,為使醫療業務過失犯之判定明確化及合理化,醫事人員執行醫療業務因過失致病人死傷,以違反醫療上必要之注意義務且逾越合理臨床專業裁量所致者為限,始負刑事責任。而醫事人員之醫療業務故意行為,依刑法規定處理。醫療刑事責任類型,詳如表8-1所示。

表8-1　醫療刑事責任類型

犯罪類型	適用法條	說明
過失傷害罪	刑法第284條前段	刑法第287條規定,為告訴乃論之罪,不得上訴最高法院。
過失致重傷	刑法第284條後段	刑法第287條規定,為告訴乃論之罪,不得上訴最高法院。
過失致死罪	刑法第276條	非告訴乃論之罪。
觸犯洩漏國防以外之秘密罪	刑法第132條	非告訴乃論之罪,不得上訴最高法院。
洩漏業務上知悉他人秘密罪	刑法第316條	刑法第319條規定,為告訴乃論之罪,不得上訴最高法院。
業務文書登載不實罪	刑法第210條、第215條、第216條	非告訴乃論之罪。
詐欺取財罪	刑法第339條第1項	非告訴乃論之罪,不得上訴最高法院。
加重詐欺罪	刑法第339條之4	非告訴乃論之罪。
違法執行醫師業務	醫師法第28條本文	非告訴乃論之罪。
違法利用個人資料罪	個人資料保護法第41條	非告訴乃論之罪。
妨害執行醫療或救護業務罪	醫療法第106條第2項至第4項	非告訴乃論之罪,醫療法第106條第2項至第3項,不得上訴最高法院。

第一節　刑事訴訟程序

刑事訴訟法者，係決定國家刑罰權是否存在之程序法。即犯罪，非依刑事訴訟法或其他法律所定之訴訟程序，不得追訴、處罰（刑事訴訟法第1條第1項）。準此，刑事訴訟程序分為偵查、起訴、審判及執行4個階段[1]。

例題30

乙因發生車禍導致右大腿骨折，經送A醫院就醫，經A醫院之甲醫師進行手術治療與術後門診，均無法復原正常活動，丙為此對甲醫師提起過失傷害之告訴，檢察官依偵查所得之證據，認甲醫師之醫療行為，有過失傷害犯罪嫌疑，向地方法院提起公訴，地方法院審理後，不能證明被告甲醫師之醫療行為成立犯罪，而諭知無罪判決。檢察官聲明不服第一審法院之刑事判決，向第二審法院提起上訴。經第二審法院認定被告甲醫師之醫療行為，應成立過失傷害罪，判處有期徒刑2月在案。試問被告甲醫師是否得向最高法院對該有罪判決提起第三審上訴，理由為何？

壹、告訴

一、告訴人

犯罪之被害人，得為告訴（刑事訴訟法第232條）。被害人之法定代理人或配偶，得獨立告訴（刑事訴訟法第233條第1項）。被害人已死亡者，得由其配偶、直系血親、三親等內之旁系血親、二親等內之姻親或家長、家屬告訴。但告訴乃論之罪，不得與被害人明示之意思相反（第2項）。所謂醫療刑事之案件犯罪被害人，係指因醫事人員之犯罪行為而直接受害之人[2]。例如，過失致病患傷害（刑法第284條前段）、過失致病患

---

[1] 林洲富，法律與生活案例式，五南圖書出版股份有限公司，2018年11月，5版1刷，頁376。

[2] 最高法院95年度台非字第275號刑事判決。

重傷（刑法第284條後段），病患為直接受害之人。

二、告訴乃論之罪

犯罪依據是否以告訴為訴追要件者，可分非告訴乃論之罪與告訴乃論之罪。前者之告訴，僅為偵查開始之原因，不以告訴為訴追要件。後者之告訴，為偵查之起因與訴追要件。告訴乃論之罪，其告訴應自得為告訴之人知悉犯人之時起，而於6個月內為之（刑事訴訟法第237條第1項）。例如，過失致病患傷害（刑法第284條前段）與過失致病患重傷（刑法第284條後段），均為告訴乃論之訴（刑法第287條）。所謂知悉者，係指確知犯人之犯罪行為而言，倘初意疑其有此犯行，而未得確實證據，嗣後發見確實證據，始行告訴，則不得以告訴人前此之遲疑，未經申告，即謂告訴為逾越法定期間。告訴乃論之罪，告訴人於第一審辯論終結前，得撤回其告訴（刑事訴訟法第238條第1項）。撤回告訴之人，不得再行告訴（第2項）。

貳、法人犯罪

我國現行法規範有特別法對法人設有處罰規定，在設有特別規定之情形，法人可成為犯罪主體。例如，法人之代表人，法人或自然人之代理人、受雇人或其他從業人員，因執行業務犯第82條至第86條之罪者，除依各該條規定處罰其行為人外，對該法人或自然人亦科以該條之罰金（藥事法第87條）。藥事法第83條第3項、第84條第3項及第85條第3項，均為醫事過失犯之規定。準此，具法人格之醫療機構，在履行醫療契約時是否構成犯罪，以法律有無處罰為準；法律已明文設有處罰法人之規定者，法人就法律所規範之特定行為，可成為犯罪主體，並在符合構成要件，且無阻卻違法事由復有責之情形下，自可構成犯罪[3]。

---

[3] 李怡諄，論醫療契約與民刑事法律責任，高醫通識教育學報，4期，2009年12月，頁11。

參、偵查

一、偵查發動

　　所謂偵查者，係指為對於刑事案件準備實行公訴，偵查機關所為發現犯罪嫌疑人與蒐集證據之各類活動[4]。檢察官因告訴、告發、自首或其他情事知有犯罪嫌疑者，應即開始偵查（刑事訴訟法第228條第1項）。前項偵查，檢察官得限期命檢察事務官、第230條之司法警察官或第231條之司法警察調查犯罪情形及蒐集證據，並提出報告。必要時，得將相關卷證一併發交（第2項）。

二、不起訴處分

　　檢察官依據法律規定之事由與自己之判斷，認為偵查終結結果，不必提起公訴者，應作成不起訴處分。檢察官於第一審辯論終結前，發見有應不起訴或以不起訴為適當之情形者，得撤回起訴。撤回起訴，應提出撤回書敘述理由（刑事訴訟法第269條）。

三、緩起訴處分

　　被告所犯為死刑、無期徒刑或最輕本刑3年以上有期徒刑以外之罪者，檢察官得為緩起訴處分（刑事訴訟法第253條之1）。檢察官為緩起訴處分者，得命被告於一定期間內遵守或履行下列各款事項：（一）向被害人道歉；（二）立悔過書；（三）向被害人支付相當數額之財產或非財產上之損害賠償；（四）向公庫支付一定金額，並得由該管檢察署依規定提撥一定比率補助相關公益團體或地方自治團體；（五）向指定之公益團體、地方自治團體或社區提供40小時以上240小時以下之義務勞務；（六）完成戒癮治療、精神治療、心理輔導或其他適當之處遇措施；（七）保護被害人安全之必要命令；（八）預防再犯所為之必要命令（刑事訴訟法第253條之2第1項）。例如，醫療過失致病患傷害（刑法第284條前段）與醫療過失致病患重傷（刑法第284條後段），法定最重本刑各為1

---

[4] 張麗卿，刑事訴訟法理論與運用，五南圖書出版股份有限公司，2004年9月，頁449。

年以下有期徒刑、3年以下有期徒刑，檢察官得爲緩起訴處分。

肆、起訴

　　檢察官爲公訴提起之機關，代表國家對於刑事案件提起公訴及實行公訴，此稱爲國家訴追原則。而被害人亦得對刑事案件提起訴訟，此爲自訴程序，稱爲私人追訴原則。職是，我國刑事訴訟法採起訴二元制[5]。

一、公訴

　　檢察官依偵查所得之證據，足認被告醫事人員之醫療行爲有犯罪嫌疑者，應提起公訴（刑事訴訟法第251條第1項）。被告之所在不明者，亦應提起公訴（第2項）。起訴應以案件爲其對象，起訴書應記載被告與犯罪事實（刑事訴訟法第264條）。法院不得就未經起訴之犯罪審判，此爲不告不理原則（刑事訴訟法第268條）。

二、自訴

　　犯罪之被害人得提起自訴。但無行爲能力或限制行爲能力或死亡者，得由其法定代理人、直系血親或配偶爲之（刑事訴訟法第319條第1項）。前項自訴之提起，應委任律師行之（第2項）。犯罪事實之一部提起自訴者，他部雖不得自訴亦以得提起自訴論。但不得提起自訴部分係較重之罪，或其第一審屬於高等法院管轄，或第321條之情形者，不在此限（第3項）。所謂醫療刑事之案件犯罪被害人，係指因醫事人員犯罪直接受有損害者而言，並以犯罪當時之直接被害人爲限[6]。例如，醫療致病患死亡（刑法第276條第2項），病患之法定代理人、直系血親或配偶得提起自訴。

---

[5] 張麗卿，刑事訴訟法理論與運用，五南圖書出版股份有限公司，2004年9月，頁523。

[6] 最高法院92年度台上字第2604號刑事判決。

伍、審判

　　所謂審判，係指訴訟主體就起訴案件以確定國家有無具體刑罰權之一切程序而言。所謂審判期日者，係指法院會同當事人與其他訴訟關係人為訴訟行為之期日[7]。

一、有罪判決

　　被告醫事人員之醫療行為，已經證明成立犯罪者，應諭知科刑之判決。但免除其刑者，應諭知免刑之判決（刑事訴訟法第299條第1項）。依刑法第61條規定[8]，為前項免刑判決前，得斟酌情形經告訴人或自訴人同意，命被告為下列各款事項，並附記於判決書內：（一）向被害人道歉；（二）立悔過書；（三）向被害人支付相當數額之慰撫金，其得為民事強制執行名義（刑事訴訟法第299條第2項、第4項）。

二、無罪判決

　　不能證明被告之醫療行為成立犯罪或其醫療行為不罰者應諭知無罪之判決（刑事訴訟法第301條第1項）。依刑法第18條第1項或第19條第1項其行為不罰，認為有諭知保安處分之必要者，並應諭知其處分及期間（第2項）。

三、協商程序

　　除所犯為死刑、無期徒刑、最輕本刑3年以上有期徒刑之罪或高等法院管轄第一審案件者外，案件經檢察官提起公訴或聲請簡易判決處刑，而

---

[7] 張麗卿，刑事訴訟法理論與運用，五南圖書出版股份有限公司，2004年9月，頁589、604。

[8] 刑法第61條規定：犯下列各罪之一，情節輕微，顯可憫恕，認為依第59條規定減輕其刑，仍嫌過重者，得免除其刑：1.最重本刑3年以下有期徒刑、拘役或專科罰金之罪。但第132條第1項、第143條、第145條、第186條、第272條第3項及第276條第1項之罪，不在此限；2.第320條、第321條之竊盜罪；3.第335條、第336條第2項之侵占罪；4.第339條、第341條之詐欺罪；5.第342條之背信罪；6.第346條之恐嚇罪；7.第349條第2項之贓物罪。

於第一審言詞辯論終結前或簡易判決處刑前，檢察官得於徵詢被害人之意見後，逕行或依被告或其代理人、辯護人之請求，經法院同意，就下列事項於審判外進行協商，經當事人雙方合意且被告認罪者，由檢察官聲請法院改依協商程序而為判決：（一）被告願受科刑之範圍或願意接受緩刑之宣告；（二）被告向被害人道歉；（三）被告支付相當數額之賠償金；（四）向公庫支付一定金額，並得由該管檢察署依規定提撥一定比率補助相關公益團體或地方自治團體（刑事訴訟法第455條之2第1項）。例如，醫療過失致病患傷害（刑法第284條第2項前段）與醫療過失致病患重傷（刑法第284條第2項後段），法定最重本刑各為1年以下有期徒刑、3年以下有期徒刑，得進行認罪協商程序。

陸、上訴

所謂上訴者，係指對於未確定之判決，聲明不服，請求上級法院撤銷或變更以資救濟判決之錯誤。對第一審法院之判決，向第二審法院提起上訴，稱為第二審上訴（刑事訴訟法第361條）。對第二審法院之判決，向第三審法院提起上訴，稱為第三審上訴（刑事訴訟法第375條）。醫療過失致病患傷害罪（刑法第284條前段）與醫療過失致病患重傷罪（刑法第284條後段），法定最重本刑各為1年以下有期徒刑、3年以下有期徒刑，最重本刑均為3年以下有期徒刑之罪，經第二審判決者，不得上訴於第三審法院。例外情形，係第一審法院所為無罪、免訴、不受理或管轄錯誤之判決，經第二審法院撤銷，並論知有罪之判決者，被告或得為被告利益上訴之人得提起上訴（刑事訴訟法第376條第1項但書、第1項第1款）。

柒、附帶民事訴訟

因犯罪而受損害之人，得於刑事訴訟程序附帶提起民事訴訟，對於被告及依民法負賠償責任之人，請求回復其損害（刑事訴訟法第487條第1項）。前開請求之範圍，依民法之規定（第2項）。因醫療行為犯罪而受損害之人，得於刑事訴訟程序附帶提起民事訴訟對於被告請求回復其損害，其請求回復之損害，以被訴醫療行為之犯罪事實所生損害為限。

捌、例題解析

乙對甲醫師提起過失傷害之告訴，檢察官依偵查所得之證據，認甲醫師有過失傷害犯罪嫌疑，向地方法院提起公訴，地方法院審理後，因不能證明被告甲醫師之醫療行為成立犯罪，而諭知無罪判決。檢察官聲明不服第一審法院之刑事判決，向第二審法院提起上訴。經第二審法院認定被告甲醫師之醫療行為，應成立過失傷害罪，判處有期徒刑2月。醫療過失致病患傷害罪之法定最重本刑為1年以下有期徒刑（刑法第284條前段），雖經第二審判決者，不得上訴於第三審法院。然第一審法院所為無罪之刑事判決，經第二審法院撤銷，並諭知有罪之判決者，被告甲醫師得提起上訴（刑事訴訟法第376條第1項但書、第1項第1款）。

第二節　醫療過失犯

醫事人員執行醫療因過失致病人死傷，以違反醫療上必要之注意義務且逾越合理臨床專業裁量所致者為限，始負刑事責任（醫療法第82條第3項）。職是，醫療法第82條第3項為刑法過失犯之特別法，醫事人員執行醫療業務雖因過失致病人死傷，然未違反醫療上必要之注意義務與逾越合理臨床專業裁量所致者，不負刑事責任。

例題31

甲、乙各為A醫院高壓氧中心醫師與護理師，均為從事醫療業務之人，丙因發生車禍，受有右大腿開放性骨折傷害，經送A醫院急診室診視，發現在右側股骨中段骨折，骨端由右大腿內側之開放性傷口穿出體外，醫生建議應手術治療。因丙右大腿內側傷口有混濁臭味之液體流出，經醫師建議施以高壓氧（HBO, Hyperbaric oxygen）治療，家屬表示同意，在甲醫師之監督指示下進行高壓氧治療，並由乙護理師協助進行推入高壓氧艙前之前置接管作業，甲醫師與乙護理師應注意使用氣管插管於丙病患時，在高壓氧艙內接上內建呼吸系統（BIBS）前，必須先將供氧系統之氣流量調至最低限度，並將甦醒球上之排氣閥開啟，乙護理師未進行上揭操作，即在高壓氧艙內將丙接上內建呼吸系統，導致大

量氣體瞬間進入已形封閉系統之呼吸道，逐與皮下組織間產生極大壓力差進而產生瀰漫性肺泡破裂，氣體進入皮下組織，丙之下巴至前胸瞬間呈現皮下氣腫，造成足以瞬間致命之動脈空氣栓塞症，丙即產生呼吸困難並陷入昏迷，甲醫師見狀立即將丙拉出艙外，進行心肺復甦術及插入胸腔管進行急救，仍因瀰散性中樞神經及心臟動脈空氣栓塞症而不治死亡。試問甲、乙有無刑事責任？理由為何？

例題32

　　甲為整形雷射美容診所之負責醫師，平日以從事整型美容、抽脂等相關醫療手術為業，為從事業務之人。乙為求局部瘦身而前往診所求醫，經甲醫師問診後，決定為其實施超音波溶脂手術。甲依其業務經驗及專業知識，明知一般抽（溶）脂手術所面臨者除一般手術之風險外，亦存在發生肺栓塞或心肌梗塞等併發症之風險，故病患於接受該種手術後，應就病患之意識狀態及生命徵象持續為監測及記錄，待病患之意識清醒及生命徵象回復至穩定狀態後，始可令病患離開醫院，且應針對病患個別之生理表現及條件，提醒為必要之注意及因應。甲將診所內制式手術同意書交予乙閱覽而告以手術風險後，繼而進行超音波溶脂手術，過程中對乙施以異丙酚（Propofol）靜脈注射麻醉，並完成手術。依當時臺灣就類此超音波溶脂手術之醫療常規、醫療水準與診所之醫療設施等客觀情況，並無任何緊急迫切而不可為之情事，客觀上使甲無法注意術後應為事項之情事，甲疏於為醫療上之必要注意義務，術後未確實執行定時監測、記錄乙之生命徵象變化等觀察程序，僅使乙稍事休息，在未確認其各項生命徵象均已回穩至術前狀態之情形，任由乙自行返家，以致未能發現乙因手術產生之出血，而導致稍後發生血氧濃度過低之生理變化進程已經啟動，而未及時給予必要之處置，或針對其監測所得之生理狀況提醒為必要之注意。嗣乙因出血導致之缺血狀況持續發展惡化，連帶出現呼吸急促、心跳加速之情況而漸感身體不適，繼而因血氧濃度過低而呈昏迷休克狀態，呼吸、心跳亦隨而停止，雖經持續施以心肺復甦術後，因術後併發心臟血管疾病急性發作，導致心因性休克而死亡。試問甲醫師有何刑責？理由為何？

壹、過失責任

一、無認識過失與有認識過失

行為人雖非故意，但按其情節應注意，並能注意，而不注意者，為過失（刑法第14條第1項）。行為人對於構成犯罪之事實，雖預見其能發生而確信其不發生者，以過失論（第2項）。刑法過失行為之態樣可分無認識過失與有認識過失，兩者態樣顯不相同：（一）所謂無認識過失，係指應注意能注意而不注意，對於犯罪事實之發生，並無預見；（二）有認識過失，係指預見其發生而確信其不發生，對於犯罪事實之發生本有預見，由於自信不致發生，疏於防虞，終於發生。過失犯為結果犯，結果犯係對於犯罪構成要件預定一定之結果，為其構成要件要素之犯罪[9]。

二、相當因果關係

刑法上之過失犯，必須危害之發生，與行為人之欠缺注意，具有相當因果關係，始能成立。所謂相當因果關係，係指以所生之結果觀察，認為確因某項因素而發生，而從因素觀察，亦為足以發生此項結果，即有相當因果關係。例如，心臟病乃極為危險之病症，為之輸血治療，稍有疏忽，即足以導致病人之病亡。故在輸血過程中，醫師自應隨時注意患者之身體狀況有何變化，並於輸血完畢後，令其在病床休息，繼續觀察相當時間，經檢查其脈搏、血壓及心跳等各種情狀，均屬正常無異狀，認定不致再有何變化後，始可令其出院回家。若醫師係責由無護理師執照之人為病人打針輸血，醫師未在場督導，並於輸血完畢，即任由病人回家，俟其回家後發生嘔吐之危急情況，經護送至醫院期間死亡。職是，病患之死亡與醫師之過失行為間，具有相當因果關係。

三、預見之定義

所謂預見，係指基於經驗法則、論理法則，可以預料得見如何之行為，將會有一定結果發生之可能，係行為人對於構成犯罪之事實，雖預見可能發生，然具有確定其不會發生之信念，僅有認識程度，而欠缺希望或

---

[9] 最高法院102年度台上字第310號刑事判決。

容任發生之意欲要素[10]。換言之,行爲人自信其技術或專業,而確信其結果之不發生,故無使其結果發生之意念。雖有結果之發生,此爲因過失所生,並無希望或容任其發生之主觀要件[11]。

貳、執行業務

　　刑法主要目的在於保護生命、身體、自由及財產等相關法益,並懲罰違反或破壞該等法益之行爲。有關犯罪與刑罰之法規範,性質不同於重視私人間損害賠償之民法,而是判斷何爲犯罪,懲罰犯罪行爲之法律[12]。刑事責任基於刑法之謙抑性質,是社會公平正義之最後一道防線[13]。所謂刑法上之業務,係指個人基於其社會地位繼續反覆所執行之業務。因從事業務之人,對於一定危險之認識能力較常人爲高,故課予較高之注意義務,其避免發生一定危險之期待可能性,較常人爲高,其違反注意義務之可責性,自課予較重刑事責任[14]。準此,醫療業務係指以醫療爲職業者,醫師提供之醫療服務符合刑法上業務之概念。不論是主要業務或附屬業務,凡職業上予以機會,爲非特定多數人之醫療行爲均屬之,不以收取報酬爲要件[15]。

參、過失傷害或致死罪

一、構成要件

　　因過失傷害人者,處1年以下有期徒刑、拘役或1千元以下罰金(刑法第284條前段);致重傷者,處3年以下有期徒刑、拘役或2千元以下罰金(刑法第284條後段)。因過失致人於死者,處5年以下有期徒刑或拘

---

[10] 最高法院100年度台上字第3890號刑事判決。

[11] 最高法院100年度台上字第4258號刑事判決。

[12] 余振華,刑法總論,三民書局股份有限公司,2017年9月,3版,頁2。

[13] 劉邦揚,我國地方法院刑事醫療糾紛判決的實證分析,科技法學評論,8卷2期,2011年,頁261。

[14] 最高法院101年度台上字第1435號刑事判決。

[15] 行政院衛生福利部1976年4月6日醫字第107880號函。

役，得併科三千元以下罰金（刑法第276條）[16]。醫師因過失而於醫療行為時致患者死傷者，應論以過失傷害罪、過失重傷害罪或過失致死罪[17]。因醫療行為主要以救治病人或恢復病人健康為目的，本質上帶有增進社會福祉、幫助病人之色彩。醫療過程雖可能引發損害，甚至為無法避免，然不應將醫師之醫療行為，認為加害行為而成立犯罪。對於醫師而言，行醫是醫治病患，不應與具有反社會性之犯罪行為等同看待[18]。醫療行為所引發之法律問題，最常見為失敗之醫療行為，課予醫事人員過失傷害罪或過失致死罪，其過失犯非難之重點，是醫事人員違反醫療上必要之注意義務，且逾越合理臨床專業裁量所致者[19]。

二、醫療主體督導或管理之過失

　　常見之醫療刑事犯罪，為刑法第276條過失致死罪、第284條前段之過失傷害及後段之過失重傷害。犯罪過程大致為醫療契約成立後，在醫療給付過程中，因未盡醫療上必要之注意義務，且逾越合理臨床專業裁量，導致醫療需求者產生傷害或重傷害，甚至致死之結果。醫療契約主體在履行醫療契約過程，需藉由履行輔助人，如醫師、藥師、護理師等人行醫療行為。而醫療主體有義務：（一）提供適任人員之義務（醫師法第28條第1項）[20]；（二）配置適當設備（醫療法第24條、第25條）；（三）負有監督之義務。醫療主體因督導或管理上之過失，致病人產生危害，且監督過失與病人之損害間具有因果關係，負有監督義務之契約主體，應負刑事上過失責任[21]。

---

[16] 最高法院106年度台上字第1059號刑事判決。

[17] 高添富、林建智，醫事人員強制責任保險制度之研究，政大法學評論，110期，2009年8月，頁64。

[18] 陳聰富、陳彥元、楊哲銘、吳志正、王宗倫、邱玟惠，醫療法律，元照出版有限公司，2012年4月，頁12至17。

[19] 陳英淙，探討醫療行為之客觀注意義務—以最高法院97年台上字第3428號判決為例，長庚人文社會學，3卷1期，2010年4月，頁147至169。

[20] 2016年11月30日華總一義字第10500147111號函。

[21] 蔡振修，醫療過失犯罪析論，中華民國醫事法律學會，1996年6月，頁137至148。

肆、不純正不作為犯

　　就病人死亡之因果關係，可分為病人本身原因與醫事人員中途介入原因。而以不純正不作為犯之理論與概念，作為判斷因果關係存否之基礎，首先確認病人本身之疾病，已經啓動因果之進程，而醫事人員發動醫療行為，以攔截先前之因果進程，可能進入另一個因果進程。準此，不純正不作為犯之成立，必須賴有保證人義務之存在。醫療契約締結時，契約主體即具有法律上保證人之地位[22]。此時應積極防止病人傷害惡化，甚至死亡之發生，倘因不積極作為導致傷亡發生，其與積極不法作為應為相同評價，成立不純正不作為犯，應負刑事責任[23]。反之，無此作為義務時，或不具有履行義務之可能性，即無犯罪可言。故病人本身已經病入膏肓，無藥可救或回天乏術，縱然醫事人員採取任何治療方式，終必死亡，則死亡之發生，具客觀不可避免性。結果是否不可避免，係屬客觀事實，應本諸證據法則推斷，倘盡調查之能事，仍然無法確認結果可否避免，依罪疑唯輕原則，應為有利醫事人員之認定[24]。

伍、例題解析

一、醫療過失之判斷

　　甲、乙各為A醫院高壓氧中心醫師與護理師，均為從事醫療業務之人，丙因發生車禍，受有右大腿開放性骨折傷害，右側股骨中段骨折，骨端由右大腿內側約7公分長之開放性傷口穿出體外。因丙右大腿內側傷口有混濁臭味之液體流出，經家屬同意，在甲醫師之監督指示下進行高壓氧治療，並由乙護理師協助進行推入高壓氧艙前之前置接管作業，甲醫師與乙護理師應注意氣管插管使用於丙病患時，在高壓氧艙內接上內建呼吸系統前，必須先將供氧氧系統之氣流量調至最低限度，並將甦醒球上之排氣閥開啓，乙護理師未操作上揭程序，即在高壓氧艙內將丙接上內建呼吸系統，導致大量氣體瞬間進入已形封閉系統之呼吸道，遂與皮下組織間產生

[22] 周敏郎，醫師的保證人地位，台灣醫界，52卷5期，2009年5月，頁48至50。最高法院97年度台上字第3013號刑事判決。
[23] 最高法院83年度台上字第4471號、97年度台上字第3428號刑事判決。
[24] 最高法院105年度台上字第182號刑事判決。

極大之壓力差進而產生瀰漫性肺泡破裂，氣體進入皮下組織，丙之下巴至前胸瞬間呈現皮下氣腫，造成足以瞬間致命之動脈空氣栓塞症，丙即產生呼吸困難並陷入昏迷，雖進行心肺復甦術及插入胸腔管進行急救，仍因瀰散性中樞神經及心臟動脈空氣栓塞症而不治死亡。如例題30所示，甲醫師、乙護理師是否成立刑法第276條之過失致死罪，應視將供氧系統之氣流量調至最低限度，將甦醒球上之排氣閥開啓，是否為甲醫師、乙護理師應注意，且能注意之事項。倘為醫療上必要之注意義務，並逾越合理臨床專業裁量時（醫療法第82條第3項）。甲醫師、乙護理師之醫療過失行為，各犯刑法第276條之過失致死罪。反之，非醫療上必要之注意義務或未逾越合理臨床專業裁量，即不成立過失致死罪。

二、過失致人於死罪

醫事人員執行醫療業務因過失致病人死傷，以違反醫療上必要之注意義務，且逾越合理臨床專業裁量所致者為限，負刑事責任（醫療法第82條第3項）。前2項注意義務之違反及臨床專業裁量之範圍，應以該醫療領域當時當地之醫療常規、醫療水準、醫療設施、工作條件及緊急迫切等客觀情況為斷（第4項）。醫事人員執行醫療業務因過失致病人死傷者，除其違反注意義務之行為與死傷結果之發生間，須有相當因果，亦須以該醫療領域當時當地之醫療常規、醫療水準、醫療設施、工作條件及緊急迫切等客觀情況為依據，判斷醫事人員所為，是否違反醫療上必要之注意義務，且逾越合理臨床專業裁量。如例題31所示，甲醫師係以整型美容、抽脂為業之醫師，自當明瞭各項整型美容及抽（溶）脂手術之原理，其可能產生之併發症與症狀之預防、因應之道，是其本應盡其職責，謹慎行事，在為乙從事具有高度侵入性及風險性之抽（溶）脂手術後，利用一般醫療院所均應具備之血壓計、血氧濃度計、心電圖儀器等基本醫療器材，以得準確量測之科學方法監測並定時讀取、記錄乙於術後之各項有關生命徵象之數據，觀察乙生命徵象之變化及是否已回復至與術前相類之穩定程度，藉此判斷及察覺乙在術後，是否已產生生理機能異常，或存有可能引起併發症發作之徵兆，甲於術後未對乙為監測，僅憑乙可行走與對談等表象，遽認其生命徵象已恢復穩定而任令離去，以致錯失及早發現乙生理狀況已經持續發展之異狀，並適時給予相應處置之機會。職是，甲為嘉美診所之負責

醫師，以爲他人執行整型美容、抽脂手術等相關醫療行爲爲業，其爲從事醫療業務之人，係犯刑法第276條之過失致人於死罪[25]。

第三節　醫療故意犯

醫療法第82條第3項規定，醫事人員因過失執行醫療業務致病人死傷之刑事責任，爲刑法過失犯之特別法，過失犯爲結果犯。因醫療法就醫事人員之醫療業務故意行爲，並無特別規定，應依刑法規定處理。

例題33

　　甲明知其未經醫師考試及格並依醫師法規定領有醫師證書，亦未經鑲牙生考試及格並依鑲牙生管理規則請領鑲牙生證書，且未領有行政院衛生署核發之齒模製造技術員登記證，不得擅自執行咬模、試模及安裝等假牙製作之牙醫醫療業務，利用其開設A牙模工廠之便，在其經營之A牙模工廠內，設置牙科診療椅，並利用牙鏡、鉗子、夾子、牙用噴水槍等器械，爲民衆進行咬模、安裝假牙，而擅自執行醫療業務。試問甲有何刑事責任，理由爲何？

例題34

　　甲與乙均爲A醫院之醫事人員，甲與乙因工作有爭執，甲持蝴蝶刀至開刀房，當時乙在準備安裝人工心肺機，甲不顧丙醫師正要進行冠狀動脈繞道手術，直接在手術檯旁、當病患面前，持刀刺傷乙。試問甲之行爲，應該當何刑責？

壹、故意責任

所謂直接故意，係指行為人對於構成犯罪之事實，明知並有意使其發生者（刑法第13條第1項）。所謂間接故意，係指行為人對於構成犯罪之事實，預見其發生而其發生並不違背其本意者（第2項）。申言之，認識為犯意之基礎，無認識即無犯意可言。行為人對於構成犯罪之事實，明知並有意使其發生者，為直接故意或確定故意；行為人對於犯罪之事實，預見其發生，而其發生並不違背其本意者，以故意論，為間接故意或不確定故意。不論行為人為明知或預見，均為故意犯主觀上之認識[26]。

貳、犯罪類型

一、違法利用個人資料罪

（一）洩漏個人秘密或資料

公務員洩漏或交付關於中華民國國防以外應祕密之文書、圖畫、消息或物品者，處3年以下有期徒刑（刑法第132條第1項）。因過失犯前項之罪者，處1年以下有期徒刑、拘役或300元以下罰金（第2項）。非公務員因職務或業務知悉或持有關於中華民國國防以外應秘密之文書、圖畫、消息或物品，而洩漏或交付之者，處1年以下有期徒刑、拘役或3百元以下罰金（第3項）。醫師、藥師、藥商、助產士或其業務上佐理人，或曾任此等職務之人，無故洩漏因業務知悉或持有之他人秘密者，處1年以下有期徒刑、拘役或5萬元以下罰金（刑法第316條）。意圖為自己或第三人不法之利益或損害他人之利益，而違反第6條第1項之敏感性資料，足生損害於他人者，處5年以下有期徒刑，得併科新臺幣100萬元以下罰金（個人資料保護法第41條）。有關病歷、醫療、基因或健康檢查個人資料，屬第6條第1項之敏感性資料，不得非法蒐集、處理或利用。職是，醫事人員因業務知悉或持有病歷、醫療、基因或健康檢查個人資料，為非法洩漏或交付之行為時，為一行為同時觸犯洩漏國防以外之秘密罪、洩漏業務上知悉他人秘密罪及與違法利用個人資料罪，為想像競合犯，依較重之違法利用個人資料罪論處（刑法第55條）。

---

[26] 最高法院100年度台上字第1110號刑事判決。

（二）想像競合犯

一行為而觸犯數罪名者，從一重處斷（刑法第55條本文）。一行為觸犯數罪名之想像競合犯，係指行為人以一個意思決定，發動一個行為，而侵害數個相同或不同之法益，具備數個犯罪構成要件，成立數個罪名，為處斷上之一罪。其存在之目的，在於避免對於同一或局部重疊行為之不法要素，予以過度評價。所謂同一行為，係指所實行者為完全或局部同一之行為而言[27]。

二、業務上文書登載不實罪

所謂業務上文書登載不實罪，係指從事業務之人，明知為不實之事項，而登載於其業務上作成之文書，足以生損害於公眾或他人者，處3年以下有期徒刑、拘役或5百元以下罰金（刑法第215條）。行使第215條之文書者，依偽造、變造文書或登載不實事項或使登載不實事項之規定處斷（刑法第216條）。醫師以醫療業務為目的，製作之病歷表、醫囑單及用藥紀錄等之文書，係執行醫療業務所製作之業務上文書，醫師偽造該等文書後，持以行使，偽造之低度行為，為高度之行使行為所吸收，應論以行使偽造業務上文書罪[28]。

三、違法執行醫師業務

未取得合法醫師資格，執行醫療業務者，處6個月以上5年以下有期徒刑，得併科新臺幣30萬元以上150萬元以下罰金（醫師法第28條本文）。但合於下列情形之一者，不罰：（一）在中央主管機關認可之醫療機構，於醫師指導下實習之醫學院、校學生或畢業生；（二）在醫療機構於醫師指示下之護理人員、助產人員或其他醫事人員；（三）合於第11條第1項但書規定[29]；（四）臨時施行急救（但書）。例如，醫院診所輔助

---

[27] 最高法院105年度台上字第1782號刑事判決。

[28] 最高法院70台上字第1107號刑事判例。

[29] 醫師法第11條規定：醫師非親自診察，不得施行治療、開給方劑或交付診斷書。但於山地、離島、偏僻地區或有特殊、急迫情形，為應醫療需要，得由直轄市、縣（市）主管機關指定之醫師，以通訊方式詢問病情，為之診察，開給方劑，並囑

人員未經醫師指示，逕自執行任何醫療行為，屬擅自執行醫療業務。

四、詐領健保費用

（一）詐欺取財罪

所謂詐欺取財罪，係指意圖為自己或第三人不法之所有，以詐術使人將本人或第三人之物交付者，應處5年以下有期徒刑、拘役或科或併科50萬元以下罰金（刑法第339條第1項）。例如，醫事人員意圖為自己不法之所有，基於詐欺取財之犯意，將虛偽看診病患姓名，依排定時程刷卡掛號，以取得較高額之健保費用。

（二）加重詐欺罪

犯第339條詐欺罪而有下列情形之一者，處1年以上7年以下有期徒刑，得併科新臺幣100萬元以下罰金：1. 冒用政府機關或公務員名義犯之；2. 三人以上共同犯之；3. 以廣播電視、電子通訊、網際網路或其他媒體等傳播工具，對公眾散布而犯之（刑法第339條之4第1項）。前項之未遂犯罰之（第2項）。例如，三人以上之醫事人員意圖為自己不法之所有，基於詐欺取財之犯意，將虛偽看診病患姓名，依排定時程刷卡掛號，以取得較高額之健保費用（刑法第339條之4第1項第2款）。

（三）準文書

所謂準文書，係指在紙上或物品上之文字、符號、圖畫、照像，依習慣或特約，足以為表示其用意之證明者，關於本章及本章以外各罪，以文書論（刑法第220條第1項）。錄音、錄影或電磁紀錄，藉機器或電腦之處理所顯示之聲音、影像或符號，足以為表示其用意之證明者，亦同（第2項）。例如，醫事人員將虛偽就診紀錄彙總登載於業務上所作成「特約醫事服務機構門診醫療服務點數申請總表」、「門診醫療費用醫療服務點數明細表」、「門診醫療費用醫令」等電磁紀錄文書檔案，繼而透過電腦連線方式，虛報醫療費用之電磁紀錄檔案傳輸至行政院衛生福利部中央健康保險署。

由衛生醫療機構護理人員、助產人員執行治療。

（四）案例分析

1. 犯罪事實

甲為A診所之實際負責人及執業醫師，為從事醫療業務之人。甲與行政院衛生福利部中央健康保險署（下稱健保署）簽訂「全民健康保險特約醫事服務機構合約」，受託辦理全民健康保險醫療業務，在執行相關醫療業務時，依約應將病患就診病情及所為之醫療服務內容據實填載於業務上所掌之病歷表，向健保署申報醫療費用。甲為取得較高額之給付，竟意圖為自己不法之所有，基於詐欺取財及行使業務上登載不實文書、準文書等犯意，預先將診所員工或親友姓名，排入診所之功課表內，載有醫師姓名、就診日期、預定虛偽看診病患姓名，並分別向員工索取「功課表」之診所員工或親友之全民健康保險IC卡，進而依「功課表」排定時程刷卡掛號，由櫃檯掛號人員將不實就診紀錄與病名登載於業務上所作成之病歷文書，而於健保署抽審時，並持交健保署行使之。再將虛偽就診紀錄彙總登載於業務上所作成「特約醫事服務機構門診醫療服務點數申請總表」、「門診醫療費用醫療服務點數明細表」、「門診醫療費用醫令」等電磁紀錄文書檔案，再透過電腦連線方式，按月於次月20日前，虛報醫療費用之電磁紀錄檔案傳輸至健保署，並由甲將申請總表蓋上診所之大章及負責醫師印章後送交健保署，虛報醫療紀錄點數而行使之，致健保署陷於錯誤，依不實之就醫紀錄，給付醫療費用與合理門診量診察費，詐領金額為886萬，均足以生損害於健保署對於醫務管理及費用核發之正確性。

2. 論罪科刑

甲醫師有業務上登載不實文書行為、業務上登載不實準文書行為、行使業務上登載不實文書行為、行使業務上登載不實準文書行為、詐欺取財行為。甲所犯業務上登載不實文書、業務上登載不實準文書之低度行為，各為行使業務上登載不實文書及行使業務上登載不實準文書之高度行為所吸收，均不另論罪。甲醫師係行使登載不實業務上文書、準文書以詐取健保醫療給付之行為，同時觸犯行使業務上登載不實文書、準文書罪及詐欺取財罪；復基於同一詐領健保給付之目的，以一行為同時對健保署所給付之醫療費用及合理門診量診察費為詐欺取財犯行，係一行為觸犯數罪名，為想像競合犯，分別依刑法第55條規定，應從重刑法第339條第1項詐欺取財罪處斷，應處5年以下有期徒刑、拘役或科或併科50萬元以下罰金。

參、妨害執行醫療或救護業務罪

一、病房非公共場所或公眾得出入場所

　　醫院為住院及急診病人居住或使用之處所，均有住院醫師值班，以照顧住院及急診之病人。醫院病房除房門外，醫院亦針對個別病床設有布簾，提供病人及其家屬私人使用之空間，各病人在住院期間，取得特定空間之使用權，並享有管領支配力，病患在住院期間，有居住安寧不受他人任意侵擾之權。準此，醫院病房係病人接受醫療及休養生息之處所，病人於住院期間，病房為其生活起居之場域，各有其監督權，除負責診治之醫生及護理人員在醫療必要之範圍內，得進出病房外，非他人所得隨意出入，不屬於公共場所或公眾得出入之場所[30]。

二、醫療機構與醫療人員之保護

　　醫療機構應保持環境整潔、秩序安寧，不得妨礙公共衛生及安全（醫療法第24條第1項）。為保障就醫安全，任何人不得以強暴、脅迫、恐嚇、公然侮辱或其他非法之方法，妨礙醫療業務之執行（第2項）。醫療機構應採必要措施，以確保醫事人員執行醫療業務時之安全（第3項）。違反第2項規定者，警察機關應排除或制止之；如涉及刑事責任者，應移送司法機關偵辦（第4項）。職是，違反第24條第2項規定者，處新臺幣3萬元以上5萬元以下罰鍰。如觸犯刑事責任者，應移送司法機關辦理（醫療法第106條第1項）。毀損醫療機構或其他相類場所內關於保護生命之設備，致生危險於他人之生命、身體或健康者，處3年以下有期徒刑、拘役或新臺幣30萬元以下罰金（第2項）。對於醫事人員或緊急醫療救護人員以強暴、脅迫、恐嚇或其他非法之方法，妨害其執行醫療或救護業務者，處3年以下有期徒刑，得併科新臺幣30萬元以下罰金（第3項）。犯前項之罪，因而致醫事人員或緊急醫療救護人員於死者，處無期徒刑或7年以上有期徒刑；致重傷者，處3年以上10年以下有期徒刑（第4項）。醫療法第106條第2項至第4項規定，為刑法之毀損罪、傷害罪、重傷罪、強制罪、恐嚇罪之特別規定，應優先適用。

---

[30] 最高法院101年度台非字第140號刑事判決。

肆、例題解析

一、擅自執行醫師業務

　　假牙於口腔外製作完成，牙醫師將之置入病患口中後，須診斷牙齒之咬合是否正常，咬合正常時，贋復治療即已完成，倘咬合不正常，牙醫師應依據診斷實施咬合調整，直至咬合正常贋復治療始算完成。裝置、固定假牙為診斷、咬合調整交互實施直至完成贋復治療，為系列不可分割之醫療行為。齒模技術人員之工作範圍，係在牙醫師取模後之倒石膏製作齒模、製作臘型、鑄造、研磨打光，倘逾越此範圍而為固定假牙之行為，屬擅自執行牙醫師之醫療業務。如例題28所示，甲明知其未經醫師考試及格並依醫師法規定領有醫師證書，亦未經鑲牙生考試及格並依鑲牙生管理規則請領鑲牙生證書，且未領有行政院衛生署核發之齒模製造技術員登記證，不得擅自執行咬模、試模及安裝等假牙製作之牙醫醫療業務，利用其開設A牙模工廠之便，在其經營之A牙模工廠內，設置牙科診療椅，並利用牙鏡、鉗子、夾子、牙用噴水槍等器械，為民眾進行咬模、安裝假牙，擅自執行醫療業務。職是，甲未取得合法醫師資格，擅自執行醫療業務，依醫師法第28條本文論罪科刑[31]。

二、強暴執行醫療業務之醫事人員罪

　　傷害人之身體或健康者，處3年以下有期徒刑、拘役或1千元以下罰金（刑法第277條第1項）。對於醫事人員或緊急醫療救護人員以強暴、脅迫、恐嚇或其他非法之方法，妨害其執行醫療或救護業務者，處3年以下有期徒刑，得併科新臺幣30萬元以下罰金（醫療法第106條第3項）。一行為而觸犯數罪名者，從一重處斷。但不得科以較輕罪名所定最輕本刑以下之刑（刑法第55條）。如例題29所示，甲與乙均為A醫院之醫事人員，甲與乙因工作有爭執，甲持蝴蝶刀至開刀房，當時乙在準備安裝人工心肺機，甲不顧丙醫師正要進行冠狀動脈繞道手術，直接在手術檯旁、當病患面前，持刀刺傷乙。準此，甲觸犯刑法第277條第1項之傷害罪、醫療法第106條第3項之強暴執行醫療業務之醫事人員罪。甲行為觸犯上開二罪，應

---

[31] 臺灣桃園地方法院96年度桃簡字第1458號刑事判決。

依刑法第55條規定，從一重的強暴執行醫療業務之醫事人員罪處斷[32]。

第四節　阻卻違法事由

　　醫療是救死扶傷的專業，醫療行為具有重要之社會利益，醫事人員於執行職務時，除安樂死外，以故意方式造成病患傷亡，可能性甚微。基於人體反應之不確定性及醫學知識之有限性，在醫療診斷或治療過程，造成損害或未符合預期之醫療結果，均由醫事人員承擔刑事責任，將迫使醫事人員不得不從事防禦性醫療行為，予以相應。準此，如何區辨醫療行為與犯罪行為，是醫事人員之職業過程，應重視之課題。

例題35

　　甲為A市公立醫院主治醫師，明知依A市政府衛生局及所屬機構人員勵金發給辦法、要點、醫師專勤服務辦法規定，市立醫療機構醫師不得在住宅或其他場所應門診或設置病床等醫療設備及以任何標誌，招攬病人，應專勤從事醫療服務教學及研究或醫療行政工作，有違反規定時，在外開業或兼業者，不得受領獎勵金，甲有簽署醫院醫師服務切結書，承諾願實踐醫師獎勵金發給辦法，不在外私自開業及兼業。詎甲業餘時間在宅處懸掛招牌開業，從事醫療業務，為病患診治疾病及收費，明知依規定不得領取獎勵金，竟基於意圖為自己不法所有之概括犯意，隱瞞其在住宅開業之事實，使A市公立醫院填造獎勵金清冊之出納人員、人事會計人員及主管單位，自始陷於錯誤因信以為真而發給基本獎勵金及服務獎勵金，甲並在每月發放之基本獎勵金、每年發放之服務獎勵金等印領清冊上蓋章，共計領取基本獎勵金及服務獎勵金1,313萬元。甲醫師抗辯稱其係履行法定強制診療義務之行為，有阻卻違法事由。試問甲之行為，是否成立犯罪？

---

[32] 臺灣臺南地方法院107年度矚訴字第1號刑事判決。

壹、業務上之正當行爲

醫療行爲之目的，在於降低病人身體、生命之風險，其對社會具有相當之公益性質，近年常有不如預期之醫療結果，以刑事訴訟追究刑責。刑法主要以處罰故意犯爲原則，而醫療行爲屬病變因果之攔截行爲，要求醫事人員負起病害與醫害之共同責任，不啻屬無過失之事變責任，不僅無助於民眾獲得損害之填補，反而導致醫師採取防禦性醫療措施[33]。

一、具有醫療目的

依照行政院衛生主管機關函示，醫療行爲之判斷標準應爲：（一）以治療矯正或預防爲目的；（二）有診察診斷及治療之行爲；（三）有用藥或處分之行爲。醫師對病患之處置，均須以醫療爲目的之行爲，倘行爲非以醫療目的，則爲違法行爲。例如，腎臟切除是爲治療腎臟腫瘤，避免腫瘤擴散，雖可預期手術刀劃開腹部，有侵害人體之危險性，然對癌症患者而言，爲早期癌症控制之方法。準此，醫師之醫療行爲必須以治療病患現有疾病爲主，且必須預防治療所產生之副作用，並避免病患將來疾病之發生爲目的之治療行爲，始爲正確之醫療行爲[34]。對身體具有重大侵害之手術行爲，可主張其爲依法令之行爲，而得阻卻違法[35]。

二、正當醫療方法

從業務行爲之目的而言，某類行爲具有其特殊意義，該行爲應被容許。例如，醫療行爲已顧及醫療上之目的，且醫師之診療行爲已善盡醫療上必要之注意，並符合以醫療領域當時當地之醫療常規、醫療水準、醫療設施、工作條件及緊急迫切等情況，具有正當性而爲業務上之正當行爲[36]。係當時醫學所承認而通用之醫療方法診斷病患，始爲過程之正當

---

[33] 立法院第9屆第4會期第15次會議議案關係文書。

[34] 謝瑞智，醫療行爲與刑事責任，法令月刊，51卷10期，2000年10月，頁276。

[35] 盧映潔、高忠翰、朱振國，病患同意與醫師刑事過失責任之辯正─評臺北地方法院91年訴字第730號判決，台灣法學雜誌，11期，2008年9月，頁43。

[36] 盧映潔、高忠翰、朱振國，病患同意與醫師刑事過失責任之辯正─評臺北地方法院91年訴字第730號判決，台灣法學雜誌，11期，2008年9月，頁43。

性，縱使以醫療爲目的，然使用非醫學上所承認之醫療方法，仍難謂合法之醫療行爲。例如，主治醫師在家屬簽屬同意書後，將在動物實驗階段之芝麻油萃取物，注射至肝癌末期病人體內，造成病人不治，雖醫療目標爲希望病患康復，然注射在實驗階段之芝麻油萃取物作爲治療，並非當時醫療所通用之醫療方法，難謂係合法之醫療行爲[37]。

三、病患有效同意

憲法第15條人民之生存權應予保障，而同法第22條人民之其他自由及權利，均受憲法之保障。是人民之自我決定權受憲法保障。檢查、注射、投藥、手術等醫療行爲，係對病患生命、身體具有侵犯性。準此，取得病患之同意，由病患自行決定即尊重人格自律權之表現[38]。醫療機構實施手術，應向病人或其法定代理人、配偶、親屬或關係人說明手術原因、手術成功率或可能發生之併發症及危險，並經其同意，簽具手術同意書及麻醉同意書，始得爲之（醫療法第63條第1項）。病患可接受醫師之建議，進行侵入性檢查或手術，或拒絕其建議，始自己生活在危險之狀態，病患具有決定權。反之，無病患之同意，即使爲治療上或醫學上之目的，醫師自不得爲專斷性醫療行爲[39]。

（一）阻卻違法性承諾

所謂阻卻違法性承諾，係指被害人所爲對於自身受法律所保護之法益，予以放棄之意思表示，行爲人所爲法益侵害之行爲，係基於被害人承諾所爲，可予以排除成立犯罪，肯認被害人之承諾爲法律所明定以外之阻卻違法事由，其爲超法規阻卻違法事由。倘法益持有人對法律保護之特定法益有處分權時，法律基於病患自主權，尊重法益持有人之自主決定權[40]。準此，行爲人之侵害行爲雖屬侵害法益之構成要件該當行爲，然因阻卻違法事由存在而不罰。因法益輕重有別，並非所有之法益，均得容認個人任意捨棄處分，仍應有其限度，並不能與既有之成文法體系相扞格。

---

[37] 記者顧守昌TVBS news，臺南報導，2006年1月23日。
[38] 謝瑞智，醫療行爲與刑事責任，法令月刊，51卷10期，2000年10月，頁277。
[39] 謝瑞智，醫療行爲與刑事責任，法令月刊，51卷10期，2000年10月，頁281。
[40] 陳聰富，醫療責任的形成與展開，臺大出版中心，2015年10月，2版，頁90至91。

例如，主張阻卻違法承諾，作爲醫療行爲上阻卻違法事由，需限於醫療行爲僅造成普通傷害之結果，參酌國情與社會觀念，並不認爲生命或身體法益，屬被害人得以捨棄之法益。簡言之，在侵害他人生命或重大身體法益之犯罪，縱有被害人之承諾，仍無法阻卻違法[41]。

（二）可推測之承諾

醫療行爲之承諾，雖通常是在患者清醒時，取得其放棄法益保護之表示，然在患者意識喪失，或其法定代理人不在現場時，事實上不能或一時未能取得患者本人或其法定代理人之同意時，爲保護患者之利益，得依可推測之承諾，進行醫療行爲[42]。在事實上欠缺同意之情況，構成要件該當行爲可能因推測之承諾，而阻卻其違法性，且僅適用於欠缺承諾，對輕傷害程度範圍內之侵害身體法益[43]。醫療行爲之實施，固以治療爲目的，然本質上對於病患之身體或生理機能，常具有侵襲性，須得病患之承諾或可推測之承諾，以阻卻其違法性。倘病患並無承諾或可推測之承諾，或其承諾係受行爲人之詐欺致陷於錯誤所爲，仍不能阻卻傷害行爲之違法性[44]。

貳、依法令之行爲

一、定義

依法令之行爲，不罰（刑法第21條第1項）。係指該項行爲在外觀上雖具備犯罪之形態，然其係依據法律或命令所應爲之行爲；在刑法之評價上，不認其具有違法性與可罰性，故以明文規定阻卻其違法而不予處罰[45]。

---

[41] 臺灣高等法院102年度上訴字第261號刑事判決。

[42] 林東茂，醫療上病患承諾的刑法問題，月旦法學雜誌，157期，頁63，2008年6月。

[43] 鄭逸哲，侵入性外科手術醫療行爲的構成要件該當和阻卻違法事由，法令月刊，60卷6期，2009年6月，頁10。

[44] 臺灣高等法院102年度醫上訴字第14號刑事判決。

[45] 最高法院90年度台上字第3137號刑事判決。

二、案例分析

（一）外科手術

醫療機構實施手術及麻醉之說明義務，並於徵得同意後，可主張為依法令之行為，而阻卻違法（醫療法第63條）。例如，外科手術外觀上雖具備傷害之犯罪形態，然其目的為治療疾病，經醫師說明及病患同意後，得主張其為依法令之行為[46]。

（二）緊急醫療行為

醫師對於危急之病人，應即依其專業能力予以救治或採取必要措施，不得無故拖延（醫師法第21條）。法律賦予醫師對於危急病患強制診療之義務，在於保障危急病患得以隨時就診之利益。倘緊急醫療行為之本身具備犯罪之形態，得依據刑法第21條第1項之依法令行為或第22條之業務上正當行為，以阻卻違法[47]。醫師因履行法定強制診療義務時，衍生其他觸犯刑法之行為，應另行評價。例如，因醫療過失致病患傷害或死亡、以虛報或匿報急診醫療收入等不正當方法逃漏稅捐，或隱瞞在自宅兼業為病患診療之事實，而向所屬醫院詐取基本或服務獎勵金等，此屬於另一行為事實之問題，自應依據刑法及有關法律之規定，對於該項行為加以評價及處罰，其與醫師履行強制診療義務無關；自不能以其公餘在自宅為危急之病患診療，為履行醫師法第21條所規定之義務，而認其所衍生之其他觸法行為，均屬依據法令之行為，而阻卻其違法[48]。

（三）確保醫事人員執行醫療業務

醫療機構應保持環境整潔、秩序安寧，不得妨礙公共衛生及安全（醫療法第24條第1項）。為保障就醫安全，任何人不得以強暴、脅迫、恐嚇、公然侮辱或其他非法之方法，妨礙醫療業務之執行（第2項）。醫療機構應採必要措施，以確保醫事人員執行醫療業務時之安全（第3項）。例如，甲病患滋擾醫療機構秩序，妨礙醫療業務進行之行為，致生

---

[46] 鄭逸哲，重大手術不可能僅基於同意而阻卻違法，月旦法學教室，91期，2010年5月，頁25。

[47] 最高法院90年度台上字第3137號刑事判決。

[48] 最高法院90年度台上字第3137號刑事判決。

乙病患就醫權益受損害，為確保醫事人員執行醫療業務時之安全及保障乙病患之就醫安全。護理師將藥品直接交予乙病患，避免甲病患傷害乙病患，其為必要之措施，該當醫療法第24條第3項規定，屬依法令之行為。護理師交付藥物之行為雖違反藥事法第37條第2項規定，然具有阻卻違法之正當事由，不予處罰[49]。

參、緊急避難

因避免自己或他人生命、身體、自由、財產之緊急危難而出於不得已之行為，不罰。但避難行為過當者，得減輕或免除其刑（刑法第24條第1項）。是緊急避難行為，須以自己或他人之生命、身體、自由、財產猝遇危難之際，非侵害他人法益別無救護之途，為必要之條件。倘行為人應注意並能注意而不注意，致有一定結果之發生者，則與緊急避難之法定要件顯然不符[50]。準此，緊急避難行為必須在客觀上係不得已且不過當，而在主觀上必須出於救助意思而為之者，始能成立緊急避難。倘在客觀上並非不得已，或已避難過當，或在行為人主觀上並非出於救助意思而為之者，或因行為人應注意並能注意而不注意，致有一定結果之發生者，均非緊急避難行為，而不能阻卻違法[51]。準此，當病患情況危急，醫療行為涉及避免病患生命、身體之緊急危難，為病人實施之醫療行為，具有必要性及適當性，其可主張依刑法第24條第1項緊急避難阻卻醫療行為之違法性[52]。

---

[49] 臺灣臺北地方法院105年度簡更（一）字第6號行政判決。藥事法第37條第1項規定：藥品之調劑，非依一定作業程序，不得為之；其作業準則，由中央衛生主管機關定之。第2項規定：前項調劑應由藥師為之。但不含麻醉藥品者，得由藥劑生為之。

[50] 最高法院24年上字第2669號刑事判例、73年度台上字第1827號刑事判決。

[51] 臺灣高等法院臺中分院102年度交上易字第1283號刑事判決。

[52] 王皇玉，醫師未盡說明義務之法律效果—簡評94年台上字第2676號判決，台灣本土法學雜誌，75期，2005年10月，頁224至226。

肆、專斷性醫療行為之法律責任

一、專斷性醫療行為

　　過去傳統醫學治療模式，大多由醫師在不經說明及告知情況，自行決定病人未來之治療方向，在外觀看似用意良善之醫療決策，是否有侵害病患自主權，容有疑慮。近年因資訊發達、人民知識水準提升，並在政府大力提倡病人是醫療行為之主體、病人自主決定權，父權主義之醫療模式已漸漸被揚棄。所謂專斷性醫療行為，係是醫師在未告知病人或未得病人同意前，醫師依自己之專業判斷，認為醫療行為對病患之身體、生命、健康較為有利，而擅行之醫療行為[53]。準此，醫師應將其他替代可能的治療方式和其危險及癒後狀況，充分告知病患，以供病患自主決定。倘經說明後，病患有拒絕之可能時，醫師即有說明之義務，醫師不得逕行基於其醫療專業，選擇性告知原告部分資訊，而為專斷醫療行為[54]。

二、病患自主決定權

　　醫療法第63條第1項規定手術前說明及同意書簽具之立法本旨，係以醫療乃為高度專業及危險之行為，直接涉及病人之身體健康或生命，病人本人或其家屬通常須賴醫師之說明，始得明瞭醫療行為之必要、風險及效果，故醫師為醫療行為時，應詳細對病人本人或其親屬盡相當之說明義務，經病人或其家屬同意後為之，以保障病人身體自主權[55]。再者，凡醫療行為，無論是檢驗目的之抽血、採取檢體，常規治療之打針、投與藥物，或是侵入性檢驗、治療，甚至移除腫瘤、摘取器官、為器官移植等，其本質上係侵害病人之身體權之行為，醫師為醫療行為時，除本於其倫理價值之考量，為維持病患之生命，有絕對實施之必要者外，應得病患同意，包括明示同意、默示同意、推定同意或意思實現，並依當時之醫療水準所建立之醫療專業準則所為之業務上正當行為，始得阻卻違法。且為尊重病患對其人格尊嚴延伸之自主決定權，病患當有權利透過醫師或醫療機

---

[53] 謝瑞智，醫療行為與刑事責任，法令月刊，51卷10期，2000年10月，頁284。
[54] 臺灣臺北地方法院94年度醫字第4號民事判決。
[55] 最高法院94年度台上字第2676號刑事判決。

構其他醫事人員對各種治療計畫之充分說明（醫師法第12條之1、醫療法第81條）。準此，病患有共享醫療資訊之權利，以為決定選擇符合自己最佳利益之醫療方案或拒絕一部或全部之醫療行為。

三、案例分析

（一）緊急專斷醫療

病患在就醫過程中，對於自己身體之完整性具有自主決定之權利，醫師不得全然置病患明示或可得推知之意思於不顧，擅專獨斷實施醫療行為，屬侵害對於病患之自主決定權，倘造成病患之損害，並與責任原因事實間具有因果關係，且具有違法性及歸責性者，應負傷害刑事責任。申言之，醫療行為由外觀窺之，確實造成病患生命、身體法益受其損害，固可成立傷害罪之構成要件，然其可因病患之同意阻卻違法性。是專斷醫療行為缺乏病患同意，應構成醫療傷害罪[56]。基於對病患自主決定權之保障與尊重，僅當病患之生命、身體遭遇急迫重大危險，而有立即醫療之必要時，醫師始得施以緊急專斷醫療，進而阻卻其之違法性。例如，醫師雖於手術過程中，發現出乎預期之腮腺內顏面神經腫瘤，然病患並未因此而遭遇任何生命、身體上之急迫危險，醫師並未因施行手術時，造成原先未預見之腮腺內顏面神經腫瘤破裂或其他惡化情事，亦未因施行手術，而造成日後切除腮腺內顏面神經腫瘤之困難，客觀上並無令醫師採取緊急專斷醫療行為之必要性[57]。職是，醫療處置應由病患自主決定，是否願意承擔切除腮腺內顏面神經腫瘤後產生之風險，而不應令醫師負有逕行切除神經腫瘤之義務。倘醫師未盡其告知義務，病患接受手術之同意表示具有重大瑕疵，醫師之醫療行為不能因此而阻卻違法。

（二）相當因果關係

醫師未盡告知或說明義務，固侵害病人之醫療自主權，然醫療自主權之侵害，非屬醫師過失責任之必然，因醫療過失繫於診斷與治療過程，有無遵循醫療準則為斷。醫師於診療過程中，倘未遵循醫療準則致生死傷之結果，事先縱已踐行告知同意程序，仍無以阻卻違法。反之，醫師事先雖

---

[56] 謝瑞智，醫療行為與刑事責任，法令月刊，51卷10期，2000年10月，頁284。
[57] 臺灣臺北地方法院94年度醫字第13號民事判決。

未踐行告知同意法則，惟對於醫療行為已善盡其注意之義務，難謂與病人之死傷結果，有必然之相當因果關係[58]。

伍、例題解析

一、詐欺取財罪

　　意圖為自己或第三人不法之所有，以詐術使人將本人或第三人之物交付者，處5年以下有期徒刑、拘役或科或併科50萬元以下罰金（刑法第339條第1項）。甲為A市公立醫院主治醫師，明知依A市政府衛生局及所屬機構人員獎勵金發給辦法、要點、醫師專勤服務辦法規定，市立醫療機構醫師不得在住宅或其他場所應門診或設置病床等醫療設備及以任何標誌，招攬病人，應專勤從事醫療服務教學及研究或醫療行政工作，甲有簽署醫院醫師服務切結書。詎甲醫師於業餘時間，在宅處懸掛招牌開業，從事醫療業務，為病患診治疾病及收費，竟基於意圖為自己不法所有之概括犯意，使A市公立醫院填造獎勵金清冊之出納人員、人事會計人員及主管單位，自始陷於錯誤因信以為真而發給基本獎勵金及服務獎勵金，核其所為係犯刑法第339條第1項之詐欺取財罪。

二、非阻卻違法事由

　　緊急醫療行為之本身具備犯罪之形態，得依據刑法第21條第1項之依法令行為或第22條之業務上正當行為，雖得以阻卻違法[59]。然醫師因履行法定強制診療義務時，衍生其他觸犯刑法之行為，應另行評價。甲醫師隱瞞在自宅兼業為病患診療之事實，而向所屬醫院詐取基本獎勵金及服務獎勵金，對於詐欺取財行為加以評價及處罰，因與醫師履行強制診療義務無關，不能以其公餘在自宅為危急之病患診療，為履行醫師法第21條所規定之義務，而認其所衍生之其他觸法行為，屬依據法令之行為，而阻卻其違法[60]。

---

[58] 最高法院101年度台上字第2637號刑事判決。
[59] 最高法院90年度台上字第3137號刑事判決。
[60] 最高法院90年度台上字第3137號刑事判決。

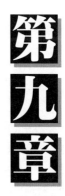

病人自主權利

關鍵詞

確診、人格權、違法性、生命權、關係人、醫療決定

　　面對人口老化、醫療科技日新月異、供給誘發需求、民眾就醫自由等因素，除造成醫療利用增加外，亦衍生醫療資源使用合理性之議題[1]。依據世界衛生組織（WHO）2010年報告可知，估計約有20%至40%之醫療是浪費或無效率，並提出醫療十大無效率與解決之道[2]。歐、美諸多國家實行病人自主權已久，視為普世人權，我國立法院於2015年12月18日完成病人自主權利法三讀程序，通過病人自主權利法，成為亞洲實踐病人自主權之先導國家。其立法目的在於尊重病人醫療自主，保障其善終權益，促進醫病關係和諧。其核心概念在於使病人自主意願之表達與善終權利，得到法律上之保障，透過事先簽署預立醫療決定，每個人均能提早為自己作好重症時之醫療決策，預防自己與親友摯愛承受痛苦[3]。

第一節　病人自主權利法

　　傳統之知情同意，是以醫師為中心，病人被期待以同意回應之概念。病人自主權利法以病人為中心，肯定病人知情及主動選擇與決定之權利[4]。病人自主權利法共19條條文，其核心概念在於具完全行為能力之意願人可透過預立醫療照護諮商，事先立下書面之預立醫療決定，其於特殊臨床條件，可行使醫療自主權，選擇拒絕醫療[5]。基於尊重人格、尊重自主、維護病人健康及調和醫病關係等倫理原則，所發展出之病患自主決定權，為保障病患權益，並促進醫病關係和諧，應將之納入保護客體，使之成為病人之一般人格權，以符合追求增進國民健康及提升醫療服務品質之時代潮流[6]。

---

[1] 李伯璋，病人自主權利法內涵及疑義初探，萬國法律，212期，2017年4月，頁8。
[2] 行政院衛生福利部，二代健保總檢討報告，2014年9月，頁163。
[3] 行政院衛生福利部網站，https://www.parc.tw/about.，最後瀏覽日期：2018年12月5日。
[4] 病人自主權利法草案修正動議，楊玉欣版草案，2015年10月5日。
[5] 吳振吉、蔡甫昌，簡評「病人自主權利法」及其影響，法規專欄，2016年，頁6。
[6] 最高法院105年度台上字第89號民事判決。

例題36

　　甲為未成年人除持久咳嗽、氣促之症狀外，整天感到疲累而身體不適，至A醫院就診時，乙醫師經診斷後，判斷甲罹患肺癌4期，除將以其所判斷之適當時機及方式，將甲之病情、治療方針、處置、用藥、預後情形及可能之不良反應等相關事項告知甲。試問乙醫師是否不經甲之同意，以適當方式告知甲之父母？

壹、醫療自主權

一、病人為中心之基本原則

　　病人自主權利法強調以病人為中心之基本原則，以與我國現行相關醫療法規區隔，理念上更為貼近晚近歐美法學重視醫療自主權之演進趨勢。病人對於病情、醫療選項及各選項之可能成效與風險預後，有知情之權利。對於醫師提供之醫療選項有選擇與決定之權利（病人自主權利法第4條第1項）。立法理由強調病人有自主性，應以病人為中心，病人有知情及主動選擇與決定之權利。病人就診時，醫療機構或醫師應以其所判斷之適當時機及方式，將病人之病情、治療方針、處置、用藥、預後情形及可能之不良反應等相關事項告知本人。病人未明示反對時，亦得告知其關係人（病人自主權利法第5條第1項）。立法理由認醫療法與醫師法雖規範醫療機構與醫師負告知義務，惟告知對象非以病人為優先，故病人自主權利法明定知情為病人權利，醫療機構或醫師應以告知病人本人為原則[7]。

二、侵權行為損害賠償責任

　　因故意或過失不法侵害他人之權利者，負損害賠償責任（民法第184條第1項前段）。基於尊重人格、尊重自主及維護病人健康、調和醫病關係等倫理原則，所發展出之病患自主決定權，雖非既存法律體系所明認之權利，然為保障病患權益並促進醫病關係和諧，應將之納入保護之客體，

---

[7] 吳振吉、蔡甫昌，簡評「病人自主權利法」及其影響，法規專欄，2016年，頁6。

使之成爲病人之一般人格權,以符合追求增進國民健康及提升醫療服務品質之時代潮流。凡屬醫療行爲,無論是檢驗目的之抽血、採取檢體,常規治療之打針、投與藥物,或是侵入性檢驗、治療,甚至移除腫瘤、摘取器官、爲器官移植等,其本質上係侵害病人身體權之行爲,醫師爲醫療行爲時,除本於其倫理價值之考量,爲維持病患之生命,有絕對實施之必要者外,應得病患同意或有其他阻卻違法事由,始得阻卻違法。且爲尊重病患對其人格尊嚴延伸之自主決定權,病患當有權利透過醫師或醫療機構其他醫事人員對各種治療計畫之充分說明(醫師法第12條之1;醫療法第81條)。病患在就醫過程中,對於自己身體之完整性,具有自主決定之權利,醫師不得全然置病患明示或可得推知之意思於不顧,擅專獨斷實施醫療行爲,否則即屬侵害對於病患之自主決定權,倘因此造成病患之損害,並與責任原因事實間具有因果關係,且具有違法性及歸責性者,應負侵權行爲損害賠償責任[8]。

貳、保障對象與範圍

一、保障對象

2000年公布施行安寧緩和醫療條例,對於末期病人之臨終照護已有充分規範,病人自主權利法擴充其適用對象如後:(一)末期病人;(二)不可逆轉之昏迷狀況;(三)永久植物人狀態;(四)極重度失智;(五)其他經中央主管機關公告之病人疾病狀況或痛苦難以忍受、疾病無法治癒,且依當時醫療水準無其他合適解決方法(病人自主權利法第14條第1項)。可知病人自主權利法,保障對象全面性[9]。以上每項認定應由二位具相關專科醫師資格之醫師確診,並經緩和醫療團隊至少二次照會確認,以示周延。

二、保障範圍

安寧緩和醫療條例針對末期病人而設之維生醫療概念,僅限於能延

---

[8] 最高法院105年度台上字第89號民事判決。

[9] 吳振吉、蔡甫昌,簡評「病人自主權利法」及其影響,法規專欄,2016年,頁6。

長其瀕死過程之醫療措施。病人自主權利法所稱之維持生命治療，係指任何有可能延長病人生命之必要醫療措施。而除維持生命治療外，病人亦得終止、撤除或不施行人工營養及流體餵養之全部或一部（病人自主權利法第14條第1項）[10]。所謂維持生命治療，係指心肺復甦術、機械式維生系統、血液製品、為特定疾病而設之專門治療、重度感染時所給予之抗生素等任何有可能延長病人生命之必要醫療措施（病人自主權利法第3條第1款）。所謂人工營養及流體餵養，係指透過導管或其他侵入性措施餵養食物與水分（第2款）。

參、例題解析

病人就診時，醫療機構或醫師應以其所判斷之適當時機及方式，將病人之病情、治療方針、處置、用藥、預後情形及可能之不良反應等相關事項告知本人。病人未明示反對時，亦得告知其關係人（病人自主權利法第5條第1項）。病人為無行為能力人、限制行為能力人、受輔助宣告之人或不能為意思表示或受意思表示時，醫療機構或醫師應以適當方式告知本人及其關係人（第2項）。所謂關係人，係指病患之法定代理人、配偶、親屬、醫療委任代理人或與病人有特別密切關係之人（病人自主權利法第4條第1項）。如例題36所示，甲為未成年人因身體不適，至A醫院就診時，乙醫師經診斷後，判斷甲罹患肺癌4期，為保障未具完全行為能力者之權益，甲之父母為其法定代理人，有保護與教養甲之權利義務，乙醫師除以適當方式告知甲外，亦應告知甲之父母，有關甲之病情與治療方式，不需經甲之同意。

第二節　法律位階

基於尊重臨終病人之人性尊嚴及醫療自主權，藉由安寧緩和醫療條例或病人自主權利法規定，可阻卻醫師在符合病人之意願，對於病危病人未為救治之違法性。職是，安寧緩和醫療條例或病人自主權利法，為醫師法與醫療法之特別法。

---

[10] 吳振吉、蔡甫昌，簡評「病人自主權利法」及其影響，法規專欄，2016年，頁6。

例題37

> 甲為癌症末期病人，痛苦難以忍受，為此預立醫療決定者，乙醫師依其預立醫療決定終止、撤除或不施行維持生命治療或人工營養及流體餵養之全部或一部，導致甲發生死亡結果。試問乙醫師應否負法律責任？理由為何？

壹、特別法與普通法

一、生命權與病人自主權

安寧緩和醫療條例或病人自主權利法所涉及之基本法律命題，均為生命權與病人自主權間之衝突[11]。依醫療法第60條與醫師法第21條，課予醫院與醫師於病人危急狀況下之救治義務，病人發生危急情況時，醫院與醫師依法負有急救義務，不得因尊重病人意願而不施行、撤除或終止維持生命治療，否則不僅違反相關醫療法規，亦會因刑法第15條規定，導致消極不作為等同積極作為，而有違反刑法第275條加工自殺罪之虞[12]。易言之，法律上醫師對於病危病人負有救治之義務，且因刑法規定禁止加工自殺之行為，醫師不得以受病人囑託或得其承諾而不為救治。因醫學倫理上考量臨終病人之人性尊嚴及醫療自主權應予尊重，藉由安寧緩和醫療條例或病人自主權利法等規定，阻卻醫師在符合病人之意願，對於病危病人未為救治之違法性。

二、安寧緩和醫療條例與病人自主權利法

安寧緩和醫療條例賦予末期病人不施行心肺復甦術或維生醫療之權利，醫院、診所及醫師雖可援用刑法第21條規定，主張依法令之行為而阻卻違法。然安寧緩和醫療條例適用對象僅限末期病人，在醫療科技大幅躍升與持續進步之情況，大部分之植物人、漸凍人、重度失智症患者與罕見

---

[11] 趙俊祥、李郁強，從病患自主觀點談臨終急救與安寧緩和醫療條例之修正，法學新論，33期，2011年，頁115至139。

[12] 病人自主權利法草案修正動議，楊玉欣版草案，2015年10月5日。

疾病患者，均非末期病人，縱使在意識清楚時已明確表達特定情境，而不願接受積極治療，仍無法適用（安寧緩和醫療條例第15條）。除非醫療機構或醫師甘冒違法之風險，尊重病人意願不提供積極治療，否則痛苦難以忍受、疾病無法治癒且已無其他合適解決方法之病人，僅能被迫持續忍受不必要之痛苦與折磨。準此，制定病人自主權利法，可提供醫療機構與醫師尊重病人意願、執行預立醫療指示之法律保障，在確保病人拒絕醫療權之同時，保障醫師免受醫療糾紛或其他法律責任之非難[13]。

三、消極安樂死

晚近歐美先進國家多肯認消極安樂死之合法性，消極安樂死可區分為拒絕醫療權及死亡權：（一）拒絕醫療權範圍，包括拒絕心肺復甦術及拒絕生命支持系統。例如，停止心肺復甦機、拔除呼吸器；（二）所謂死亡權，係指賦予病人拒絕生命維持系統之權利。例如，停止點滴、拔除鼻胃管[14]。簡言之，相較於安寧緩和醫療條例著重於拒絕醫療權，病人自主權利法將醫療自主權之範圍擴張至死亡權，對於病人自決權與人性尊嚴之保障將更為周全。

貳、行使拒絕醫療權

一、預立醫療決定與醫療照護諮商

病人拒絕醫療權之行使，需先透過「預立醫療照護諮商」，事先簽立預立醫療決定之書面，在五類特定之臨床條件，可以終止、撤除或不施行維持生命治療或人工營養及流體餵養之全部或一部[15]。「預立醫療照護諮商」及「預立醫療決定」是病人自主權利法實施之重點，須由醫療機構提供預立醫療照護諮商，並於預立醫療決定上核章證明，再經公證人公證或有具完全行為能力者二人以上在場見證，最後註記於全民健康保險IC卡，

---

[13] 病人自主權利法草案修正動議，楊玉欣版草案，2015年10月5日。

[14] 楊秀儀，救到死為止？從國際間安樂死爭議之發展評析臺灣「安寧緩和醫療條例」，臺大法學論叢，33卷3期，2004年，頁1至43。

[15] 吳振吉、蔡甫昌，簡評「病人自主權利法」及其影響，法規專欄，2016年，頁8至9。

始算完成預立醫療決定，而具有法律效力（病人自主權利法第12條）[16]。所謂預立醫療決定，係指事先立下之書面意思表示，指明處於特定臨床條件時，希望接受或拒絕之維持生命治療、人工營養及流體餵養或其他與醫療照護、善終等相關意願之決定（病人自主權利法第3條第3款）。所謂預立醫療照護諮商，係指病人與醫療服務提供者、親屬或其他相關人士所進行之溝通過程，商討當病人處於特定臨床條件、意識昏迷或無法清楚表達意願時，對病人應提供之適當照護方式及病人得接受或拒絕之維持生命治療與人工營養及流體餵養（第6款）。

二、減免法律責任

考量醫療機構或醫師不施行、終止或撤除維持生命治療後，病人之需求並不以緩和醫療與照護為限，以符合病人需求。病人善終權利之維護，取決於醫療機構之人員、設備及專業能力。為確保病人得到持續、完善之照護。醫療機構或醫師依本條規定終止、撤除或不施行維持生命治療或人工營養及流體餵養之全部或一部，不負刑事與行政責任；因此所生之損害，除有故意或重大過失，且違反病人預立醫療決定者外，不負賠償責任。除明文免除醫師及醫療機構之刑事及行政責任外，亦減免醫師及醫療機構部分民事責任。就處理病人與家屬之意見衝突，特別是家屬希望積極搶救而違背病人主觀意願之情形，此等免責規定，可使醫師及醫療機構，能放手執行病人之預立醫療決定，不強加無謂之醫療處置於病人[17]。

參、例題解析

病人符合本法第14條第1項第1款至第5款臨床條件之一，且有預立醫療決定者，醫療機構或醫師得依其預立醫療決定終止、撤除或不施行維持生命治療或人工營養及流體餵養之全部或一部（病人自主權利法第14條第1項）。前項各款應由二位具相關專科醫師資格之醫師確診，並經緩和醫

---

[16] 行政院衛生福利部網站，https://www.mohw.gov.tw/cp-2651-19687-1.html.2018.12.5.visited，最後瀏覽日期：2019年1月14日。

[17] 吳振吉、蔡甫昌，簡評「病人自主權利法」及其影響，法規專欄，2016年，頁8至9。

療團隊至少二次照會確認（第2項）。醫療機構或醫師依其專業或意願，無法執行病人預立醫療決定時，得不施行之（第3項）。前項情形，醫療機構或醫師應告知病人或關係人（第4項）。醫療機構或醫師依本條規定終止、撤除或不施行維持生命治療或人工營養及流體餵養之全部或一部，不負刑事與行政責任；因此所生之損害，除有故意或重大過失，且違反病人預立醫療決定者外，不負賠償責任（第5項）。如例題29所示，甲為末期病人，有預立醫療決定者，符合病人自主權利法第14條第1項至4項要件時，乙醫師依甲預立醫療決定終止、撤除或不施行維持生命治療或人工營養及流體餵養之全部或一部，導致甲發生死亡結果，乙醫師毋庸負法律責任。除非有故意或重大過失之行為，且違反病人預立醫療決定者，始負民事賠償責任。

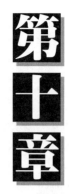

醫療責任之鑑定

關鍵詞

委託鑑定、囑託鑑定、醫學中心、證據證明力、醫事審議委員會、舉證責任分配原則

　　被害人於醫療糾紛事件欲追究民事或刑事法律責任，必須舉證證明醫療行為人應負擔醫療行為之瑕疵責任。法院於醫療糾紛民事事件或刑事案件，應探究被害人之生命、身體、健康或財產之損害與醫療行為人之醫療行為間，是否具有相當因果關係，作為責任歸屬之判斷及認定。因醫療行為具有高度之專業性與科技性，而被害人非醫療專業人士，不易取得相關事證，就醫療糾紛之舉證責任，居於弱者之地位，況司法人員通常不具備醫學之專業素養，對醫療行為之內容與原理，均屬陌生。準此，判斷醫療行為人或醫療機構應否負醫療行為之民事責任或刑事責任，實有賴醫學專業機構，從事醫療行為之鑑定，使被害人在醫療事件之訴訟，得以實現其請求救濟之目的。

第一節　鑑定機構

　　醫療事業旨在救治人類疾病，維護人民健康，醫療水準隨時代進步、科技發達、生技發明、醫術改良及創新而提升，故醫學乃與時俱進，不斷發展中之科學，而鑑於醫療行為本質上所具有之專業性、風險性、不可預測性及有限性，醫護人員於實施醫療行為時，是否已盡善良管理人或依醫療法規規定或醫療契約約定或基於該醫療事件之特性所應具備之注意義務，應就醫療個案、病人病情、就診時之身體狀況、醫院層級、設備、能力、醫護人員有無定期按規定施以必要之在職訓練及當日配置人力、病患多寡，醫護人員有無充裕時間問診照護與其他情形，綜合而為研判。準此，鑑定醫療糾紛之機構，不能僅以制式之醫療常規、醫療慣行或慣例，作為認定醫護人員有無違反注意義務之唯一標準[1]。

例題38

　　甲父因肺疾送至A醫院急診，由乙醫師為其治療，嗣未見肺疾好轉，乃將甲父轉至B醫院治療，由丙醫師為其治療，因治療均未見成效，嗣後甲父因胃大出血併發呼吸衰竭死亡，甲向法院起訴主張乙醫師與丙

---

[1] 最高法院106年度台上字第1048號民事判決。

> 醫師應依民法侵權行為規定負損害賠償責任，經法院送衛生福利部醫事審議委員會鑑定是否應負醫療責任，鑑定結果認定符合醫療常規，並無疏失處。試問甲可否聲請衛生福利部醫事審議委員會再度鑑定，或由其他醫院再度鑑定？

壹、證據方法

一、專業判斷

（一）民事事件

　　所謂鑑定，係指一種調查證據方法，有特別經驗者依據特別法規或經驗法則所得結果，供作法院依自由心證判斷事實真偽之證據資料。具有鑑定所需之特別學識經驗，或經機關委任有鑑定職務者，於他人之訴訟，有為鑑定人之義務（民事訴訟法第328條）。法院認為必要時，得囑託機關、團體或商請外國機關、團體為鑑定或審查鑑定意見。其須說明者，由該機關或團體所指定之人為之（民事訴訟法第340條第1項）。法院囑託機關、團體或商請外國機關、團體為鑑定或審查鑑定意見，毋庸踐行具結之程序。囑託鑑定，必須受囑託之機關或團體自身對於鑑定事項具有鑑定能力者，始足當之。倘受囑託之機關或團體並無鑑定能力，或雖有鑑定能力而任意指定第三人鑑定，均不生囑託鑑定之效力[2]。

（二）刑事案件

　　鑑定人由審判長、受命法官或檢察官就下列之人選任一人或數人充之：1. 就鑑定事項有特別知識經驗者；2. 經政府機關委任有鑑定職務者（刑事訴訟法第198條）。鑑定所重者，係特殊或專門之知識、經驗、能力，並不以在學校教師授業所得者為限，其基於特殊生活經驗、職業鑽研或鄉野師徒傳授、學習或浸淫，而在特別之學識、技術領域內，具有較高於一般人之才能者，即屬與此有關待證事項之適格鑑定人員。鑑定意見是否足以憑信，係指可透過交互詰問，予以檢驗、覈實，屬證明力之範疇[3]。

---

[2] 最高法院76年度台上字第1721號民事判決。

[3] 最高法院100年度台上字第3067號刑事判決。

二、踐行調查證據程序

法院固得就鑑定人依其特別知識觀察事實，加以判斷而陳述之鑑定意見，依自由心證判斷事實之真偽。然就鑑定人之鑑定意見可採與否，應踐行調查證據之程序，繼而決定取捨。倘法院不問鑑定意見所由生之理由如何，遽採為裁判之依據，不啻將法院採證認事之職權委諸鑑定人，其與鑑定僅為調查證據之方法之趣旨，顯有違背[4]。

貳、醫療鑑定機構層級

不論是民事訴訟之醫療事件或刑事訴訟之醫療案件，得由法官或檢察官囑託衛生福利部醫事審議委員會、醫學中心、專科醫學會、法醫研究所或法醫中心，鑑定醫事人員之醫療責任。民事訴訟之醫療事件，當事人通常應負擔鑑定費用。

一、全國性醫療鑑定機構

全國性之醫療鑑定機關，包含衛生福利部醫事審議委員會、臺北榮民總醫院、國立臺灣大學醫學院附設醫院。衛生福利部為醫療之中央主管機關，應設置醫事審議委員會，依其任務分別設置各種小組，其任務如下：（一）醫療制度之改進；（二）醫療技術之審議；（三）人體試驗之審議；（四）司法或檢察機關之委託鑑定[5]；（五）專科醫師制度之改進；（六）醫德之促進；（七）一定規模以上大型醫院設立或擴充之審議；（八）其他有關醫事之審議（醫療法第98條第1項）。前項醫事審議委員會之組織、會議等相關規定，由中央主管機關定之（第2項）。醫事審議委員會委員，應就不具民意代表、醫療法人代表身分之醫事、法學專家、學者及社會人士遴聘之，其中法學專家及社會人士之比例，不得少於三分之一（醫療法第100條）。

---

[4] 最高法院79年台上字第540號民事判例；最高法院108年度台上字第6號民事判決。

[5] 李鳳翔，醫病關係與醫療糾紛之處理，中律會訊，2000年12月，頁10。

二、地方性鑑定機關

我國醫療院所層級，按照衛生福利部分類，目前分為醫學中心、區域醫院、地區醫院及基層診所，各級醫院負有不同照護任務與角色，醫學中心負有研究、教學及急重症病患之治療照護，其他層級醫院負有任務及功能。地方性鑑定機關有臺中榮民總醫院、中山醫學大學附設醫院、中國醫藥大學附設醫院、彰化基督教醫院，均為衛生福利部評鑑合格之醫學中心。

參、例題解析

聲請鑑定，應表明鑑定之事項，否則鑑定之必要與否，不能斷定（民事訴訟法第325條）。因聲請鑑定，其與聲請人證有異，毋庸聲明鑑定人。故鑑定人由受訴法院選任，並定其人數（民事訴訟法第326條第1項）。法院於選任鑑定人前，得命當事人陳述意見；其經當事人合意指定鑑定人者，雖應從其合意選任之。然法院認其人選顯不適當時，不在此限（第2項）。甲父因肺疾送至A醫院急診，由乙醫師為其治療，嗣後將甲父轉至B醫院治療，由丙醫師為其治療，因治療均未見成效，嗣後甲父因胃大出血併發呼吸衰竭死亡，甲向法院起訴請求醫師應負損害賠償責任，經法院送衛生福利部醫事審議委員會鑑定醫療責任，鑑定結果認定符合醫療常規，並無疏失處。甲得再度聲請鑑定，並表明鑑定之事項，法院認為有必要性時，得囑託衛生福利部醫事審議委員會再度鑑定，或者囑託臺北榮民總醫院、國立臺灣大學醫學院附設醫院、臺中榮民總醫院、中山醫學大學附設醫院、中國醫藥大學附設醫院或彰化基督教醫院再度鑑定。

第二節　鑑定事項

醫事鑑定小組委員會及初審醫師，對於鑑定案件，應就委託鑑定機關提供之相關卷證資料，基於醫學知識與醫療常規，並衡酌當地醫療資源與醫療水準，提供公正、客觀之意見，不得為虛偽之陳述或鑑定（衛生福利部醫療糾紛鑑定作業要點第16條）。因人、事、時、地、物之不同，醫療專業裁量因病人而異，在醫學中心、區域醫院、地區醫院、一般診所，因

設備而有差異，作爲醫事人員注意義務之判別標準，以均衡醫療水準提升及保障病人權益[6]。

例題39

　　甲醫師因過失致乙病患於死，經檢察官於偵查程序中，委託法務部法醫研究所進行解剖，並作成鑑定報告，認甲醫師之醫療行爲與乙病患之死亡，具有相當因果關係，而據此提起公訴。地方法院嗣再囑託衛生福利部醫事審議委員會鑑定，認甲醫師之醫療行爲與乙病患之死亡，不具有相當因果關係，地方法院與高等法院採用法醫研究所之鑑定意見，均判決有罪。甲醫師不服高等法院第二審刑事判決，向最高法院提起上訴，其上訴理由指謫高等法院刑事判決，雖認定法務部法醫研究所有較大可能獲致精確判斷之鑑驗條件及環境，居於鑑定優勢之論斷。然衛生福利部醫事審議委員會，無法判斷乙病患之死亡與甲醫師之醫療行爲間，有相當因果關係，足認高等法院刑事判決顯與論理法則及經驗法則有違，有誤用民事訴訟法上證據法則判斷事實真僞之違法。試問甲醫師之上訴，是否有理由？

壹、民事責任與刑事責任之要件

　　醫療行爲乃醫事人員出於救死扶傷之初衷，目的爲降低病人生命與身體之風險，並對社會具有公共利益。近年醫療爭議事件動輒以刑事方式提起爭訟，不僅無助於民眾釐清眞相獲得損害之塡補，反而導致醫師採取防禦性醫療措施，甚至導致醫學生不願投入高風險科別，爲使醫事人員醫療責任之判定明確化及合理化，以醫療法第82條所定要件，認定醫療機構與醫事人員之民事責任或刑事責任。

---

[6] 行政院衛生福利部網站，https://www.mohw.gov.tw/cp-3569-39064-1.html，最後瀏覽日期：2019年1月14日。

一、注義務之違反及臨床專業裁量

醫療業務之施行，應善盡醫療上必要之注意（醫療法第82條第1項）。第2項民事責任與第3項刑事責任之注意義務違反及臨床專業裁量範圍，應以該醫療領域當時當地之醫療常規、醫療水準、醫療設施、工作條件及緊急迫切等客觀情況為斷（第4項）。

二、民事責任

就民事責任而言，醫事人員因執行醫療業務致生損害於病人，以故意或違反醫療上必要之注意義務，且逾越合理臨床專業裁量所致者為限，負損害賠償責任（醫療法第82條第2項）。是病患依侵權行為或債務不履行之法律關係，請求醫事人員或醫療機構賠償損害者，須醫事人員違反醫療上必要之注意義務，且逾越合理臨床專業裁量造成病患受有損害，醫療機構以故意或過失為限（第5項）。得經由醫療鑑定過程，提供法院判斷醫事人員是否應負侵權行為或醫療契約責任之參考。申言之，損害賠償之債之成立，其損害之發生與有責原因事實間。所謂相當因果關係，係指依經驗法則，綜合行為當時所存在之一切事實，為客觀之事後審查，在一般情形上，有此環境、有此行為之同一條件，足以發生同一之結果者，該條件即為發生結果之相當條件，其行為與結果為有相當之因果關係。反之，倘在一般情形，有此同一條件存在，依客觀之審查，不必均發生此結果，該條件與結果尚非相當，而僅屬偶發之事實，其行為與結果間，難認為有相當因果關係[7]。準此，經由醫療鑑定過程，提供法院判斷醫事人員之醫療行為與損害之發生間，有無相當因果關係。

三、刑事責任

醫事人員執行醫療業務因過失致病人死傷，以違反醫療上必要之注意義務且逾越合理臨床專業裁量所致者為限，負刑事責任（醫療法第82條第3項）。準此，得經由醫療鑑定過程，提供法院判斷醫事人員之行為，是否犯罪構成要件、有無違法性及是否具有責性之參考。

---

[7] 最高法院96年度台上字第258號、96年度台上字第2032號民事判決。

貳、設立專業醫事法庭

司法院應指定法院設立醫事專業法庭，由具有醫事相關專業知識或審判經驗之法官，辦理醫事糾紛訴訟案件（醫療法第83條）。因醫事糾紛訴訟，恆具相當之醫學專業性，司法院應指定法院設立醫事專業法庭，由具有醫事相關專業知識或審判經驗之法官，辦理醫事糾紛訴訟，俾於曲直平亭[8]。

參、舉證責任

一、定義

所謂舉證責任，係指特定法律效果之發生或不發生所必要之事實存否不明之場合，當事人之一造因此事實不明，將受不利益之判斷，乃必須就該事實提出有關證據，使法院信其主張為真實。負有舉證責任之當事人於訴訟上未盡其舉證責任時，法院不得以其主張之事實為裁判之基礎，是舉證責任之效果，為訴訟上不利益之歸屬，係敗訴結果之負擔。

二、舉證責任分配原則

（一）醫療糾紛事件之鑑定事由

當事人主張有利於已之事實，就其事實有舉證之責任（民事訴訟法第277條本文）。例外情形，係法律別有規定，或依其情形顯失公平者，不在此限（但書）。是醫療糾紛事件之訴訟當事人，為認定醫療糾紛之責任歸責，自得向法院聲請調查證據，法院如認為其聲明之證據有必要者，應為調查之，以探究事實之真偽（民事訴訟法第286條）。醫療糾紛事件，常見之聲請鑑定事由如後：1. 醫療行為之必要性；2. 醫療行為適應性；3. 醫療行為安全性；4. 醫療行為緊急性；5. 病情加重原因；6. 傷勢加重原因；7. 昏迷不醒原因；8. 死亡原因；9. 檢查義務；10. 令入加護病房觀察義務；11. 因果關係；12. 術後照顧[9]。鑑定為調查證據方法之一，訴訟當

---

[8] 林洲富，醫病關係與瑕疵醫療行為之舉證責任（上）、（下），司法周刊，1414、1415期，2008年11月、6日14日，版2至3。

[9] 蔡墩銘，醫療糾紛醫事鑑定之解讀，刑事法雜誌，44卷4期，2000年8月，頁7至11。

事人自得向法院表明鑑定之事項，聲請就醫療事故爲醫療鑑定，以判定醫療行爲人應否負損害賠償責任。

（二）侵權行爲之舉證責任

依民法第184條第1項前段規定，侵權行爲之成立，須行爲人因故意過失不法侵害他人權利，是行爲人須具備歸責性、違法性，並不法行爲與損害間有因果關係，始能成立。準此，主張侵權行爲損害賠償請求權之人，對於侵權行爲之成立要件應負舉證責任[10]。

（三）債務不履行之舉證責任

債務不履行之損害賠償，債務人所以應負損害賠償責任，係以有可歸責之事由存在爲要件。故債權人證明債之關係存在，債權人因債務人不履行債務而受損害，得請求債務人負債務不履行責任。倘債務人抗辯損害之發生爲不可歸責於債務人之事由所致，應由其負舉證責任，未能舉證證明時。準此，侵權行爲與債務不履行之損害賠償責任，兩者關於舉證責任分配之原則有別[11]。

三、須超越一般人常識範圍之事項

事實於法院已顯著或爲其職務所知悉者，無庸舉證（民事訴訟法第278條）。是交付醫療糾紛鑑定之事項，必須超越一般人常識範圍之事項，始有鑑定之必要性。倘訴訟當事人聲請之鑑定事項，爲一般人之常識所能辨別及知悉者，實不宜交付鑑定。例如，造成肩難產（shoulder dystocia）產前因素，有母親肥胖、巨嬰症、母親糖尿病等因素，而生產中造成肩難產之因素，則有產程的延遲、催產素的使用、中位骨盆產鉗及眞空牽引等因素。因現今醫學認爲肩難產係不可預知之醫療事故，是無法完全預防的緊急狀況，根據1991美國婦產科學會（ACOG）建議，處理方法有四：（一）加大會陰切開，足夠的麻醉（anesthesia），胎頭向下牽引時由助手在恥骨上施壓；（二）採用Mc-Robert方式（即腳離開腳磴，彎向腹部的姿勢）；（三）Wood旋轉方式（即逐步旋轉後肩180度）；

---

[10] 最高法院100年度台上字第328號民事判決。
[11] 最高法院82年度台上字第267號民事判決。

（四）先娩出後肩的方式。上揭之處理方法，均可能造成胎兒臂神經叢受傷[12]。倘發生肩難產而造成胎兒臂神經叢受傷，法院為判定責任之歸屬，應命婦產科專家就產前之事先預防、生產過程所為處理等醫療行為，鑑定是否符合目前醫學科技或專業水準，以判定胎兒神經叢之傷害與醫療行為人提供之醫療行為間，有無相當因果關係[13]。

四、必須已確定之事實

所謂證據證明力或證據力，係指證據方法就應證事實所能證明之價值。訴訟當事人聲請鑑定之事實，尚未確定或不存在時，應無囑託鑑定之必要性。因鑑定之目的，在於確定待證事實，藉由鑑定結果以認定待證事實是否存在。倘當事人聲請鑑定之事實未確定或不存在，自無從判斷欲鑑定之事實，其鑑定結果自無價值或證據力可言[14]。

五、當事人不正當妨礙舉證之處置

醫療提供者在可預見嗣後會發生相關訴訟，故意漏未記載病歷內容，在其具有提出病歷資料之義務，屬於證明妨礙之典型，得適用民事訴訟法第282條之1規定，當事人因妨礙他造使用，故意將證據滅失、隱匿或致礙難使用者，法院得審酌情形認他造關於該證據之主張或依該證據應證之事實為真實。前開情形，應於裁判前令當事人有辯論之機會[15]。如何選擇適用之法律效果，法院應自案件性質、證據重要性、當事人間之程序保障作考量，而予以適切之法律評價[16]。

---

[12] 臺灣臺北地方法院85年度訴字第5125號民事判決。所謂肩難產，係指在胎頭分娩出後，胎兒前肩無法自然娩出或在接生者平穩之牽引下，亦無法順利娩出之緊急狀況。

[13] 臺灣高等法院87年度上字第151號民事判決。

[14] 黃丁全，醫事法，月旦出版社，1995年11月，頁481。

[15] 最高法院101年度台上字第1163號民事判決。

[16] 吳俊穎、林家琪、陳榮基，證明妨礙於醫療糾紛與訴訟代理行為之適用，萬國法律，186期，2012年12月，頁47。

六、優勢證據主義與嚴格證明主義

　　民事訴訟之當事人主張有利於已之事實，其舉證責任適用優勢證據主義。在刑事訴訟上，除被告無自證己罪之義務外，亦課以檢察官或自訴人實質舉證責任，並適用嚴格證明主義，倘對於被告犯罪事實，公訴人或自訴人所提出之證據，或其指出證明之方法，無從說服法官達於無合理可疑之確信程度，基於無罪推定之原則，法院應為有利被告之裁判[17]。

七、預防接種受害救濟之舉證責任

　　行政院衛生福利部預防接種受害救濟審議小組雖使對疫苗醫藥風險與危害因果關係之推估，基於其高度科技性，具有判斷餘地，然其適用法律構成要件涵攝事實關係時，出於錯誤之事實認定或不完全之資訊時，法院仍得予以撤銷或變更。況預防接種之疫苗之選擇、獲得、保存及接種方式，並其安全評估，均在行政機關或施打者之掌控範圍，接種疫苗人係居於證據地位不平等之處境。倘將此預防接種與損害間，是否有因果關係事實不明之危險分配予請求人，依其情形顯失公平，應將客觀舉證責任倒置，歸由行政機關負擔因果關係事實不明之不利益[18]。

八、案例分析

　　子宮肌瘤手術之通常情形，並不會傷及輸尿管，醫師於手術過程中未注意，造成病患輸尿管發生狹窄，進而引發左腎水腫，依據醫療事實顯現，應可認為醫師之醫療行為具有過失。自結果以觀，病患係因子宮肌瘤而至醫院就醫並接收手術治療。子宮肌瘤或卵巢畸胎瘤病症之必要手術，雖包括子宮切除及卵巢摘除，然通常情形，其手術結果或產生之影響應與泌尿系統之腎臟無關，病患於手術後發生輸尿管狹窄之現象，並因而接受多次輸尿管手術，最後進而必須切除左腎，依英美法侵權行為法或醫療事件中之事實說明自己或事情本身說明一切（Res ipsa loquitur）法則，應減

---

[17] 黃清濱，醫學倫理、病人安全與醫療刑事責任之研究，醫事法學，16卷1期，2009年1月，頁33以下。
[18] 最高行政法院106年度判字第355號行政判決。

輕或緩和病患之舉證責任。病患已證明醫療事故之發生，除非係因醫事人員欠缺注意，否則通常情形不會發生，其事故發生之情形亦完全在醫師之掌控範圍內，而無其他因素介入，且病患係因子宮肌瘤病症入院治療，竟因輸尿管狹窄而造成腎臟嗣遭切除，自應認為已盡舉證責任。準此，病患主張醫師於子宮肌瘤手術過程中，具有過失，應可採信[19]。

肆、鑑定書定型化

一、客觀性及具體性

　　基於醫療行為具有高度之專業性與科技性，加上被害人不具備專業知識，不易取得相關事證等情況，是司法機關處理醫療糾紛訴訟，為確定醫療過失之有無或判斷損害賠償之責任歸屬，大多需藉助醫療鑑定機構，從事醫療行為之鑑定，作為判定醫療行為人是否應負醫療行為瑕疵責任。鑑定事項依據訴訟當事人之陳述及病歷等書面資料，進行鑑定，倘鑑定機構未再詢問當事人以取得更詳盡之相關資料，且鑑定機構就當事人或司法機關未請求鑑定之事項，不主動表示意見，因司法機關及被害人絕大多數未具有專業之醫療知識，而病歷記載未詳載病狀，導致無法確實掌握醫療糾紛之重點，難以發現問題所在。構成醫療鑑定之主要部分為鑑定意見與結論，鑑定意見大致分為後：（一）醫療事故之存在；（二）醫療行為之實施；（三）醫療事故與醫療行為間之因果關係；（四）醫療專業判斷之提出[20]。鑑定意見或結論，必須與鑑定事由相配合，鑑定機構應對各項鑑定事由，逐一回應。職是，為俾於判定醫療行為之瑕責任歸屬，醫療糾紛鑑定書，有關案情概要及鑑定意見，予以定型化，將可解決鑑定書形式化及不完整之問題。因鑑定書未詳列醫療行為之過程時，將導致未具醫療專業知識之司法機關難以對醫療行為作一客觀評價，倘能按依據醫療行為之過程，依序分立項目將鑑定書內容定型化，將使鑑定書意見較具客觀性及具體性，有助司法機關判定醫療事故之責任歸屬。

---

[19] 臺灣臺北地方法院89年度重訴字第472號民事判決。
[20] 李毓珮，醫療糾紛處理機制之探討，國立臺北大學法律學系碩士班，2001年6月，頁83至85。

二、鑑定書項目[21]

（一）病情之變化

醫療行為人診斷醫療需求人之方式，常先依據醫療需求人之主訴（history talking）。例如，頭痛、嘔心、下腹部疼痛或發熱等徵狀，以瞭解醫療需求人之病情。準此，病情之變化，係以醫療需求人之主訴為主要部分，作為初步判斷之基準。

（二）身體檢查

醫療行為人依據醫療需求人就病情之主訴後，對其身體進行客觀檢查，通常係對醫療需求人作身體檢查。例如，檢查血壓、脈搏及呼吸等狀況。

（三）檢查結果

醫療行為人診斷病症時，常須依賴各種之檢驗，作為疾病變化之客觀量化指標。例如，X光（X-ray）攝影、血尿液檢驗（blood routine & urine analysis）、電腦斷層檢查（CT Scan）、生化檢查（biochemistry）及心電圖檢驗等。

（四）診斷行為

醫療行為人經由瞭解醫療需求人之主訴，並借助各種醫學檢查之結果，進行綜合分析，探知醫療需求人罹患何種疾病、患病之病因、及人體功能損害程度等情事，以決定醫療行為之步驟與方法。準此，診斷行為在醫療過程中，佔有重要之地位，診斷錯誤時，所採用之治療方法，將隨之發生錯誤，導致病情延誤，甚至使病患喪失治癒之機會。職是，藉由分析醫療行為人之診斷行為，可判斷醫療行為人有無善盡診斷義務及診斷行為正確與否。

（五）治療行為

所謂治療行為，係指為消除疾病、減少痛苦及恢復健康而採取各種醫療行為之總稱。其方法有藥物治療、手術治療、輸血治療及放射線照射

---

[21] 李鳳翔，醫療糾紛鑑定程序中鑑定書定型化適用之可行性探討，中律會訊，2000年12月，頁11至14。

治療等方法。醫療行為藉由診斷之結果，以決定採取何種治療方法，是診斷與治療構成醫療行為不可分之階段行為。通常醫療過失發生之二大主因：1. 醫療行為人未善盡診斷義務；2. 醫療行為人未實施正確治療之方法。自探究醫療行為人之治療行為內容，得以判斷醫療行為人於實施醫療行為前，有無善盡告知說明義務？實施醫療行為之過程中，有無善盡注意義務？換言之，首先認定醫療行為人有無履行其說明與告知義務，其有無詳細說明擬採取之醫療行為，並告知醫療需求人因該醫療行為所承受之負擔、風險。倘醫療行為人違反說明與告知義務，造成醫療需求人受有損害，自應負損害賠償責任。再者，因醫療行為人在實施醫療行為時，應就醫療行為可能發生之危險有所預見，是判定醫療行為人有無善盡注意義務，應探究醫療行為人對於結果是否有預見之可能性，醫療行為人對於危險之醫療行為有無迴避之可能。

（六）治療結果

醫療需求人經醫療行為人檢查、診斷及治療等醫療行為後，其治療結果為何？自與醫療行為人是否善盡醫療義務，兩者間具有相當之關聯性。職是，鑑定書應記載治療結果，作為判定醫療行為人履行醫療契約義務或有無侵權行為之參考。

（七）造成結果之原因

通常造成結果之原因可分直接原因與間接原因。例如，醫療行為人所出具之死亡診斷書均會記載死亡者之直接死亡原因，而在造成直接死亡原因之項目下，臚列間接死亡原因。準此，藉由探究造成結果之直接及間接原因，以判斷醫療行為與損害發生間之因果關係。

（八）有無違反注意義務

判斷注意義務之有無，固應就法律、命令、契約、習慣及法理等項目，所發生之義務為基準。惟醫療行為因具有特殊性，是醫療行為人之注意義務，應包括醫學文獻、醫療水準及醫療裁量等醫學因素。職是，鑑定機構應明確、具體指出醫療行為人有無違反法令、契約、醫事習慣、醫事規則、醫學文獻、醫療水準及醫療裁量等注意義務。除使鑑定書意見較具

客觀性外，亦能釐清醫療事故之責任歸屬[22]。

伍、例題解析

一、上訴第三審法院之理由

上訴於第三審法院，非以判決違背法令爲理由，不得爲之（刑事訴訟法第377條）。提起第三審上訴，應以原判決違背法令爲理由，係屬法定要件。倘上訴理由書狀並未依據卷內訴訟資料，具體指摘原判決不適用何種法則或如何適用不當，或所指摘原判決違法情事，顯與法律規定得爲第三審上訴理由之違法情形，不符合要件時，均應認其上訴爲違背法律上之程式，予以駁回[23]。

二、事實審職權

犯罪事實之認定，證據之取捨及其證明力如何，係事實審法院自由判斷之職權，其取捨不違背經驗法則與論理法則時，即不得指爲違法，而據爲上訴第三審之理由。且經驗法則與論理法則均屬客觀存在之法則，非當事人主觀之推測，倘僅憑上訴人之主觀意見，漫事指爲違背經驗與論理法則，即不足以辨認原判決已具備違背法令之形式。

三、經驗法則與論理法則

依法務部法醫研究所鑑定報告書就乙病患之死因，認與甲之醫療行爲間具有相當因果關係。而請衛生福利部醫事審議委員會鑑定結果，無法明確判斷乙病患之死因與甲之醫療行爲間，具有相當因果關係，兩鑑定結果雖存有歧異。惟法醫研究所爲本案刑事案件於偵查程序中，受承辦之地方檢察署檢察官委託鑑定，並據此實際進行解剖，經由直接接觸、觀察鑑驗標的，進而隨觀察、檢測所得之發展進程，依印證或確認之實際需要，主導、支配鑑驗採證之操作方向，以所得內容作爲其鑑定判斷之依據，相較

---

[22] 林洲富，探討消費者保護法對醫療行爲之適用，國立中正大學法律學研究所碩士論文，2002年1月，頁130至145。
[23] 最高法院100年度台上字第1297號刑事判決。

於其他鑑定單位，因受限於事實上無從取得並直接接觸、觀察鑑驗標的，僅能單純憑藉間接取得之資料為其判斷依據而得者，就作成正確判斷所需資源及條件之取得及支配，顯然居於優勢之地位。鑑於法醫研究所為本件鑑定時，除對鑑驗標的及鑑驗內容係本於直接之接觸、觀察所為外，並得按鑑驗本旨及作成判斷之需求，實際主導並進行操作及印證，就獲得形成判斷依據、確認採證方向所需掌握之客觀條件相對充裕，其判斷作成之依據，係在具備較豐富之鑑驗及參考素材，並可資作成更為精確之判斷此客觀條件下所形成，兩相權衡，自應以其本於有較大可能獲致精確判斷之鑑驗條件及環境所得者較為可取。準此，高等法院所為推理論斷，合乎推理之邏輯規則，並非主觀之推測，衡諸經驗及論理等證據法則，均無違背，自屬高等法院採證與認事之適法職權行使，不容任意指摘為違法，足徵甲醫師之上訴，為無理由[24]。

---

[24] 最高法院107年度台上字第4259號刑事判決

參考文獻 BIBLIOGRAPHY

壹、專　書

王澤鑑，民法物權，自版，2014年3月。

王澤鑑，民法概要，自版，2012年8月。

王澤鑑，侵權行為法，自版，2015年6月，增訂新版。

王澤鑑，債法原理，自版，2012年3月，3版。

何建志，醫療法律與醫學倫理，元照出版有限公司，2016年10月，3版。

余振華，刑法總論，三民書局股份有限公司，2017年9月，3版。

吳志正，解讀醫病關係I，元照出版有限公司，2006年9月。

吳俊穎、陳榮基、楊增暐、賴惠蓁、吳佳勳，清官難斷醫務事─醫療過失
　　責任與醫療糾紛鑑定，元照出版有限公司，2013年9月，2版。

林山田，刑法各罪論（上），自刊，2005年9月，5版。

林山田，刑法通論（上），元照出版有限公司，1998年1月，6版。

林洲富，民事訴訟法理論與案例，元照出版有限公司，2018年2月，3版1
　　刷。

林洲富，行政法案例式，五南圖書出版股份有限公司，2017年8月，4版1
　　刷。

林洲富，法律與生活案例式，五南圖書出版股份有限公司，2018年11月，5
　　版1刷。

林鈺雄，新刑法總則，元照出版有限公司，2006年7月。

姚志明，債務不履行之研究（一）─給付不能、給付遲延與拒絕給付，元
　　照出版有限公司，2004年9月。

施茂林，醫病關係與法律風險管理防範，五南圖書出版股份有限公司，
　　2015年10月。

陳忠五，醫療過失舉證責任之比較，元照出版有限公司，2008年5月。

陳聰富，因果關係與損害賠償，元照出版有限公司，2007年1月。

陳聰富，侵權歸責原則與損害賠償，元照出版有限公司，2008年6月。

陳聰富，醫療責任的形成與展開，臺大出版中心，2015年10月，2版。

陳聰富、陳彥元、楊哲銘、吳志正、王宗倫、邱玟惠，醫療法律，元照出版有限公司，2012年4月。

曾育裕，醫護法規，五南圖書出版股份有限公司，2010年9月。

曾淑瑜，醫療倫理與法律，元照出版有限公司，2010年4月。

曾淑瑜，醫療過失與因果關係，翰蘆出版社，2007年10月，再版。

黃丁全，醫事法，元照出版有限公司，2000年7月。

黃立，民法債編總論，元照出版有限公司，2006年11月，3版。

楊芳賢，民法債編總論（上），三民書局股份有限公司，2016年8月。

貳、期　刊

王千維，民事損害賠償責任成立要件上之因果關係、違法性與過失之內涵及其相互間之關係，中原財經法學，8期，頁1至61，2002年6月。

王志嘉，論醫師親自診察義務，軍法專刊，56卷1期，頁194至215，2010年2月。

王皇玉，論醫師的說明義務與親自診療義務，月旦法學雜誌，137期，頁265至280，2006年10月。

王皇玉，醫師未盡說明義務之法律效果—簡評94年度台上字第2676號判決，台灣本土法學雜誌，75期，頁224至226，2005年10月。

王聖惠，「疏失」和「過失」有何區別，月旦醫事法報告，創刊號，頁143至146，2016年7月。

王澤鑑，回復原狀與金錢賠償—損害賠償方法的基本架構，月旦法學雜誌，127卷，頁196至207，2005年12月。

王澤鑑，損害概念及損害分類，月旦法學雜誌，124卷，頁201至212，2005年。

王澤鑑，損害賠償法之目的—損害填補、損害預防、懲罰制裁，月旦法學雜誌，123期，頁207至219，2005年8月。

古振暉，論醫師在計畫外生育事件的注意義務與說明義務，法學叢刊，57卷4期，頁95至129，2012年10月。

甘添貴，專斷醫療與承諾，月旦法學教室，17期，頁20至21，2004年3月。

余振華，交通違規行為與信賴原則―評最高法院93年度台上字第586號判決，月旦法學雜誌，117期，頁204至213，2005年2月。

吳全峰、黃文鴻，論醫療人權之發展與權利體系，月旦法學雜誌，148期，頁128至161，2007年9月

吳志正，以疫學手法作為民事因果關係認定之檢討，東吳法律學報，20卷1期，頁205至236，2008年7月。

吳欣席，醫療法第82條修正對於醫療實務的影響，月旦醫事法報告，16期，頁54至66，2018年2月。

吳俊穎、吳佳勳、陳榮基，臨床指引在法庭審判的角色―賽局理論的觀點，台灣醫學，14卷2期，頁199至207，2010年3月。

吳俊穎、林家琪、陳榮基，證明妨礙於醫療糾紛與訴訟代理行為之適用，萬國法律，186期，頁35至55，2012年12月。

吳俊穎、楊增暐、賴惠蓁、陳榮基，醫療事故損害賠償之規範目的及法律原則，台灣醫學，15卷1期，頁75至85，2011年1月。

吳俊穎、楊增暐、賴惠蓁、陳榮基，醫療過失犯之刑法正義及刑罰，台灣醫學，15卷6期，頁626至637，2011年11月。

吳俊穎、賴惠蓁、陳榮基，告知義務的主體，當代醫學，35卷12期，頁69至72，2008年12月。

吳俊穎、賴惠蓁、陳榮基，告知義務的範圍，當代醫學，35卷9期，頁62至65，2008年9月。

吳振吉、姜世明，醫師及醫療機構就債務不履行責任之法律關係―兼評最高法院99年度台上字第1055號民事判決、臺灣高等法院99年度醫上更（一）字第3號民事判決，臺北大學法學論叢，86期，頁1至50，2013年6月。

吳肇鑫，緊急醫療常規特論，全國律師，4月號，頁42至47，2013年1月。

李伯璋，病人自主權利法內涵及疑義初探，萬國法律，212期，頁2至10，2017年4月。

李志宏、施肇榮，醫療服務機構與保險對象的法律關係―醫療契約（上），台灣醫界，51卷5期，頁42至47，2008年。

李佳靜、莊慧瑛、劉耿彰，醫療器材―如何促進病人安全，慈濟醫學，19卷1期，頁49至53，2007年3月。

李怡諄，論醫療契約與民刑事法律責任，高醫通識教育學報，4期，頁1至

17，2009年12月。

李進建，論醫療行為之告知說明義務，銘傳大學法學論叢，20期，頁25至
　　98，2013年12月。

阮富枝，醫療行為之民事責任，法學叢刊，58卷2期，頁55至110，2013年4
　　月。

周敏郎，醫師的保證人地位，台灣醫界，52卷5期，頁48至50，2009年5
　　月。

林杏麟，該當醫師還是轉行？談台灣醫療前景，台灣醫界，52卷3期，頁42
　　至44，2009年3月。

林杏麟、李維哲，醫療行為以刑法究責之不合理性—醫學是試誤科學，台
　　灣醫界，55卷2期，頁42至44，2012年2月。

林宗穎，醫療機構組織責任之理論建構與案例類型之具體化—以德國與臺
　　灣案例為中心，政大法學評論，148期，頁163至244，2017年3月。

林東茂，醫療上病患承諾的刑法問題，月旦法學雜誌，157期，頁45至70，
　　2008年6月。

林洲富，醫病關係與瑕疵醫療行為之舉證責任（上）、（下），司法周
　　刊，1414、1415期，版2至3，2008年11月6日、14日。

林萍章、呂寧莉，心導管治療手術案—心包膜填塞的結果不法，月旦醫事
　　法報告，11期，頁66至104，2017年9月。

林遠澤，從醫學技術主義回歸人道關懷如何可能？試論醫護人文教育的關
　　懷倫理學基礎，哲學與文化，34卷9期，頁61至86，2007年9月。

邱慧洳，論醫師醫療行為之注意義務—評最高法院100年度台上字第2256號
　　民事判決，法令月刊，66卷2期，頁58至75，2015年2月。

邱慧洳，醫療機構組織責任之探究，高大法學論叢，14卷1期，頁1至48，
　　2018年9月。

侯英泠，美容醫療手術醫師非指定醫師—評析臺灣高雄地方法院106年度醫
　　字第11號民事判決，月旦裁判時報，2019年3月，頁15至24。

侯英泠，從往來義務建構醫院機構之組織責任，國立臺灣大學法學論叢，
　　41卷1期，頁329至401，2012年3月。

侯英泠，產後照護與坐月子契約之群聚感染告知義務，月旦醫事法報告，7
　　期，頁140至144，2017年5月。

侯英泠，德國醫事民法中病人與有過失之探討，臺北大學法學論叢，86

期，頁125至183，2013年6月。

侯英泠，醫療行為的民事上賠償責任（上）—從德國醫師責任法
　　（Arzthaftungsrecht）切入探討，月旦法學雜誌，72期，頁116至132，
　　2001年5月。

徐金雲，醫療糾紛的倫理反思，台灣醫學人文學刊，15期，頁161至183，
　　2015年9月。

高添富，明定醫療風險免責化—醫療行為刑事責任之探討公聽會有感，台
　　北市醫師公會會刊，56卷11期，頁22至24，2012年。

高添富、林建智，醫事人員強制責任保險制度之研究，政大法學評論，110
　　期，頁53至114，2009年8月。

常照倫，醫療行為的因果關係及其周邊法律效果，法令月刊，62卷1期，頁
　　107至119，2011年1月。

張孟源、盧言珮，醫療暴力—不能忽視的公共危險犯罪，台灣醫界雜誌，
　　54卷8期，頁37至42，2011年8月。

張居自，醫療契約性質、義務及內容之概述—以住院病人不假外出死亡案
　　件為例，彰化護理，17卷1期，頁27至29，2010年3月。

張杰仁、葉海健、潘恆新、黃莉文、黃建榮、謝碧純、連澤仁，談醫療常
　　規與併發症的關係，台灣醫界，56卷1期，頁45至46，2013年1月。

張家維、林展甲、謝逸安，美國醫療過失糾紛處理之發展與變革，台灣醫
　　學人文學刊，17、18卷，頁69至93，2017年9月。

張麗卿，刑事醫療判決關於告知義務變遷之研究，東海大學法學研究，39
　　期，頁99至179，2013年4月。

郭松泊、任爾崇、官儀妍、孫品超，法院判決對臨床矯正實務的影響—簡
　　評臺灣臺中地方法院簡易庭94年中小字第1141號小額民事判決，中華
　　民國齒顎矯正學雜誌，19卷1期，頁59至63，2007年3月。

陳子平，醫療上充分說明與同意之法理在刑法上的效應（上），月旦法學
　　雜誌，178期，頁227至245，2010年3月。

陳月端，民事醫療因果關係之探討，財產法暨經濟法，35期，頁1至32，
　　2013年9月。

陳忠五，產前遺傳診斷失誤的損害賠償責任—從新光醫院唐氏症事件論我
　　國民事責任法的新課題，臺大法學論叢，34卷6期，頁107至260，2005
　　年11月。

陳忠五，論醫療過失的概念與功能，月旦法學雜誌，246期，頁5至25，
　　2015年11月。

陳杰峰、蔡宛真、邱文達，實證醫學於健康照護之應用，8卷2期，頁235至
　　240，2004年3月。

陳俊榕，論刑法上之醫師保密義務，臺灣海洋法學報，24期，頁51至71，
　　2016年12月。

陳英淙，探討醫療行為之客觀注意義務—以最高法院97年台上字第3428號
　　判決為例，長庚人文社會學報，3卷1期，頁147至169，2010年4月。

陳祖裕，IOM五大核心能力—以病人為中心的醫療照護，醫療品質雜誌，1
　　卷4期，頁28至31，2007年7月。

陳鋕雄，遠距醫療與醫師親自診察檢驗義務，中原財經法學，22期，頁47
　　至94，2009年6月。

陳聰富，侵權行為法上之因果關係，臺大法學論叢，29卷2期，頁175至
　　307，2000年1月。

陳聰富，過失相抵之法理基礎及其適用範圍，台灣本土法學雜誌社，98
　　期，頁70至101，2007年9月。

陳聰富，醫療事故之因果關係—最高法院96年度台上字第2032號民事判決
　　評析，法令月刊，60卷10期，頁32至56，2009年10月。

陳聰富，醫療事故民事責任之過失判定，政大法學評論，127期，頁349至
　　412，2012年7月。

陳聰富，醫療法：第六講—告知後同意與醫師說明義務（上），月旦法學
　　教室，80期，頁75至91，2009年6月。

曾品傑，我國醫療上告之說明義務之實務發展—最高法院相關判決評釋，
　　科技法學評論，9卷1期，頁15至49，2012年6月。

曾品傑，我國醫療民事責任之實務發展—兼論法國法對於我國實務之啟
　　發，中正大學法學集刊，29期，頁69至135，2010年4月。

曾建元，病人權利的倫理難題—兼論醫療倫理委員會與倫理諮詢專員在其
　　間的角色，應用倫理研究通訊，25期，頁31至39，2003年1月。

曾淑瑜，信賴原則在醫療過失之適用，月旦法學雜誌，28期，頁85至91，
　　1997年8月。

游進發，民法上之過失概念—以最高法院96年度台上字第1649號判決為反
　　思出發點，月旦法學雜誌，170期，頁248至260，2009年7月。

湯文章，醫療常規與醫師的注意義務，月旦醫事法報告，16期，頁137至142，2018年2月。

黃立，從歐洲侵權行為法觀點解析工程侵權行為之因果關係，高大法學論叢，9卷1期，頁1至56，2013年9月。

黃旭男、張維容，病人對醫師與醫院信任、滿意與忠誠之關係，康健管理學刊，12卷1期，頁1至20，2014年6月。

黃清濱，醫療行為與醫師親自診查原則，醫事法學，20卷2期，頁1至27，2013年12月

黃惠滿、洪春榮、楊椒喬，信賴原則適用於醫療過失之研究，長庚護理，22卷2期，頁164至174，2011年6月。

楊玉隆，我國「醫師應親自診察」規定之法律分析，臺灣醫界，61卷2期，頁44至47，2018年2月。

楊秀儀，美國告知後同意法則之考察分析，月旦法學雜誌，121期，頁138至152，2005年6月。

楊秀儀，病人、家屬、社會：論基因年代病患自主權可能之發展，臺大法學論叢，31卷5期，頁1至31，2002年9月。

楊秀儀，救到死為止？從國際間安樂死爭議之發展評析臺灣「安寧緩和醫療條例」，臺大法學論叢，33卷3期，頁1至43，2004年。

楊秀儀，誰來同意？誰作決定？從「告知後同意法則」談病人自主權的理論與實際─美國經驗之考察，台灣法學會學報，20期，頁347至410，1999年11月。

楊秀儀，論病人自主權─我國法上告知後同意之請求權基礎探討，臺大法學論叢，36卷2期，頁229至268，2007年6月。

楊秀儀，論醫療糾紛之定義、成因與歸責原則，台灣本土法學雜誌，39期，頁121至131，2002年10月。

楊垠紅，喪失生存機會侵權中比例責任之適用，華東政法大學學報，1期，頁107至116，2016年1月。

鄔恒斐、林麗華、蘇淑娟、許庭綾、王采芷，延遲就醫之概念分析，台灣專科護理師學刊，1卷1期，頁50至56，2015年2月。

廖建瑜，醫療水準與醫療慣行之注意義務，月旦醫事法報告，10期，頁86至95，2017年8月。

趙俊祥、李郁強，從病患自主觀點談臨終急救與安寧緩和醫療條例之修

正，法學新論，33期，頁115至139，2011年。

劉邦揚，我國地方法院刑事醫療糾紛判決的實證分析，科技法學評論，8卷2期，頁257至294，2011年。

鄭逸哲，侵入性外科手術醫療行為的構成要件該當和阻卻違法事由，法令月刊，60卷6期，頁4至17，2009年6月。

鄭逸哲，重大手術不可能僅基於「同意」而阻卻違法，月旦法學教室，91期，頁24至25，2010年5月。

鄭逸哲、劉威佐，有「疏失」，未必有「過失」；有「過失」，未必犯「過失之罪」—評析基隆地方法院93年度醫訴字第1號、臺灣高等法院94年度醫上訴字第2號及最高法院97年度台上字第3428號刑事判決，法令月刊，61卷3期，頁47至59，2010年3月。

盧映潔，葛建成，施宏明，劉士煒，醫療行為之因果關係探討，國立中正大學法學集刊，21期，頁1至34，2006年10月。

盧映潔、高忠翰、朱振國，病患同意與醫師刑事過失責任之辯正—評台北地方法院91年訴字第730號判決，台灣法學雜誌，11期，頁37至56，2008年9月。

盧映潔、葛建成、高忠漢，論醫療行為之常規診療義務，臺大法學論叢，35卷4期，頁161至188，2006年7月。

謝瑞智，醫療行為與刑事責任，法令月刊，51卷10期，頁275至289，2000年10月。

參、學位論文

吳志正，醫療契約論，東吳大學法律學系法律專業碩士班碩士論文，2005年7月。

卓育璇，醫療分工與信賴原則—我國與德國法之比較研究，國立臺灣大學法律學研究所碩士論文，2008年6月。

周天給，醫療糾紛之醫師民事責任之探討，國立政治大學法學院碩士論文，2010年6月。

林洲富，探討消費者保護法對醫療行為之適用，國立中正大學法律學研究所碩士論文，2002年1月。

林裕翔，論醫療訴訟之請求權基礎，國立政治大學碩士論文，2011年6月。

陳正昇，民事醫療過失之研究，東吳大學法律研究所博士論文，2010年。

黃天昭，醫療糾紛之民事歸責原則，東吳大學法律學研究所碩士論文，

1995年6月。

黃清濱，醫師親自診察原則之研究，東海大學法律學研究所博士論文，
　　2014年1月。

蔡佩玲，醫療糾紛中民事過失之認定—論「醫療水準」與「醫療常規」，
　　國立政治大學法律學系研究所碩士論文，2007年。

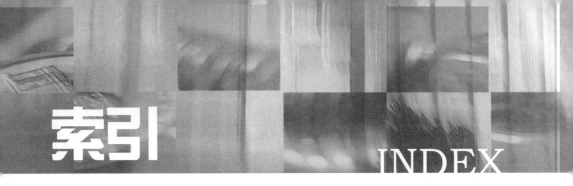

索引　INDEX

第一章　總則

第 1 條

為促進醫療事業之健全發展，合理分布醫療資源，提高醫療品質，保障病人權益，增進國民健康，特制定本法。本法未規定者，適用其他法律規定。

第 2 條

本法所稱醫療機構，係指供醫師執行醫療業務之機構。

第 3 條

本法所稱公立醫療機構，係指由政府機關、公營事業機構或公立學校所設立之醫療機構。

第 4 條

本法所稱私立醫療機構，係指由醫師設立之醫療機構。

第 5 條

本法所稱醫療法人，包括醫療財團法人及醫療社團法人。

本法所稱醫療財團法人，係指以從事醫療事業辦理醫療機構為目的，由捐助人捐助一定財產，經中央主管機關許可並向法院登記之財團法人。

本法所稱醫療社團法人，係指以從事醫療事業辦理醫療機構為目的，經中央主管機關許可登記之社團法人。

第 6 條

本法所稱法人附設醫療機構，係指下列醫療機構：

一、私立醫學院、校為學生臨床教學需要附設之醫院。

二、公益法人依有關法律規定辦理醫療業務所設之醫療機構。

三、其他依法律規定，應對其員工或成員提供醫療衛生服務或緊急醫療救護之事業單位、學校或機構所附設之醫務室。

第7條

本法所稱教學醫院，係指其教學、研究、訓練設施，經依本法評鑑可供醫師或其他醫事人員之訓練及醫學院、校學生臨床見習、實習之醫療機構。

第8條

本法所稱人體試驗，係指醫療機構依醫學理論於人體施行新醫療技術、新藥品、新醫療器材及學名藥生體可用率、生體相等性之試驗研究。

人體試驗之施行應尊重接受試驗者之自主意願，並保障其健康權益與隱私權。

第9條

本法所稱醫療廣告，係指利用傳播媒體或其他方法，宣傳醫療業務，以達招徠患者醫療為目的之行為。

第10條

本法所稱醫事人員，係指領有中央主管機關核發之醫師、藥師、護理師、物理治療師、職能治療師、醫事檢驗師、醫事放射師、營養師、藥劑生、護士、助產士、物理治療生、職能治療生、醫事檢驗生、醫事放射士及其他醫事專門職業證書之人員。

本法所稱醫師，係指醫師法所稱之醫師、中醫師及牙醫師。

第11條

本法所稱主管機關：在中央為行政院衛生署；在直轄市為直轄市政府；在縣（市）為縣（市）政府。

第二章　醫療機構

第12條

醫療機構設有病房收治病人者為醫院，僅應門診者為診所；非以直接診治病人為目的而辦理醫療業務之機構為其他醫療機構。

前項診所得設置九張以下之觀察病床；婦產科診所，得依醫療業務需要設置十張以下產科病床。

醫療機構之類別與各類醫療機構應設置之服務設施、人員及診療科別設置條件等之設置標準，由中央主管機關定之。

第 13 條

二家以上診所得於同一場所設置爲聯合診所，使用共同設施，分別執行門診業務；其管理辦法，由中央衛生主管機關定之。

第 14 條

醫院之設立或擴充，應經主管機關許可後，始得依建築法有關規定申請建築執照；其設立分院者，亦同。

前項醫院設立或擴充之許可，其申請人之資格、審查程序及基準、限制條件、撤銷、廢止及其他應遵行事項之辦法，由中央主管機關定之。

第 15 條

醫療機構之開業，應向所在地直轄市、縣（市）主管機關申請核准登記，經發給開業執照，始得爲之；其登記事項如有變更，應於事實發生之日起三十日內辦理變更登記。

前項開業申請，其申請人之資格、申請程序、應檢具文件及其他應遵行之事項，由中央主管機關定之。

第 16 條

私立醫療機構達中央主管機關公告一定規模以上者，應改以醫療法人型態設立。

第 17 條

醫療機構名稱之使用、變更，應以所在地直轄市、縣（市）主管機關核准者爲限；其名稱使用、變更原則，由中央主管機關定之。

非醫療機構，不得使用醫療機構或類似醫療機構之名稱。

第 18 條

醫療機構應置負責醫師一人，對其機構醫療業務，負督導責任。私立醫療機構，並以其申請人爲負責醫師。

前項負責醫師，以在中央主管機關指定之醫院、診所接受二年以上之醫師訓練並取得證明文件者爲限。

第 19 條

負責醫師因故不能執行業務，應指定合於負責醫師資格之醫師代理。代理期間超過四十五日者，應由被代理醫師報請原發開業執照機關備查。

前項代理期間，不得逾一年。

第 20 條

醫療機構應將其開業執照、診療時間及其他有關診療事項揭示於明顯處所。

第 21 條

醫療機構收取醫療費用之標準,由直轄市、縣(市)主管機關核定之。

第 22 條

醫療機構收取醫療費用,應開給載明收費項目及金額之收據。

醫療機構不得違反收費標準,超額或擅立收費項目收費。

第 23 條

醫療機構歇業、停業時,應於事實發生後三十日內,報請原發開業執照機關備查。

前項停業之期間,以一年爲限;逾一年者,應於屆至日起三十日內辦理歇業。

醫療機構未依前項規定辦理歇業時,主管機關得逕予歇業。

醫療機構遷移者,準用關於設立及開業之規定。

醫療機構復業時,準用關於開業之規定。

第 24 條

醫療機構應保持環境整潔、秩序安寧,不得妨礙公共衛生及安全。

爲保障就醫安全,任何人不得以強暴、脅迫、恐嚇、公然侮辱或其他非法之方法,妨礙醫療業務之執行。

醫療機構應採必要措施,以確保醫事人員執行醫療業務時之安全。

違反第二項規定者,警察機關應排除或制止之;如涉及刑事責任者,應移送司法機關偵辦。

中央主管機關應建立通報機制,定期公告醫療機構受有第二項情事之內容及最終結果。

第 25 條

醫院除其建築構造、設備應具備防火、避難等必要之設施外,並應建立緊急災害應變措施。

前項緊急災害應變措施及檢查辦法,由中央主管機關定之。

第 26 條

醫療機構應依法令規定或依主管機關之通知,提出報告,並接受主管機關對其人員配置、設備、醫療收費、醫療作業、衛生安全、診療紀錄等之檢查及資料

蒐集。

第 27 條

於重大災害發生時,醫療機構應遵從主管機關指揮、派遣,提供醫療服務及協助辦理公共衛生,不得規避、妨礙或拒絕。

醫療機構依前項規定提供服務或協助所生之費用或損失,主管機關應酌予補償。

第 28 條

中央主管機關應辦理醫院評鑑。直轄市、縣(市)主管機關對轄區內醫療機構業務,應定期實施督導考核。

第 29 條

公立醫院得邀請當地社會人士組成營運諮詢委員會,就加強地區醫療服務,提供意見。

公立醫院應提撥年度醫療收入扣除費用後餘額之百分之十以上,辦理有關研究發展、人才培訓、健康教育、醫療救濟、社區醫療服務及其他社會服務事項。

第三章　醫療法人

第一節　通則

第 30 條

醫療財團法人之設立、組織及管理,依本法之規定;本法未規定者,依民法之規定。

醫療社團法人,非依本法規定,不得設立;其組織、管理、與董事間之權利義務、破產、解散及清算,本法未規定者,準用民法之規定。

第 31 條

醫療法人得設立醫院、診所及其他醫療機構。其設立之家數及規模,得為必要之限制。

前項設立家數及規模之限制,由中央主管機關定之。

醫療法人經中央主管機關及目的事業主管機關之許可,得附設下列機構:

一、護理機構、精神復健機構。

二、關於醫學研究之機構。

三、老人福利法等社會福利法規規定之相關福利機構。

前項附設機構之設立條件、程序及其他相關事項，仍依各該相關法規之規定辦理。

第 32 條

醫療法人應有足以達成其設立目的所必要之財產。

前項所稱必要之財產，依其設立之規模與運用條件，由中央主管機關定之。

第 33 條

醫療法人，應設董事會，置董事長一人，並以董事長為法人之代表人。

醫療法人，對於董事會與監察人之組織與職權、董事、董事長與監察人之遴選資格、選聘與解聘程序、會議召開與決議程序及其他有關事項等，應訂立章則，報請中央主管機關核准。

第 34 條

醫療法人應建立會計制度，採曆年制及權責發生制，其財務收支具合法憑證，設置必要之會計紀錄，符合公認之會計處理準則，並應保存之。

醫療法人應於年度終了五個月內，向中央主管機關申報經董事會通過及監察人承認之年度財務報告。

前項財務報告編製準則，由中央主管機關定之。

醫療社團法人除適用前述規定外；其會計制度，並應依公司法相關規定辦理。

中央主管機關得隨時命令醫療法人提出財務、業務報告或檢查其財務、業務狀況。

醫療法人對於前項之命令或檢查，不得規避、妨礙或拒絕。

第 35 條

醫療法人不得為公司之無限責任股東或合夥事業之合夥人；如為公司之有限責任股東時，其所有投資總額及對單一公司之投資額或其比例應不得超過一定之限制。

前項投資限制，由中央主管機關定之。

醫療法人因接受被投資公司以盈餘或公積增資配股所得之股份，不計入前項投資總額或投資額。

第 36 條

醫療法人財產之使用，應受中央主管機關之監督，並應以法人名義登記或儲

存：非經中央主管機關核准，不得對其不動產爲處分、出租、出借、設定負擔、變更用途或對其設備爲設定負擔。

第 37 條

醫療法人不得爲保證人。

醫療法人之資金，不得貸與董事、社員及其他個人或非金融機構；亦不得以其資產爲董事、社員或任何他人提供擔保。

第 38 條

私人及團體對於醫療財團法人之捐贈，得依有關稅法之規定減免稅賦。

醫療財團法人所得稅、土地稅及房屋稅之減免，依有關稅法之規定辦理。

本法修正施行前已設立之私立醫療機構，於本法修正施行後三年內改設爲醫療法人，將原供醫療使用之土地無償移轉該醫療法人續作原來之使用者，不課徵土地增值稅。但於再次移轉第三人時，以該土地無償移轉前之原規定地價或前次移轉現值爲原地價，計算漲價總數額，課徵土地增值稅。

第 39 條

醫療法人經中央主管機關許可，得與其他同質性醫療法人合併之。

醫療法人經中央主管機關許可合併後，應於兩週內作成財產目錄及資產負債表，並通知債權人。公司法第七十三條第二項、第七十四條第一項之規定準用之。

因合併而消滅之醫療法人，其權利義務由合併後存續或另立之醫療法人概括承受。

第 40 條

非醫療法人，不得使用醫療法人或類似之名稱。

第 41 條

醫療法人辦理不善、違反法令或設立許可條件者，中央主管機關得視其情節予以糾正、限期整頓改善、停止其全部或一部之門診或住院業務、命其停業或廢止其許可。

醫療法人因其自有資產之減少或因其設立之機構歇業、變更或被廢止許可，致未符合中央主管機關依第三十二條第二項所爲之規定，中央主管機關得限期令其改善；逾期未改善者，得廢止其許可。

醫療法人有下列情事之一者，中央主管機關得廢止其許可：

一、經核准停業，逾期限尚未辦理復業。

二、命停止全部或一部門診或住院業務，而未停止。

三、命停業而未停業或逾停業期限仍未整頓改善。

四、受廢止開業執照處分。

第二節　醫療財團法人

第 42 條

醫療財團法人之設立，應檢具捐助章程、設立計畫書及相關文件，申請中央主管機關許可。

前項醫療財團法人經許可後，捐助人或遺囑執行人應於三十日內依捐助章程遴聘董事，成立董事會，並將董事名冊於董事會成立之日起三十日內，報請中央主管機關核定，並於核定後三十日內向該管地方法院辦理法人登記。

捐助人或遺囑執行人，應於醫療財團法人完成法人登記之日起三個月內，將所捐助之全部財產移歸法人所有，並報請中央主管機關備查。

捐助人或遺囑執行人未於期限內將捐助財產移歸法人所有，經限期令其完成，逾期仍未完成者，中央主管機關得廢止其許可。

第 43 條

醫療財團法人之董事，以九人至十五人為限。

董事配置規定如下：

一、具醫事人員資格者，不得低於三分之一，並有醫師至少一人。

二、由外國人充任者，不得超過三分之一。

三、董事相互間，有配偶、三親等以內親屬關係者，不得超過三分之一。

董事之任期，每屆不得逾四年，連選得連任。但連選連任董事，每屆不得超過三分之二。

本法中華民國一百零二年十一月二十六日修正之條文施行前，醫療財團法人章程所定董事任期逾前項規定者，得續任至當屆任期屆滿日止；其屬出缺補任者，亦同。

董事會開會時，董事均應親自出席，不得委託他人代理。

第 44 條

醫療財團法人捐助章程之變更，應報經中央主管機關許可。

醫療財團法人董事長、董事、財產或其他登記事項如有變更，應依中央主管機關之規定報請許可。

前二項之變更，應於中央主管機關許可後三十日內，向該管法院辦理變更登記。

第 45 條

醫療財團法人之董事，任期屆滿未能改選或出缺未能補任，顯然妨礙董事會組織健全之虞者，中央主管機關得依其他董事、利害關係人之申請或依職權，選任董事充任之；其選任辦法，由中央主管機關定之。

醫療財團法人之董事違反法令或章程，有損害該法人或其設立機構之利益或致其不能正常營運之虞者，中央主管機關得依其他董事或利害關係人之聲請或依職權，命令該董事暫停行使職權或解任之。

前項董事之暫停行使職權，期間不得超過六個月。於暫停行使職權之期間內，因人數不足顯然妨礙董事會組織健全之虞者，中央主管機關應選任臨時董事暫代之。選任臨時董事毋需變更登記；其選任，準用第一項選任辦法之規定。

第 45-1 條

有下列各款情形之一者，不得充任董事或監察人：

一、曾犯刑法第一百二十一條至第一百二十三條、第一百三十一條或貪污治罪條例第四條至第六條之一或第十一條之罪，經有罪判決確定或通緝有案尚未結案。但受緩刑宣告或易科罰金執行完畢者，不在此限。

二、曾犯侵占罪、詐欺罪或背信罪，經有罪判決確定或通緝有案尚未結案。但受緩刑宣告或易科罰金執行完畢者，不在此限。

三、受監護宣告或輔助宣告，尚未撤銷。

四、經醫師鑑定罹患精神疾病或身心狀況違常，致不能執行業務。

五、曾任董事長、董事或監察人，經依前條第二項或第四十五條之二第一項第三款規定解任。

六、受破產宣告或經裁定開始清算程序尚未復權。

第 45-2 條

董事長、董事或監察人在任期中有下列情形之一者，當然解任：

一、具有書面辭職文件，經提董事會議報告，並列入會議紀錄。

二、具有前條所列情形之一。

三、利用職務或身分上之權力、機會或方法犯罪，經有罪判決確定。

四、董事長一年內無故不召集董事會議。

董事長、董事或監察人利用職務或身分上之權力、機會或方法犯罪，經檢察官提起公訴者，當然停止其職務。

董事長、董事或監察人為政府機關之代表、其他法人或團體推薦者，其本職異動時，應隨本職進退；推薦繼任人選，並應經董事會選聘，任期至原任期屆滿時為止。

第 46 條

醫療財團法人應提撥年度醫療收入結餘之百分之十以上，辦理有關研究發展、人才培訓、健康教育；百分之十以上辦理醫療救濟、社區醫療服務及其他社會服務事項；辦理績效卓著者，由中央主管機關獎勵之。

第三節　醫療社團法人

第 47 條

醫療社團法人之設立，應檢具組織章程、設立計畫書及相關文件，申請中央主管機關許可。

前項醫療社團法人經許可後，應於三十日內依其組織章程成立董事會，並於董事會成立之日起三十日內，報請中央主管機關登記，發給法人登記證書。

第 48 條

醫療社團法人設立時，應登記之事項如下：

一、法人設立目的及名稱。

二、主事務所及分事務所。

三、董事長、董事、監察人之姓名及住所。

四、財產種類及數額。

五、設立機構之所在地及類別與規模。

六、財產總額及各社員之出資額。

七、許可之年、月、日。

第 49 條

法人不得為醫療社團法人之社員。

醫療社團法人每一社員不問出資多寡，均有一表決權。但得以章程訂定，按出

資多寡比例分配表決權。

醫療社團法人得於章程中明定，社員按其出資額，保有對法人之財產權利，並得將其持分全部或部分轉讓於第三人。

前項情形，擔任董事、監察人之社員將其持分轉讓於第三人時，應向中央主管機關報備。其轉讓全部持分者，自動解任。

第 50 條

醫療社團法人之董事，以三人至九人為限；其中三分之二以上應具醫師及其他醫事人員資格。

外國人充任董事，其人數不得超過總名額三分之一，並不得充任董事長。

醫療社團法人應設監察人，其名額以董事名額之三分之一為限。

監察人不得兼任董事或職員。

董事會開會時，董事應親自出席，不得委託他人代理。

第 51 條

醫療社團法人組織章程之變更，應報經中央主管機關許可。

醫療社團法人董事長、董事、財產或其他登記事項如有變更，應依中央主管機關之規定，辦理變更登記。

醫療社團法人解散時，應辦理解散登記。

第 52 條

醫療社團法人之董事，任期屆滿未能改選或出缺未能補任，顯然妨礙董事會組織健全之虞者，中央主管機關得依其他董事、利害關係人之申請或依職權，命令限期召開臨時總會補選之。總會逾期不能召開，中央主管機關得選任董事充任之；其選任辦法，由中央主管機關定之。

醫療社團法人之董事違反法令或章程，有損害該法人或其設立機構之利益或致其不能正常營運之虞者，中央主管機關得依其他董事或利害關係人之聲請或依職權，命令解任之。

醫療社團法人之董事會決議違反法令或章程，有損害該法人或其設立機構之利益或致其不能正常營運之虞者，中央主管機關得依職權，命令解散董事會，召開社員總會重新改選之。

第 53 條

醫療社團法人結餘之分配，應提撥百分之十以上，辦理研究發展、人才培訓、

健康教育、醫療救濟、社區醫療服務及其他社會服務事項基金；並應提撥百分之二十以上作爲營運基金。

第 54 條

醫療社團法人，有下列情形之一者，解散之：

一、發生章程所定之解散事由。

二、設立目的不能達到時。

三、與其他醫療法人之合併。

四、破產。

五、中央主管機關撤銷設立許可或命令解散。

六、總會之決議。

七、欠缺社員。

依前項第一款事由解散時，應報請中央主管機關備查；依前項第二款至第七款事由解散時，應經中央主管機關之許可。

第 55 條

醫療社團法人解散後，除合併或破產外，其賸餘財產之歸屬，依組織章程之規定。

第四章　醫療業務

第 56 條

醫療機構應依其提供服務之性質，具備適當之醫療場所及安全設施。

醫療機構對於所屬醫事人員執行直接接觸病人體液或血液之醫療處置時，應自中華民國一百零一年起，五年內按比例逐步完成全面提供安全針具。

第 57 條

醫療機構應督導所屬醫事人員，依各該醫事專門職業法規規定，執行業務。

醫療機構不得聘僱或容留未具醫事人員資格者，執行應由特定醫事人員執行之業務。

第 58 條

醫療機構不得置臨床助理執行醫療業務。

第 59 條

醫院於診療時間外，應依其規模及業務需要，指派適當人數之醫師值班，以照顧住院及急診病人。

第 60 條

醫院、診所遇有危急病人，應先予適當之急救，並即依其人員及設備能力予以救治或採取必要措施，不得無故拖延。

前項危急病人如係低收入、中低收入或路倒病人，其醫療費用非本人或其扶養義務人所能負擔者，應由直轄市、縣（市）政府社會行政主管機關依法補助之。

第 61 條

醫療機構，不得以中央主管機關公告禁止之不正當方法，招攬病人。

醫療機構及其人員，不得利用業務上機會獲取不正當利益。

第 62 條

醫院應建立醫療品質管理制度，並檢討評估。

為提升醫療服務品質，中央主管機關得訂定辦法，就特定醫療技術、檢查、檢驗或醫療儀器，規定其適應症、操作人員資格、條件及其他應遵行事項。

第 63 條

醫療機構實施手術，應向病人或其法定代理人、配偶、親屬或關係人說明手術原因、手術成功率或可能發生之併發症及危險，並經其同意，簽具手術同意書及麻醉同意書，始得為之。但情況緊急者，不在此限。

前項同意書之簽具，病人為未成年人或無法親自簽具者，得由其法定代理人、配偶、親屬或關係人簽具。

第一項手術同意書及麻醉同意書格式，由中央主管機關定之。

第 64 條

醫療機構實施中央主管機關規定之侵入性檢查或治療，應向病人或其法定代理人、配偶、親屬或關係人說明，並經其同意，簽具同意書後，始得為之。但情況緊急者，不在此限。

前項同意書之簽具，病人為未成年人或無法親自簽具者，得由其法定代理人、配偶、親屬或關係人簽具。

第 65 條

醫療機構對採取之組織檢體或手術切取之器官,應送請病理檢查,並將結果告知病人或其法定代理人、配偶、親屬或關係人。

醫療機構對於前項之組織檢體或手術切取之器官,應就臨床及病理診斷之結果,作成分析、檢討及評估。

第 66 條

醫院、診所對於診治之病人交付藥劑時,應於容器或包裝上載明病人姓名、性別、藥名、劑量、數量、用法、作用或適應症、警語或副作用、醫療機構名稱與地點、調劑者姓名及調劑年、月、日。

第 67 條

醫療機構應建立清晰、詳實、完整之病歷。

前項所稱病歷,應包括下列各款之資料:

一、醫師依醫師法執行業務所製作之病歷。

二、各項檢查、檢驗報告資料。

三、其他各類醫事人員執行業務所製作之紀錄。

醫院對於病歷,應製作各項索引及統計分析,以利研究及查考。

第 68 條

醫療機構應督導其所屬醫事人員於執行業務時,親自記載病歷或製作紀錄,並簽名或蓋章及加註執行年、月、日。

前項病歷或紀錄如有增刪,應於增刪處簽名或蓋章及註明年、月、日;刪改部分,應以畫線去除,不得塗燬。

醫囑應於病歷載明或以書面為之。但情況急迫時,得先以口頭方式為之,並於二十四小時內完成書面紀錄。

第 69 條

醫療機構以電子文件方式製作及貯存之病歷,得免另以書面方式製作;其資格條件與製作方式、內容及其他應遵行事項之辦法,由中央主管機關定之。

第 70 條

醫療機構之病歷,應指定適當場所及人員保管,並至少保存七年。但未成年者之病歷,至少應保存至其成年後七年;人體試驗之病歷,應永久保存。

醫療機構因故未能繼續開業,其病歷應交由承接者依規定保存;無承接者時,

病人或其代理人得要求醫療機構交付病歷；其餘病歷應繼續保存六個月以上，始得銷燬。

醫療機構具有正當理由無法保存病歷時，由地方主管機關保存。

醫療機構對於逾保存期限得銷燬之病歷，其銷燬方式應確保病歷內容無洩漏之虞。

第 71 條

醫療機構應依其診治之病人要求，提供病歷複製本，必要時提供中文病歷摘要，不得無故拖延或拒絕；其所需費用，由病人負擔。

第 72 條

醫療機構及其人員因業務而知悉或持有病人病情或健康資訊，不得無故洩漏。

第 73 條

醫院、診所因限於人員、設備及專長能力，無法確定病人之病因或提供完整治療時，應建議病人轉診。但危急病人應依第六十條第一項規定，先予適當之急救，始可轉診。

前項轉診，應填具轉診病歷摘要交予病人，不得無故拖延或拒絕。

第 74 條

醫院、診所診治病人時，得依需要，並經病人或其法定代理人、配偶、親屬或關係人之同意，商洽病人原診治之醫院、診所，提供病歷複製本或病歷摘要及各種檢查報告資料。原診治之醫院、診所不得拒絕；其所需費用，由病人負擔。

第 75 條

醫院得應出院病人之要求，為其安排適當之醫療場所及人員，繼續追蹤照顧。

醫院對尚未治癒而要求出院之病人，得要求病人或其法定代理人、配偶、親屬或關係人，簽具自動出院書。

病人經診治並依醫囑通知可出院時，應即辦理出院或轉院。

第 76 條

醫院、診所如無法令規定之理由，對其診治之病人，不得拒絕開給出生證明書、診斷書、死亡證明書或死產證明書。開給各項診斷書時，應力求慎重，尤其是有關死亡之原因。

前項診斷書如係病人為申請保險理賠之用者，應以中文記載，所記病名如與保

險契約病名不一致，另以加註方式爲之。

醫院、診所對於非病死或可疑爲非病死者，應報請檢察機關依法相驗。

第 77 條

醫療機構應接受政府委託，協助辦理公共衛生、繼續教育、在職訓練、災害救助、急難救助、社會福利及民防等有關醫療服務事宜。

第 78 條

爲提高國內醫療技術水準或預防疾病上之需要，教學醫院經擬定計畫，報請中央主管機關核准，或經中央主管機關委託者，得施行人體試驗。但學名藥生體可用率、生體相等性之人體試驗研究得免經中央主管機關之核准。

非教學醫院不得施行人體試驗。但醫療機構有特殊專長，經中央主管機關同意者，得準用前項規定。

醫療機構施行人體試驗應先將人體試驗計畫，提經醫療科技人員、法律專家及社會公正人士或民間團體代表，且任一性別不得低於三分之一之人員會同審查通過。審查人員並應遵守利益迴避原則。

人體試驗計畫內容變更時，應依前三項規定經審查及核准或同意後，始得施行。

第 79 條

醫療機構施行人體試驗時，應善盡醫療上必要之注意，並應先取得接受試驗者之書面同意；接受試驗者以有意思能力之成年人爲限。但顯有益於特定人口群或特殊疾病罹患者健康權益之試驗，不在此限。

前項但書之接受試驗者爲限制行爲能力人，應得其本人與法定代理人同意；接受試驗者爲無行爲能力人，應得其法定代理人同意。

第一項書面，醫療機構應至少載明下列事項，並於接受試驗者或法定代理人同意前，以其可理解方式先行告知：

一、試驗目的及方法。

二、可預期風險及副作用。

三、預期試驗效果。

四、其他可能之治療方式及說明。

五、接受試驗者得隨時撤回同意之權利。

六、試驗有關之損害補償或保險機制。

七、受試者個人資料之保密。

八、受試者生物檢體、個人資料或其衍生物之保存與再利用。

前項告知及書面同意，醫療機構應給予充分時間考慮，並不得以脅迫或其他不正當方式為之。

醫師依前四項規定施行人體試驗，因試驗本身不可預見之因素，致病人死亡或傷害者，不符刑法第十三條或第十四條之故意或過失規定。

第 79-1 條

除本法另有規定者外，前二條有關人體試驗之申請程序、審查作業基準及利益迴避原則、資訊揭露、監督管理、查核、其他告知內容等事項，由中央主管機關定之。

第 79-2 條

醫療機構對不同意參與人體試驗者或撤回同意之接受試驗者，應施行常規治療，不得減損其正當醫療權益。

第 80 條

醫療機構施行人體試驗期間，應依中央主管機關之通知提出試驗情形報告；中央主管機關認有安全之虞者，醫療機構應即停止試驗。

醫療機構於人體試驗施行完成時，應作成試驗報告，報請中央主管機關備查。

第 81 條

醫療機構診治病人時，應向病人或其法定代理人、配偶、親屬或關係人告知其病情、治療方針、處置、用藥、預後情形及可能之不良反應。

第 82 條

醫療業務之施行，應善盡醫療上必要之注意。

醫事人員因執行醫療業務致生損害於病人，以故意或違反醫療上必要之注意義務且逾越合理臨床專業裁量所致者為限，負損害賠償責任。

醫事人員執行醫療業務因過失致病人死傷，以違反醫療上必要之注意義務且逾越合理臨床專業裁量所致者為限，負刑事責任。

前二項注意義務之違反及臨床專業裁量之範圍，應以該醫療領域當時當地之醫療常規、醫療水準、醫療設施、工作條件及緊急迫切等客觀情況為斷。

醫療機構因執行醫療業務致生損害於病人，以故意或過失為限，負損害賠償責任。

第 83 條

司法院應指定法院設立醫事專業法庭，由具有醫事相關專業知識或審判經驗之法官，辦理醫事糾紛訴訟案件。

第五章　醫療廣告

第 84 條

非醫療機構，不得為醫療廣告。

第 85 條

醫療廣告，其內容以下列事項為限：

一、醫療機構之名稱、開業執照字號、地址、電話及交通路線。

二、醫師之姓名、性別、學歷、經歷及其醫師、專科醫師證書字號。

三、全民健康保險及其他非商業性保險之特約醫院、診所字樣。

四、診療科別及診療時間。

五、開業、歇業、停業、復業、遷移及其年、月、日。

六、其他經中央主管機關公告容許登載或播放事項。

利用廣播、電視之醫療廣告，在前項內容範圍內，得以口語化方式為之。

但應先經所在地直轄市或縣（市）主管機關核准。

醫療機構以網際網路提供之資訊，除有第一百零三條第二項各款所定情形外，不受第一項所定內容範圍之限制，其管理辦法由中央主管機關定之。

第 86 條

醫療廣告不得以下列方式為之：

一、假借他人名義為宣傳。

二、利用出售或贈與醫療刊物為宣傳。

三、以公開祖傳秘方或公開答問為宣傳。

四、摘錄醫學刊物內容為宣傳。

五、藉採訪或報導為宣傳。

六、與違反前條規定內容之廣告聯合或並排為宣傳。

七、以其他不正當方式為宣傳。

第 87 條

廣告內容暗示或影射醫療業務者，視為醫療廣告。

醫學新知或研究報告之發表、病人衛生教育、學術性刊物，未涉及招徠醫療業務者，不視為醫療廣告。

第六章　醫事人力及設施分布

第 88 條

中央主管機關為促進醫療資源均衡發展，統籌規劃現有公私立醫療機構及人力合理分布，得劃分醫療區域，建立分級醫療制度，訂定醫療網計畫。

主管機關得依前項醫療網計畫，對醫療資源缺乏區域，獎勵民間設立醫療機構、護理之家機構；必要時，得由政府設立。

第 89 條

醫療區域之劃分，應考慮區域內醫療資源及人口分布，得超越行政區域之界限。

第 90 條

中央主管機關訂定醫療網計畫時，直轄市、縣（市）主管機關應依該計畫，就轄區內醫療機構之設立或擴充，予以審查。但一定規模以上大型醫院之設立或擴充，應報由中央主管機關核准。

對於醫療設施過賸區域，主管機關得限制醫療機構或護理機構之設立或擴充。

第 91 條

中央主管機關為促進醫療事業發展、提升醫療品質與效率及均衡醫療資源，應採取獎勵措施。

前項獎勵措施之項目、方式及其他配合措施之辦法，由中央主管機關定之。

第 92 條

中央主管機關得設置醫療發展基金，供前條所定獎勵之用；其基金之收支、保管及運用辦法，由行政院定之。

第 93 條

醫療機構購置及使用具有危險性醫療儀器，中央主管機關於必要時得予審查及評估。

以公益爲目的之社團法人或財團法人，於章程所定目的範圍內，爲推動醫療技術升級發展研究計畫，而其投資金額逾一定門檻者，得經中央主管機關許可，依第三十條及第三十一條之規定設立醫療法人醫療機構，購置及使用具有危險性醫療儀器。

第一項所稱之具有危險性醫療儀器之項目及其審查及評估辦法，由中央主管機關定之。

第七章　教學醫院

第 94 條

爲提高醫療水準，醫院得申請評鑑爲教學醫院。

第 95 條

教學醫院之評鑑，由中央主管機關會商中央教育主管機關定期辦理。

中央主管機關應將教學醫院評鑑結果，以書面通知申請評鑑醫院，並將評鑑合格之教學醫院名單及其資格有效期間等有關事項公告之。

第 96 條

教學醫院應擬具訓練計畫，辦理醫師及其他醫事人員訓練及繼續教育，並接受醫學院、校學生臨床見習、實習。

前項辦理醫師與其他醫事人員訓練及接受醫學院、校學生臨床見習、實習之人數，應依核定訓練容量爲之。

第 97 條

教學醫院應按年編列研究發展及人才培訓經費，其所占之比率，不得少於年度醫療收入總額百分之三。

第八章　醫事審議委員會

第 98 條

中央主管機關應設置醫事審議委員會，依其任務分別設置各種小組，其任務如下：

一、醫療制度之改進。

二、醫療技術之審議。

三、人體試驗之審議。

四、司法或檢察機關之委託鑑定。

五、專科醫師制度之改進。

六、醫德之促進。

七、一定規模以上大型醫院設立或擴充之審議。

八、其他有關醫事之審議。

前項醫事審議委員會之組織、會議等相關規定，由中央主管機關定之。

第 99 條

直轄市、縣（市）主管機關應設置醫事審議委員會，任務如下：

一、醫療機構設立或擴充之審議。

二、醫療收費標準之審議。

三、醫療爭議之調處。

四、醫德之促進。

五、其他有關醫事之審議。

前項醫事審議委員會之組織、會議等相關規定，由直轄市、縣（市）主管機關定之。

第 100 條

前二條之醫事審議委員會委員，應就不具民意代表、醫療法人代表身分之醫事、法學專家、學者及社會人士遴聘之，其中法學專家及社會人士之比例，不得少於三分之一。

第九章　罰則

第 101 條

違反第十七條第一項、第十九條第一項、第二十條、第二十二條第一項、第二十三條第一項、第二十四條第一項、第五十六條第二項規定者，經予警告處分，並限期改善；屆期未改善者，處新臺幣一萬元以上五萬元以下罰鍰，按次連續處罰。

第 102 條

有下列情形之一者，處新臺幣一萬元以上五萬元以下罰鍰，並令限期改善；屆

期未改善者,按次連續處罰:

一、違反第二十五條第一項、第二十六條、第二十七條第一項、第五十九條、第六十條第一項、第六十五條、第六十六條、第六十七條第一項、第三項、第六十八條、第七十條、第七十一條、第七十三條、第七十四條、第七十六條或第八十條第二項規定。

二、違反中央主管機關依第十二條第三項規定所定之設置標準。

三、違反中央主管機關依第十三條規定所定之管理辦法。

四、違反中央主管機關依第六十九條規定所定之辦法。

有下列情形之一,經依前項規定處罰並令限期改善;屆期未改善者,得處一個月以上一年以下停業處分:

一、違反第二十五條第一項或第六十六條規定者。

二、違反中央主管機關依第十二條第三項規定所定之設置標準者。

三、違反中央主管機關依第十三條規定所定之管理辦法者。

四、違反中央主管機關依第六十九條規定所定之辦法者。

第 103 條

有下列情形之一者,處新臺幣五萬元以上二十五萬元以下罰鍰:

一、違反第十五條第一項、第十七條第二項、第二十二條第二項、第二十三條第四項、第五項、第五十七條第一項、第六十一條、第六十三條第一項、第六十四條、第七十二條、第八十五條、第八十六條規定或擅自變更核准之廣告內容。

二、違反中央主管機關依第六十二條第二項、第九十三條第二項規定所定之辦法。

三、醫療機構聘僱或容留未具醫師以外之醫事人員資格者,執行應由特定醫事人員執行之業務。

醫療廣告違反第八十五條、第八十六條規定或擅自變更核准內容者,除依前項規定處罰外,其有下列情形之一者,得處一個月以上一年以下停業處分或廢止其開業執照,並由中央主管機關吊銷其負責醫師之醫師證書一年:

一、內容虛偽、誇張、歪曲事實或有傷風化。

二、以非法墮胎為宣傳。

三、一年內已受處罰三次。

第 104 條

違反第八十四條規定爲醫療廣告者，處新臺幣五萬元以上二十五萬元以下罰
鍰。

第 105 條

違反第七十八條第一項或第二項規定，未經中央主管機關核准、委託或同意，
施行人體試驗者，由中央主管機關處新臺幣二十萬元以上一百萬元以下罰鍰，
並令其中止或終止人體試驗；情節重大者，並得處一個月以上一年以下停業處
分或廢止其開業執照。

違反第七十八條第三項或中央主管機關依第七十九條之一授權所定辦法有關審
查作業基準者，由中央主管機關處新臺幣十萬元以上五十萬元以下罰鍰，並得
令其中止該項人體試驗或第七十八條第三項所定之審查。

違反第七十九條、第七十九條之二、第八十條第一項或中央主管機關依第
七十九條之一授權所定辦法有關監督管理或查核事項之規定者，由中央主管機
關處新臺幣十萬元以上五十萬元以下罰鍰，有安全或損害受試者權益之虞時，
另得令其終止人體試驗；情節重大者，並得就其全部或一部之相關業務或違反
規定之科別、服務項目，處一個月以上一年以下停業處分。

違反第七十八條第四項規定者，由中央主管機關處新臺幣五萬元以上二十五萬
元以下罰鍰，並令其中止該人體試驗；情節重大者，並得令其終止該人體試
驗。

第 106 條

違反第二十四條第二項規定者，處新臺幣三萬元以上五萬元以下罰鍰。如觸犯
刑事責任者，應移送司法機關辦理。

毀損醫療機構或其他相類場所內關於保護生命之設備，致生危險於他人之生
命、身體或健康者，處三年以下有期徒刑、拘役或新臺幣三十萬元以下罰金。

對於醫事人員或緊急醫療救護人員以強暴、脅迫、恐嚇或其他非法之方法，妨
害其執行醫療或救護業務者，處三年以下有期徒刑，得併科新臺幣三十萬元以
下罰金。

犯前項之罪，因而致醫事人員或緊急醫療救護人員於死者，處無期徒刑或七年
以上有期徒刑；致重傷者，處三年以上十年以下有期徒刑。

第 107 條

違反第六十一條第二項、第六十二條第二項、第六十三條第一項、第六十四條
第一項、第六十八條、第七十二條、第七十八條、第七十九條或第九十三條第
二項規定者，除依第一百零二條、第一百零三條或第一百零五條規定處罰外，
對其行為人亦處以各該條之罰鍰；其觸犯刑事法律者，並移送司法機關辦理。
前項行為人如為醫事人員，並依各該醫事專門職業法規規定懲處之。

第 108 條

醫療機構有下列情事之一者，處新臺幣五萬元以上五十萬元以下罰鍰，並得按
其情節就違反規定之診療科別、服務項目或其全部或一部之門診、住院業務，
處一個月以上一年以下停業處分或廢止其開業執照：

一、屬醫療業務管理之明顯疏失，致造成病患傷亡者。

二、明知與事實不符而記載病歷或出具診斷書、出生證明書、死亡證明書或死
　　產證明書。

三、執行中央主管機關規定不得執行之醫療行為。

四、使用中央主管機關規定禁止使用之藥物。

五、容留違反醫師法第二十八條規定之人員執行醫療業務。

六、從事有傷風化或危害人體健康等不正當業務。

七、超收醫療費用或擅立收費項目收費經查屬實，而未依限將超收部分退還病
　　人。

第 109 條

醫療機構受停業處分而不停業者，廢止其開業執照。

第 110 條

醫療機構受廢止開業執照處分者，其負責醫師於一年內不得在原址或其他處所
申請設立醫療機構。

第 111 條

醫療機構受廢止開業執照處分，仍繼續開業者，中央主管機關得吊銷其負責醫
師之醫師證書二年。

第 112 條

醫療法人違反第三十四條第五項、第三十七條第一項規定為保證人者，中央主
管機關得處新臺幣十萬元以上五十萬元以下罰鍰，並得限期命其改善；逾期未

改善者，得連續處罰之。其所爲之保證，並由行爲人自負保證責任。

醫療法人違反第三十七條第二項規定，除由中央主管機關得處董事長新臺幣十萬元以上五十萬元以下罰鍰外，醫療法人如有因而受損害時，行爲人並應負賠償責任。

第 113 條

醫療法人違反第三十四條第二項、第三十五條第一項或第四十條之規定者，中央主管機關得處新臺幣一萬元以上十萬元以下罰鍰，並限期命其補正。逾期未補正者，並得連續處罰之。

醫療法人有應登記之事項而未登記者，中央主管機關得對應申請登記之義務人處新臺幣一萬元以上十萬元以下罰鍰，並限期命其補正。逾期未補正者，並得連續處罰之。

前項情形，應申請登記之義務人爲數人時，應全體負連帶責任。

第 114 條

董事、監察人違反第四十九條第四項規定未報備者，中央主管機關得處該董事或監察人新臺幣五萬元以上二十萬元以下罰鍰。

醫療法人經許可設立後，未依其設立計畫書設立醫療機構，中央主管機關得限期命其改善；逾期未改善者，得廢止其許可。其設立計畫變更者，亦同。

第 115 條

本法所定之罰鍰，於私立醫療機構，處罰其負責醫師。

本法所定之罰鍰，於醫療法人設立之醫療機構，處罰醫療法人。

第一項前段規定，於依第一百零七條規定處罰之行爲人爲負責醫師者，不另爲處罰。

第 116 條

本法所定之罰鍰、停業及廢止開業執照，除本法另有規定外，由直轄市、縣（市）主管機關處罰之。

第 117 條

依本法所處之罰鍰，經限期繳納，屆期未繳納者，依法移送強制執行。

第十章　附則

第 118 條

軍事機關所屬醫療機構及其附設民眾診療機構之設置及管理,依本法之規定。但所屬醫療機構涉及國防安全事務考量之部分,其管理依國防部之規定。

第 119 條

本法修正施行前已設立之醫療機構與本法規定不符者,應於本法修正施行之日起一年內辦理補正;屆期不補正者,由原許可機關廢止其許可。但有特殊情況不能於一年內完成補正,經申請中央主管機關核准者,得展延之。

第 120 條

本法修正施行前領有中央主管機關核發之國術損傷接骨技術員登記證者繼續有效,其管理辦法由中央主管機關定之。

第 121 條

中央主管機關辦理醫院評鑑,得收取評鑑費;直轄市、縣(市)主管機關依本法核發執照時,得收取執照費。

前項評鑑費及執照費之費額,由中央主管機關定之。

第 122 條

本法施行細則,由中央主管機關定之。

第 123 條

本法自公布日施行。

第一章　總則

第1條

中華民國人民經醫師考試及格並依本法領有醫師證書者，得充醫師。

第2條

具有下列資格之一者，得應醫師考試：

一、公立或立案之私立大學、獨立學院或符合教育部採認規定之國外大學、獨立學院醫學系、科畢業，並經實習期滿成績及格，領有畢業證書者。

二、八十四學年度以前入學之私立獨立學院七年制中醫學系畢業，經修習醫學必要課程及實習期滿成績及格，得有證明文件，且經中醫師考試及格，領有中醫師證書者。

三、中醫學系選醫學系雙主修畢業，並經實習期滿成績及格，領有畢業證書，且經中醫師考試及格，領有中醫師證書者。

前項第三款中醫學系選醫學系雙主修，除九十一學年度以前入學者外，其人數連同醫學系人數，不得超過教育部核定該校醫學生得招收人數。

第3條

具有下列資格之一者，得應中醫師考試：

一、公立或立案之私立大學、獨立學院或符合教育部採認規定之國外大學、獨立學院中醫學系畢業，並經實習期滿成績及格，領有畢業證書者。

二、本法修正施行前，經公立或立案之私立大學、獨立學院醫學系、科畢業，並修習中醫必要課程，得有證明文件，且經醫師考試及格，領有醫師證書者。

三、醫學系選中醫學系雙主修畢業，並經實習期滿成績及格，領有畢業證書，且經醫師考試及格，領有醫師證書者。

前項第三款醫學系選中醫學系雙主修，其人數連同中醫學系人數，不得超過教

育部核定該校中醫學生得招收人數。

經中醫師檢定考試及格者，限於中華民國一百年以前，得應中醫師特種考試。

已領有僑中字中醫師證書者，應於中華民國九十四年十二月三十一日前經中醫師檢覈筆試及格，取得台中字中醫師證書，始得回國執業。

第 4 條

公立或立案之私立大學、獨立學院或符合教育部採認規定之國外大學、獨立學院牙醫學系、科畢業，並經實習期滿成績及格，領有畢業證書者，得應牙醫師考試。

第 4-1 條

依第二條至第四條規定，以外國學歷參加考試者，其為美國、日本、歐洲、加拿大、南非、澳洲、紐西蘭、新加坡及香港等地區或國家以外之外國學歷，應先經教育部學歷甄試通過，始得參加考試。

第 4-2 條

具有醫師、中醫師、牙醫師等多重醫事人員資格者，其執業辦法，由中央主管機關定之。

第 5 條

有下列各款情事之一者，不得充醫師；其已充醫師者，撤銷或廢止其醫師證書：

一、曾犯肅清煙毒條例或麻醉藥品管理條例之罪，經判刑確定。

二、曾犯毒品危害防制條例之罪，經判刑確定。

三、依法受廢止醫師證書處分。

第 6 條

經醫師考試及格者，得請領醫師證書。

第 7 條

請領醫師證書，應具申請書及資格證明文件，送請中央主管機關核發之。

第 7-1 條

醫師經完成專科醫師訓練，並經中央主管機關甄審合格者，得請領專科醫師證書。

前項專科醫師之甄審，中央主管機關得委託各相關專科醫學會辦理初審工作。

領有醫師證書並完成相關專科醫師訓練者，均得參加各該專科醫師之甄審。

專科醫師之分科及甄審辦法，由中央主管機關定之。

第 7-2 條

非領有醫師證書者，不得使用醫師名稱。

非領有專科醫師證書者，不得使用專科醫師名稱。

第 7-3 條

本法所稱主管機關：在中央為衛生福利部；在直轄市為直轄市政府；在縣（市）為縣（市）政府。

第二章　執業

第 8 條

醫師應向執業所在地直轄市、縣（市）主管機關申請執業登記，領有執業執照，始得執業。

醫師執業，應接受繼續教育，並每六年提出完成繼續教育證明文件，辦理執業執照更新。

第一項申請執業登記之資格、條件、應檢附文件、執業執照發給、換發、補發與前項執業執照更新及其他應遵行事項之辦法，由中央主管機關定之。

第二項醫師接受繼續教育之課程內容、積分、實施方式、完成繼續教育證明文件及其他應遵行事項之辦法，由中央主管機關會商相關醫療團體定之。

第 8-1 條

有下列情形之一者，不得發給執業執照；已領者，撤銷或廢止之：

一、經撤銷或廢止醫師證書。

二、經廢止醫師執業執照，未滿一年。

三、有客觀事實認不能執行業務，經直轄市、縣（市）主管機關邀請相關專科醫師及學者專家組成小組認定。

前項第三款原因消失後，仍得依本法規定申請執業執照。

第 8-2 條

醫師執業，應在所在地主管機關核准登記之醫療機構為之。但急救、醫療機構間之會診、支援、應邀出診或經事先報准者，不在此限。

第 9 條

醫師執業，應加入所在地醫師公會。

醫師公會不得拒絕具有會員資格者入會。

第 10 條

醫師歇業或停業時，應自事實發生之日起三十日內報請原發執業執照機關備查。

醫師變更執業處所或復業者，準用關於執業之規定。

醫師死亡者，由原發執業執照機關註銷其執業執照。

第三章　義務

第 11 條

醫師非親自診察，不得施行治療、開給方劑或交付診斷書。但於山地、離島、偏僻地區或有特殊、急迫情形，為應醫療需要，得由直轄市、縣（市）主管機關指定之醫師，以通訊方式詢問病情，為之診察，開給方劑，並囑由衛生醫療機構護理人員、助產人員執行治療。

前項但書所定之通訊診察、治療，其醫療項目、醫師之指定及通訊方式等，由中央主管機關定之。

第 11-1 條

醫師非親自檢驗屍體，不得交付死亡證明書或死產證明書。

第 12 條

醫師執行業務時，應製作病歷，並簽名或蓋章及加註執行年、月、日。

前項病歷，除應於首頁載明病人姓名、出生年、月、日、性別及住址等基本資料外，其內容至少應載明下列事項：

一、就診日期。

二、主訴。

三、檢查項目及結果。

四、診斷或病名。

五、治療、處置或用藥等情形。

六、其他應記載事項。

病歷由醫師執業之醫療機構依醫療法規定保存。

第 12-1 條

醫師診治病人時，應向病人或其家屬告知其病情、治療方針、處置、用藥、預後情形及可能之不良反應。

第 13 條

醫師處方時，應於處方箋載明下列事項，並簽名或蓋章：

一、醫師姓名。

二、病人姓名、年齡、藥名、劑量、數量、用法及處方年、月、日。

第 14 條

醫師對於診治之病人交付藥劑時，應於容器或包裝上載明病人姓名、性別、藥名、劑量、數量、用法、作用或適應症、警語或副作用、執業醫療機構名稱與地點、調劑者姓名及調劑年、月、日。

第 15 條

醫師診治病人或檢驗屍體，發現罹患傳染病或疑似罹患傳染病時，應依傳染病防治法規定辦理。

第 16 條

醫師檢驗屍體或死產兒，如為非病死或可疑為非病死者，應報請檢察機關依法相驗。

第 17 條

醫師如無法令規定之理由，不得拒絕診斷書、出生證明書、死亡證明書或死產證明書之交付。

第 18 條

（刪除）

第 19 條

醫師除正當治療目的外，不得使用管制藥品及毒劇藥品。

第 20 條

醫師收取醫療費用，應由醫療機構依醫療法規規定收取。

第 21 條

醫師對於危急之病人，應即依其專業能力予以救治或採取必要措施，不得無故拖延。

第 22 條

醫師受有關機關詢問或委託鑑定時，不得為虛偽之陳述或報告。

第 23 條

醫師除依前條規定外，對於因業務知悉或持有他人病情或健康資訊，不得無故洩露。

第 24 條

醫師對於天災、事變及法定傳染病之預防事項，有遵從主管機關指揮之義務。

第四章　懲處

第 24-1 條

醫師對醫學研究與醫療有重大貢獻者，主管機關應予獎勵，其獎勵辦法，由中央主管機關定之。

第 25 條

醫師有下列情事之一者，由醫師公會或主管機關移付懲戒：

一、業務上重大或重複發生過失行為。

二、利用業務機會之犯罪行為，經判刑確定。

三、非屬醫療必要之過度用藥或治療行為。

四、執行業務違背醫學倫理。

五、前四款及第二十八條之四各款以外之業務上不正當行為。

第 25-1 條

醫師懲戒之方式如下：

一、警告。

二、命接受額外之一定時數繼續教育或臨床進修。

三、限制執業範圍或停業一個月以上一年以下。

四、廢止執業執照。

五、廢止醫師證書。

前項各款懲戒方式，其性質不相牴觸者，得合併為一懲戒處分。

第 25-2 條

醫師移付懲戒事件，由醫師懲戒委員會處理之。

醫師懲戒委員會應將移付懲戒事件，通知被付懲戒之醫師，並限其於通知送達之翌日起二十日內提出答辯或於指定期日到會陳述；未依限提出答辯或到會陳述者，醫師懲戒委員會得逕行決議。

被懲戒人對於醫師懲戒委員會之決議有不服者，得於決議書送達之翌日起二十日內，向醫師懲戒覆審委員會請求覆審。

醫師懲戒委員會、醫師懲戒覆審委員會之懲戒決議，應送由該管主管機關執行之。

醫師懲戒委員會、醫師懲戒覆審委員會之委員，應就不具民意代表身分之醫學、法學專家學者及社會人士遴聘之，其中法學專家學者及社會人士之比例不得少於三分之一。

醫師懲戒委員會由中央或直轄市、縣（市）主管機關設置，醫師懲戒覆審委員會由中央主管機關設置；其設置、組織、會議、懲戒與覆審處理程序及其他應遵行事項之辦法，由中央主管機關定之。

第 26 條

（刪除）

第 27 條

違反第八條第一項、第二項、第八條之二、第九條、第十條第一項或第二項規定者，處新臺幣二萬元以上十萬元以下罰鍰，並令限期改善；屆期未改善者，按次連續處罰。

第 28 條

未取得合法醫師資格，執行醫療業務者，處六個月以上五年以下有期徒刑，得併科新臺幣三十萬元以上一百五十萬元以下罰金。但合於下列情形之一者，不罰：

一、在中央主管機關認可之醫療機構，於醫師指導下實習之醫學院、校學生或畢業生。

二、在醫療機構於醫師指示下之護理人員、助產人員或其他醫事人員。

三、合於第十一條第一項但書規定。

四、臨時施行急救。

第 28-1 條

（刪除）

第 28-2 條

違反第七條之二規定者，處新臺幣三萬元以上十五萬元以下罰鍰。

第 28-3 條

（刪除）

第 28-4 條

醫師有下列情事之一者，處新臺幣十萬元以上五十萬元以下罰鍰，得併處限制執業範圍、停業處分一個月以上一年以下或廢止其執業執照；情節重大者，並得廢止其醫師證書：

一、執行中央主管機關規定不得執行之醫療行為。

二、使用中央主管機關規定禁止使用之藥物。

三、聘僱或容留違反第二十八條規定之人員執行醫療業務。

四、將醫師證書、專科醫師證書租借他人使用。

五、出具與事實不符之診斷書、出生證明書、死亡證明書或死產證明書。

第 29 條

違反第十一條至第十四條、第十六條、第十七條或第十九條至第二十四條規定者，處新臺幣二萬元以上十萬元以下罰鍰。但醫師違反第十九條規定使用管制藥品者，依管制藥品管理條例之規定處罰。

第 29-1 條

醫師受停業處分仍執行業務者，廢止其執業執照；受廢止執業執照處分仍執行業務者，得廢止其醫師證書。

第 29-2 條

本法所定之罰鍰、限制執業範圍、停業及廢止執業執照，由直轄市或縣（市）主管機關處罰之；廢止醫師證書，由中央主管機關處罰之。

第 30 條

依本法所處之罰鍰，經限期繳納，屆期未繳納者，依法移送強制執行。

第五章　公會

第 31 條

醫師公會分直轄市及縣（市）公會，並得設醫師公會全國聯合會於中央政府所

在地。

第 32 條

醫師公會之區域，依現有之行政區域，在同一區域內同級之公會，以一個爲限。但於行政區域調整變更前已成立者，不在此限。

醫師、中醫師及牙醫師應分別組織公會。

第 33 條

直轄市、縣（市）醫師公會，以在該管區域內執業醫師二十一人以上之發起組織之；其不滿二十一人者，得加入鄰近區域之公會或共同組織之。

第 34 條

（刪除）

第 35 條

醫師公會全國聯合會應由三分之一以上之直轄市、縣（市）醫師公會完成組織後，始得發起組織。

第 36 條

各級醫師公會由人民團體主管機關主管。但其目的事業，應受主管機關之指導、監督。

第 37 條

各級醫師公會置理事、監事，均於召開會員（代表）大會時，由會員（代表）大會選舉之，並分別成立理事會、監事會，其名額如下：

一、縣（市）醫師公會之理事不得超過二十一人。

二、直轄市醫師公會之理事不得超過二十七人。

三、醫師公會全國聯合會之理事不得超過四十五人。各縣（市）、直轄市醫師公會至少一名理事。

四、各級醫師公會之理事名額不得超過全體會員（代表）人數二分之一。

五、各級醫師公會之監事名額不得超過各該公會理事名額三分之一。

各級醫師公會得置候補理事、候補監事，其名額不得超過各該公會理事、監事名額三分之一。

理事、監事名額在三人以上者，得分別互選常務理事、常務監事，其名額不得超過理事或監事總額三分之一，並應由理事就常務理事中選舉一人爲理事長；其不置常務理事者，就理事中互選之。常務監事在三人以上者，應互選一人爲

監事會召集人。

理事、監事任期均爲三年，其連選連任者，不得超過二分之一；理事長之連任，以一次爲限。

第 37-1 條

醫師公會每年召開會員（代表）大會一次，必要時得召開臨時大會。

醫師公會會員人數超過三百人時，得依章程之規定就會員分布狀況劃定區域，按其會員人數比率選定代表，召開會員代表大會，行使會員大會之職權。

第 38 條

醫師公會應訂定章程，造具會員名冊及選任職員簡歷名冊，送請所在地人民團體主管機關立案，並分送中央及所在地主管機關備查。

第 39 條

各級醫師公會之章程，應載明下列事項：

一、名稱、區域及會所所在地。

二、宗旨、組織任務或事業。

三、會員之入會及出會。

四、會員應納之會費及繳納期限。

五、理事、監事名額、權限、任期及其選任、解任。

六、會員（代表）大會及理事會、監事會會議之規定。

七、會員應遵守之公約。

八、貧民醫藥扶助之實施規定。

九、經費及會計。

十、章程之修改。

十一、其他處理會務之必要事項。

第 40 條

直轄市、縣（市）醫師公會對上級醫師公會之章程及決議，有遵守義務。

各級醫師公會有違反法令、章程或上級醫師公會章程、決議者，人民團體主管機關得爲下列之處分：

一、警告。

二、撤銷其決議。

三、撤免其理事、監事。

四、限期整理。

前項第一款、第二款處分，亦得由主管機關為之。

第 41 條

醫師公會之會員有違反法令或章程之行為者，公會得依章程、理事會、監事會或會員（代表）大會之決議處分。

第 41-1 條

（刪除）

第 41-2 條

本法修正施行前已立案之醫師公會全國聯合會，應於本法修正施行之日起四年內，依本法規定完成改組；已立案之省醫師公會，應併辦理解散。

第六章　附則

第 41-3 條

外國人及華僑得依中華民國法律，應醫師考試。

前項考試及格，領有醫師證書之外國人及華僑，在中華民國執行醫療業務，應經中央主管機關許可，並應遵守中華民國關於醫療之相關法令、醫學倫理規範及醫師公會章程；其執業之許可及管理辦法，由中央主管機關定之。

違反前項規定者，除依法懲處外，中央主管機關並得廢止其許可。

第 41-4 條

中央或直轄市、縣（市）主管機關依本法核發證書或執照時，得收取證書費或執照費；其費額，由中央主管機關定之。

第 41-5 條

本法修正施行前依臺灣省乙種醫師執業辦法規定領有臺灣省乙種醫師證書者，得繼續執行醫療業務，不適用第二十八條之規定。

前項臺灣省乙種醫師執業之管理，依本法有關醫師執業之規定。

第 42 條

本法施行細則，由中央主管機關定之。

第 43 條

本法自公布日施行。

家圖書館出版品預行編目資料

醫療法——案例式／莊麗微著. ——初
版.——臺北市：五南, 2019.08
　面；　公分

SBN 978-957-763-514-3（平裝）

.醫事法規　2.判例解釋例院

12.21　　　　　　　108011045

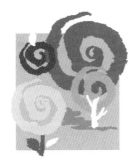

1RB1

醫療法—案例式

作　　者 —	莊麗微
發 行 人 —	楊榮川
總 經 理 —	楊士清
總 編 輯 —	楊秀麗
副總編輯 —	劉靜芬
責任編輯 —	林佳瑩
封面設計 —	王麗娟

出 版 者 — 五南圖書出版股份有限公司

地　　址：106台北市大安區和平東路二段339號4樓

電　　話：(02)2705-5066　　傳　　真：(02)2706-6100

網　　址：http://www.wunan.com.tw

電子郵件：wunan@wunan.com.tw

劃撥帳號：01068953

戶　　名：五南圖書出版股份有限公司

法律顧問　林勝安律師事務所　林勝安律師

出版日期　2019 年 8 月初版一刷

定　　價　新臺幣380元

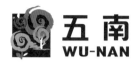
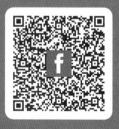

經典永恆・名著常在
◈
五十週年的獻禮 —— 經典名著文庫

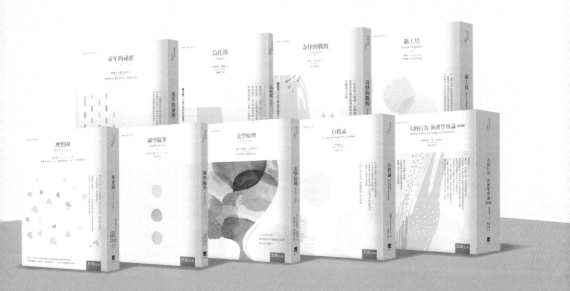

五南，五十年了，半個世紀，人生旅程的一大半，走過來了。

思索著，邁向百年的未來歷程，能為知識界、文化學術界作些什麼？

在速食文化的生態下，有什麼值得讓人雋永品味的？

歷代經典・當今名著，經過時間的洗禮，千錘百鍊，流傳至今，光芒耀人；

不僅使我們能領悟前人的智慧，同時也增深加廣我們思考的深度與視野。

我們決心投入巨資，有計畫的系統梳選，成立「經典名著文庫」，

希望收入古今中外思想性的、充滿睿智與獨見的經典、名著。

這是一項理想性的、永續性的巨大出版工程。

不在意讀者的眾寡，只考慮它的學術價值，力求完整展現先哲思想的軌跡；

為知識界開啟一片智慧之窗，營造一座百花綻放的世界文明公園，

任君遨遊、取菁吸蜜、嘉惠學子！